好情绪
养成手册

［英］索菲·莫特（Dr Sophie Mort）－著

马冬梅 王芳－译

U0258760

中信出版集团｜北京

图书在版编目（CIP）数据

好情绪养成手册 /（英）索菲·莫特著；马冬梅，王芳译 . -- 北京：中信出版社，2023.5
书名原文：A Manual for Being Human：What makes us who we are, why it matters and practical advice for a happier life
ISBN 978–7–5217–5563–3

I. ①好⋯ II. ①索⋯ ②马⋯ ③王⋯ III. ①心理调节 - 通俗读物 IV. ① R395.6–49

中国国家版本馆 CIP 数据核字（2023）第 059235 号

好情绪养成手册

著者： ［英］索菲·莫特（Sophie Mort）
译者： 马冬梅 王 芳
出版发行：中信出版集团股份有限公司
（北京市朝阳区东三环北路 27 号嘉铭中心 邮编 100020）
承印者： 宝蕾元仁浩（天津）印刷有限公司

开本：880mm×1230mm 1/32 印张：11 字数：252 千字
版次：2023 年 5 月第 1 版 印次：2023 年 5 月第 1 次印刷
京权图字：01–2021–4026 书号：ISBN 978–7–5217–5563–3
定价：69.00 元

让人们痛苦的，

不是自己的错误、缺陷或疾病，

而是外界的力量和影响。

——戴维·斯梅尔——

*

　　本书写给对人类好奇、对心理学好奇、对心理治疗好奇的人们，也写给无法获得治疗，以及正在支付高昂费用做长期治疗的人们。

　　这本书适合想了解自己情绪、更加全面认识自己的人，以及备受困扰，却无法理解自己情绪的人。它同样适合那些每天在照片墙软件上和我交流的人，他们无法理解和面对自己的情绪，感到失落又迷茫，但他们敢于通过网络向我倾吐心声，他们是一群勇敢无畏的人。

目 录

大家好，我是索菲医生，一名临床心理治疗师。

几年前，我在伦敦一家医院的成人脑损伤外展①团队工作。有一天，我为一个患者做完治疗，正要开车离开，突然想到了什么。我发现在过去的 8 年里，我接触过的所有患者都有一个共同的经历：他们处于极度痛苦之中，但在经过漫长（有时甚至超过一年）的预约等待之后，仍无法得到最基本的心理指导，而在心理医生眼中，他们缺少的只是一些基本常识。

我发现，在每名患者的最初几次治疗中，我都会与他们讨论他们的经历，然后再告诉他们一些相同的基本信息。如果他们能早一些获取这些信息，我就能早一些帮到他们，或许在他们排队等待期间，他们的焦虑和痛苦就能缓解了。

我想到了那天早上我在新闻中听到的消息：寻求心理帮助的人越来越多，心理健康服务中心已经不堪重负，英国乃至全球民众心理健康状况的滑坡引起了人们的担忧。

---

① 外展（outreach）指主动接近并深入需要帮助的人群，为他们提供方便、可及、有效服务的方式。——编者注

从朋友、家人和照片墙平台上与我互动的人那里，我也听到了他们的一些问题：为什么我会感觉如此痛苦？我为何会变成现在的样子？接下来我该怎么办？我该听谁的？无力支付治疗或其他救助的高昂费用时，我该怎么办？我也曾问过自己这些问题，而这也是我选择做一名心理治疗师的原因。

然后，我突然明白了。人们感到痛苦的原因有很多，但从没有人教过我们要如何理解自己。在我们小的时候，没有人教过我们如何理解自己的情绪，或如何认识自己。相反，我们受到的教育让我们恐惧痛苦，为自己的痛苦而羞耻。我们从小被教导要装出一副勇敢的样子，大人总对我们说："做个勇敢的好孩子""振作起来""这没什么大不了的"。但他们从未教过我们简单而有效的应对策略。

他们从不鼓励我们接受自己的一切，接受自己的不完美和缺点，而是期望我们打造一张随时都能拿得出手的"个人名片"。我们学会了隐藏自己的真实感受，甚至隐藏真正的自己。

这意味着我们完全没有能力管理生活中的压力，也没有能力体验生活中的情感。如果我们不知道如何理解自己，我们就无法应对自己的情绪。当痛苦不可避免地来临时，我们往往束手无策。有时我们假装一切都很好，有时我们让自己忙碌起来，埋头于工作，有时我们用性爱、酒精或网剧来转移注意力，但这只是暂时的消遣，并不能真正解决问题，也不能帮助我们继续前行。注意力的暂时转移只会将不可避免的事情推迟一段时间，直到下一波灾难来临。然后我们为自己的感觉而自责，因自责而产生负面情绪，从而导致恶性循环。

我觉得人生来就是痛苦的。

现在好了，一切都将改变。在我意识到这一点的那天，我把车停在路边，从包里拿出一支笔，写了一张清单，上面列出了我与大多数患者最初几次见面时都会谈到的问题。本书就是在这些笔记的基础上写成的，给出了我每天听到的那些问题的答案。

通常情况下，这些信息或藏在治疗室中，或藏于学术的象牙塔中，或藏于蒙尘的教科书中。而在本书里，我将把它们分享出来。如果你也有与我的患者、朋友、家人和我同样的问题，这本书将会给你解答，并为你提供必要的信息，帮助你了解自己，了解你为何会成为现在的自己。

本书讲了什么

这是一本关于人类经验的手册。它绝不是一本枯燥乏味的心理学概要（别担心，那些枯燥乏味的心理学著作我已经替你们读过了），书中会介绍各种不同流派的心理学思想，也有我自己的理论，以及一些可以立即付诸实践的建议。它从我们童年的经历讲起，一直讲到我们成年后的生活。

你是否想知道，你的童年对现在的你和你的人际关系有何影响？你是否想知道，为什么你明明知道自己应该放下某些情绪，却久久无法释怀？你是否想知道你每天接触到的社交媒体和营销广告内容对你的心理健康有何影响？你是否想了解自己的情绪和情绪产生的原因？你是否想知道如何管理情绪，防止自己被情绪淹没？如果你想知道答案，本书可以帮助你。我会给你一些有用的建议，帮助你以更有利于身心健康的方式来应对生活的这些方面。你相信自己有能力做到这一切吗？如果答案是肯定的，下面就开始阅读这本书吧。

这本书将让你看到环境如何塑造了你，告诉你真正需要改变的可能是社会，而不是你。它将帮助你理解自己的人生经历和种种情绪，教给你一些治愈心灵伤痛的技巧，无论你的伤痛是什么。

来找我治疗的人总是问我三个相同的问题，虽然他们的问法有所不同，但归根结底都是这三个问题：是什么造就了今天的我？我为何会陷入困境？我该如何走出困境？因此，本书分为三个部分，依次为你解答这三个问题。

第一部分：是什么造就了今天的你？

本书的第一部分旨在帮助你了解你为何会成为现在的自己。你将在这里找到导致你痛苦的原因，它们往往与你过去的经历和当前生活中困扰着你的事件有关。这一部分将从你出生的那一刻讲起。

第二部分：你为何会陷入困境？

这一部分将帮助你分析你目前的状况——那些可能让你感到痛苦不堪、使你陷入困境的生活模式、不良习惯和恶性循环。

第三部分：你该如何走出困境？

最后一部分分享了一些既简单又实用的科学方法。虽然本书的其他章节也讲过一些小妙招，但在第三部分将重点介绍。

本书不能解决所有问题

它不适用于患有严重心理障碍的患者，也不能取代本地心理健康服务机构提供的心理治疗。它也不是诊断工具，无法提供具体的诊断。本书只介绍了关于人类经验的一些基础知识，从心理治疗师的角度，为你提供了一个认识自己的思路以及一些帮助你抚平心灵伤痛的方法。

本书不仅会教你治愈伤痛，还将引导你深入了解自己，从而让你的生活更有意义。此外，本书还探讨了如何建立社群，与他人共同发声，如何改变给我们造成痛苦的社会结构，应对困扰我们的生活事件。

如何使用这本书

在阅读过程中，你会发现，有些内容可能会引起你的共鸣，有些可能不会。为了帮助你们更清楚地认识自己的具体经历，我在每一章都设置了一些问题。如果你来找我治疗，我也同样会问你这些问题。

我在试图理解自己的某种感觉或行为时，也常常会问自己这些问题。通过回答这些问题，你将对自己的生活经历有更深入的了解。

看书的时候，请你准备一支钢笔、荧光笔或其他书写工具，便于你在阅读时将那些你认为有意义的内容做好标记。在书上做笔记，能够帮助你在重读的时候快速找到重点。这样一来，随着时间的推移，你就能慢慢理解这些观点。所以，在阅读的过程中，不要担心看不懂。另外，你还需要准备一个笔记本。我在书中提出的那些问题，你不一定能马上想到答案，答案可能慢慢才会浮现，而做笔记则能够帮助你捕捉你的想法、找到答案。

我在每一章都推荐了我喜欢的相关图书，如果你对某一主题感兴趣，想了解更多的信息，可以参阅这些图书。在阅读过程中也要照顾好自己，慢慢来。由于书中深度剖析了你的过去与现在，阅读时你可能会产生意想不到的负面情绪。如果某些话题或问题使你感到不安，我建议你暂时把书放下，尝试呼吸练习（见第 12 章）或第三部分讲到的自我抚慰策略。等你准备好了，再来接着读，因为它随时都在你身边。

敏感信息预警

本书还会涉及一些比较严肃的话题，如霸凌、歧视和死亡。在每一章的开头，我会提前告知本章将要讨论的敏感话题，你可以自己选择要不要继续读下去。

别忘了，如果你正因为某事而心烦意乱，甚至痛苦不堪，一定要与别人交流。你可以咨询你的家庭医生或当地的心理健康团队，还可以拨打 24 小时危机热线。记住，你从来都不是一个人。

预警到此结束，你准备好了吗？下面让我们开启这次阅读之旅吧！

第
一
部
分

是什么造就了今天的你？

情感问题、人际关系和消极自我认知，是促使人们寻求心理治疗的三大因素。因此，或许我应该在开篇讲一讲情感的定义、妥善处理人际关系的方法以及获取积极自我认知的途径。然而，人们应对这些问题的方式各不相同。例如，我们感知情绪的方式会受到多种因素的影响——基因组成、早期生活的稳定程度、年幼时接受的情感教育和抚慰方式，以及承受的压力等。

如果你想真正认识自我，领悟自己陷入困境的原因，就得从头开始。在学会处理这些人类经验之前，我们首先要踏上我们的人生旅程，探讨我们的成长环境和经历，正是这两大因素塑造了我们的人生，也决定了我们面对不同问题的态度。

本书的第一部分将会指引大家探讨这两个因素。前 4 章内容着眼于塑造我们的身体、大脑发育、情感、信念和行为等方面的环境，具体内容包括早期家庭环境、校园生活、身边的媒体和营销模式，以及遭遇的结构性不平等。第 5 章主要探讨了对我们产生消极影响的生活经历。如果你想全面了解自己的成长历程，捕捉生活中让你感到悲伤、焦虑或自卑的时刻，那我建议你一次读完一章。

然而，你先要明白这一点：我们生来并非一张白纸。即使是在相同环境中长大的兄弟姐妹，也会存在明显差异。认知心理学家史蒂芬·平克说过这样一句略带讽刺的话：尽管你的宠物和孩子生活在相同的环境里，但无论你花费多少时间，也无法让宠物像孩子一样学会说话。

在我们出生之前，决定我们是谁的"车轮"就已经开始滚动。[1] 研究表明，DNA（脱氧核糖核酸）会决定一个人性格的 20%~60%。也就是说，DNA 很大程度上左右了我们是否善于交际、是否多愁善感、是否精力充沛、是否容易走神、是否固执倔强等。然而，婴儿足月出生时，脑容量只有成年人的 1/3，而大脑的发育要到 25 岁左右才会停止。就像建筑师会依据具体地形调整设计蓝图，一个人的成长及其大脑的发育也会受到特定环境的影响。

不仅是你的家庭，所有早期成长经历都非常重要，包括你上过的学校、交过的朋友、接触过的媒体、所处的社会文化以及日常生活经历，都会对你产生影响。你之所以形成了害羞的性格，可能有很多原因。或许是你天生就害羞；或许是有人教导你，害羞对你来说是符合身份的行为；或许是因为没人教你如何跟人打交道，进而让你害怕社交。当然，你也可能只是偶尔害羞，比如遇到梦中情人时，你会羞得心跳加速、大脑空白。

你也许会时不时发发脾气，这也可能有很多原因。或许你的DNA是罪魁祸首；或许是你的成长环境压力过大，使你随时保持高度警惕（以应对照料者的怒火或家里的突然变故）；或许是没人教过你如何管理情绪，所以你才会时不时地情绪失控。当然，这也许与你的过去无关。或许只是因为你面临的事情太多，已达到你应对的极限，这时，即使发生一件微不足道的小事，也足以让你发火。

我不知道你身上的哪些事情是由先天决定的，但我可以与你们分享塑造人生的一些主要因素，从我们出生起，这些因素就影响着我们。

出于以上的这些想法，我向你推荐这本书，但你也无须对书中的内容太当真。千万不要以为它能解释你的所有行为，也不要以为你的所有行为背后都有深层的心理原因。有些事情，可能确实与你的成长环境有关，但也有些事情，仅仅是出于单纯的喜欢或一时冲动。

第1章 家庭关系和家庭环境

温馨提示：读这章时请密切关注自己的状态。如果感到吃不消，就休息一下，深呼吸，集中精力后再接着往下读，这没什么不好意思的。

我们不是因适应环境才生存下来，而是因外界的滋养才生存下来。

——路易斯·科佐利诺（Louis Cozolino）

每个人出生时都会啼哭，这没什么好奇怪的。离开食物充足又温暖舒适的子宫，来到一个亮得刺眼、嘈杂又寒冷的世界，在这样一个陌生的环境中，你会突然变得很脆弱，需要依赖别人来保证自己的安全。你的哭声不仅仅是为了把肺里的黏液排出来，也是为了引起照料者的注意。

你需要其他人的帮助才能维持生命。你不仅需要别人为你提供食物和住所，还需要他们与你建立联系，抚慰你对未知世界的过度恐惧，帮助你了解周遭世界，促进神经系统（对压力做出反应的脑部结构）的发育。

你在幼年期对照料者的依赖，或者说你与他们之间建立的联系，会影响大脑和神经系统的发育以及你对情感的最初认知，也为你长大后对人际关系的理解奠定了基础。

人们通常在三岁半的时候就有记忆了。尽管你可能想不起来，但在那期间发生的一切——你对情绪的感知和理解，你对他人的认知以及你与他人的互动方式，你对约会对象和朋友的选择，等等——可能会对你产生持久的影响（但我们要到第 10 章才会讲到这部分内容）。

安全、安抚、关注和保护

婴儿的首要需求就是与照料者之间建立亲密关系。在本书中，我用了"照料者"这个词，而非父母，是因为并非每个人都是由亲生父母抚养长大的。照料者包括所有负有监护责任的成年人。

可喜的是，婴儿虽然不会做太多事情，但也不是完全被动地接受周围人的照顾。他们常常会设法引起别人的注意，通过面部表情和一些可爱的小动作吸引你，让你围着他们转。他们能够尽快适应环境，哭喊并回应照料者。进化让他们随时调整策略，确保无论如何都有人陪伴左右，其余的事情就交给照料者了。

加州大学洛杉矶分校医学院精神病学临床教授丹尼尔·西格尔（Daniel Siegal）表示，婴童需要安全、安抚、关注和保护。

植物的生长需要阳光，人类的成长需要关爱。

安全

婴童需要安全的成长环境，也需要安全的照料者。如果你的成长环境很安全，那么你最初的经历就会告诉你这个世界很安全，周围的人也安全。这一切会影响正在发育的大脑，告诉它不必时刻保持高度警惕，以应对突如其来的威胁。

如果你在危险、暴力或漠视中长大，大脑为了帮助你生存，需要不断适应环境，它就可能会让你处于焦虑或过度警惕的状态（对未来可能出现的任何潜在威胁保持高度警觉）。它可能会让你的肾上腺素飙升，以随时准备逃离危险或与危险抗争，也可能会让你变得麻木，以忍受无法逃离的威胁。

安抚

无论身处多么安全的环境，婴儿都会对各种新奇的体验感到恐惧。初次接触光线或噪声以及经历饥饿、疼痛、寒冷会让他们感到害怕，因为对于他们来讲，这些都是未知事物。感到危险时，他们便会啼哭不止。这种时候，只有大人的安抚才能让他们最终放松下来。这是一种奇妙的协同调节，即利用他人冷静的神经系统来抚慰自己。拥抱我们关爱的人会影响我们的情绪（对成人来说也是如此），或许也是这个原因。当再次遇到类似情形时，他们就不会那么恐惧了。因为他们知道自己没有危险，而且更重要的是，即便有危险，总会有人照顾他们。

关注

婴童需要成年照料者关注他们的痛苦，他们不仅需要安抚，还需要照料者帮助他们认识和了解痛苦。

在这个过程中，可以把照料者想象成鸟妈妈。你知道鸟妈妈怎么喂小鸟吧？为了便于幼鸟消化，鸟妈妈先捕捉昆虫，把它们嚼碎，然后再喂到幼鸟嘴里。我们的照料者也需要用相同的方式帮助我们认识童年时期的各种情感和体验。他们通过向我们解释发生在我们身上以及周围的事情，来帮助我们理解自己的内心世界。通过这种方式，我们逐渐明白导致痛苦的原因和某些特定感觉意味着什么，并学会安抚自己或满足自己需求的方式。例如：

"啊，宝宝哭了，一定是冷了吧！别怕，妈妈在这儿呢，妈妈给你盖条毯子，再抱抱你，你就不会冷了。"

孩子就会认识到：这种感觉就是"冷"，毯子和他人的拥抱会让我暖和。这种感觉可能让他有点儿害怕，但并不危险。只要一哭，就会有人来帮我。下次再遇到类似情形，我就没有必要害怕了。

"你膝盖擦伤了，现在有点儿疼，但很快就会好起来了。我们来贴个创可贴，做点儿开心的事情转移注意力，就不会那么疼了。"

孩子就会认识到：这种感觉是"疼"。划伤了就会有疼痛感，但这种疼痛感只是暂时的，很快就会好起来，而且也没什么危险。下次遇到类似情形，我就没有必要再害怕了，因为我学会了如何处理。

"你是因为吃不到想吃的糖果而感到失望吧！不过没关系，想不想去花园跑两圈来发泄一下情绪？或者来拥抱一下吧？"

孩子就会认识到：这种感觉是"失望"。得不到自己想要的东西时，就会产生这种感觉。不过失望也没什么，我有办法应对。

照料者还应设法让孩童理解他们的各种态度，如"我很抱歉刚才我生气了，我太忙了，不是故意要发脾气的，这不是你的错"。

孩子就会认识到：大人生气或很忙时可能就会发脾气，犯错时他们会道歉。他们有管理情绪的办法，我也可以尝试。最重要的是，他们发脾气并不是我的错。孩子经历得越多，就越了解自己，也就逐渐学会了自我安抚。他们也会越来越善解人意，能够通过别人的面部表情识别某种特定情绪。

有时候，我会遇到一些不知如何应对情绪的患者。由于从来没人教过他们如何理解情绪，所以他们无法用语言来描述自己的经历。不过，现在学也为时不晚。

┌─ 理解自己的感觉 ─────────────

　　小妙招 1：

　　　　如果你很难理解自己的感受，那就开始写日记吧。每当你感到情绪变化（压力、愤怒、麻木）时，就写下你的身体的感觉，如"胸闷、想哭、没有任何感觉"。写下可能解释这些感受的情绪标签，并记下当时发生的事情，如"我吵架了、有人打断我说话"。随着时间的推移，你就会发现一些规律，逐渐开始理解为
└─────────────────────────────

什么在特定的时候你会有某种特定的感觉，并找到一些改善情绪的方法。第 14 章会详细介绍如何写日记，第 6 章会介绍如何更深刻地理解自己的情绪。

小妙招 2：

如果你很难理解别人的想法和感受，那就模仿他们的动作。你可以模仿他们的手势、姿势和面部表情。这会激活你的镜像神经元，帮助你体会他们的感觉。镜像神经元这种脑细胞会镜像模仿别人的行为，让你感觉别人的行为正发生在你身上。看到别人磕到脚趾时，你是否会下意识地缩一下脚，就好像你也磕到了脚趾一样？你这样做的时候，你的镜像神经元就被激活了。巧妙地模仿别人的动作，将会向你的同伴发出你能够理解他们的行为的信号。

保护

当成年人向孩子解释孩子的情感体验及促发此种情感体验的原因时，他们就相当于给了孩子一个礼物：语言。孩子需要这些语言来理解自己和自己的内心感受，而这个礼物将使他们受益终身。

婴童需要始终如一的陪伴。他们需要知道，他们能够依赖照料者——只要有需要，照料者就会出现，随时满足他们的需求。

照料者不需要做到十全十美。犯错误和发脾气都是人类正常的情绪体验，尽管年幼时也许还没有完全意识到这一点，但照料者也是人。在这些时刻，对孩童而言最重要的是照料者需要花时间让他们理解发生了什么，安抚他们，弥合裂痕。

事实上，照料者一次又一次地犯错，然后处理错误并向孩子解释，不仅会让他们明白搞砸事情是不可避免的，是人类的正常经历，并不会影响我们的生存，还会让他们明白，可以从错误中吸取教训。

如果你在婴儿时期有安全感，经常得到安抚和关注，随着年龄的增长，照料者的形象就会内化于心，这将成为你学会的第一种应对技能。每当遇到烦恼，你就会想起他们，想象他们一直在身边照顾你，你就会感到宽慰。随着时间的推移，你将慢慢离开照料者。他们变成了你的"安全基地"，你从那里出发，离开他们的怀抱，开始探索和了解外面的世界。

在所有孩子身上都能看到这种探索行为。他们注视着照料者，然后慢慢走开（可能走到房间的另一端，或走向另一个孩子）。在走到某一处时，他们会突然停下来，返回照料者身边。孩子们就这样，一次比一次走得远，他们知道照料者会一直在那里，等他们回来时抚慰他们。

你生活中最重要的人教会了你如何判断周遭的世界及周围的人是否安全，教会了你如何敏锐地识别威胁，如何管理情绪，如何理解自己的体验，如何明辨是非，判断自己的能力。他们教会了你应对所有这些问题的技能。

依恋模式

如果你有上述经历，那真是太棒了！如果你的照料者能随时满足你的需求，你们之间就会建立心理治疗师所说的安全依恋模式。也就是说，你成年后和别人在一起时会感觉很安全，也很放松。你不害怕与别人分享情感体验，也懂得如何自我安抚，面对各种人际关系，你会有安全感，也会坦然享受别人的关爱和帮助。无论是交朋友，还是谈恋爱，你都能轻松应对。

大约 50% 的人都处于这种依恋模式。我们可以把这种模式视为一种冷静理智的关系模式。然而，并非每个人都幸运到能够遇到随时可以满足自己需求的照料者。

成人照料者无法满足婴童的需求有多种原因。或许他们是有意为之，残忍地伤害了我们；或许他们虽然竭尽全力爱护我们，但采取的方式无法给予我们安全感；或许他们自身也面临心理或生理问题；或许他们只是在重复自己儿时的经历；或许他们迫于生计，不得不从事繁忙的工作，无法长时间陪伴我们。

无论出于何种原因，我们中的一些人很早就意识到，成人照料者不可能一直陪伴在我们身边，我们也不可能一直依赖他们。更重要的是，我们也会意识到人与人之间的关系有时并不安全，因此情感焦虑无处不在。

意识到这一点后，我们就会形成不安全的依恋模式。遇到陌生人或可能拒绝我们的人时，我们就会感到焦虑，不愿开口说话。你有过这样的感觉吗？如果有过，也不要担心，因为我也有过这样的感觉。我不想隐瞒这一点，所以如果你有过这样的经历，你也不要感到孤单。你要学会适应，以应对成长环境带给你的痛苦。为了活下去，你要想办法挺过去，并学会与你需要的人相处，这是一个很了不起的壮举。

在不安全的依恋模式中，最常见的两种是回避型（占 23%）和焦虑型（占 20%），还有一种是混乱型（占 2%）。如果焦虑型和回避型都无法让你亲近照料者或让你避免受到他们的伤害，你也无法找到一种持久的方法来确保情感安全，混乱型依恋模式就会出现。如果你成长于这种模式中，长大后，当他人与你亲近时，你就会极度恐慌。由于这种情况并不常见，这里就不讨论了。若想更多地了解混乱型依恋模式，推荐你去阅读格哈特（Sue Gerhardt）的《母爱的力量：母爱如何塑造和促进婴儿的大脑发育》。

回避型依恋人格：猫咪型

当照料者无法满足你的需求时，就会出现回避型依恋。如果你在孩童时期就发现，即便你哭喊也没人会来，或者你在成长过程中，每当有情感需求或需要亲近和安慰时，总是被拒绝或忽略，或者每当你感到痛苦时，别人只会对你说"你只是累了"或"你要克服它"，你就会形成回避型依恋人格。

如果你有这样的经历，你在童年时一定极度焦虑。因为你缺乏必要的安全关系，无法抑制大脑中的恐惧感。但如果你足够聪明，你就能够为了生存而适应，并与你需要的人建立起亲密关系。你会明白，没人会照顾你的情绪，所以你学会了控制情绪，或者如果你更明智一点儿，你将不再流露任何情绪，不再表现出对情感或亲密关系的需求（讽刺的是，这种做法可能会帮助孩童时期的我们，但会给长大后的我们带来诸多麻烦）[1]。为此，每当你产生情绪或渴望与他人建立亲密关系时，你的大脑就会试图压制它。

你也会用其他方法来关闭依恋系统。例如，在照料者身旁时，你会因为害怕遭到拒绝而变得小心谨慎，不敢打扰他们。你会忽略自己的情感，变得更加理性，学会独立，尝试自己解决问题，不去依赖他人。不幸的是，这些策略只会麻痹你对焦虑的感知，你的内心仍然充满痛苦。

拥有回避型依恋人格的成年人通常看上去非常独立，或者说"伪独立"。我说"伪"，是因为这种独立并非是因为他们真心渴望独处，而是由他们害怕自己会遭到别人的拒绝所致。这种强烈的恐惧会使他们放弃自己的一切需求，与别人保持一定距离。

在这种情况下，他们可能想要结交朋友，但若真有人与他们亲近时，他们又会感到不知所措。他们会觉得自己像一只猫——一种有点儿任性的动物，想靠近他人的时候就主动靠近，但感到不安时，就退回来独自待着。对他们而言，当与冷静的人相处时状态最好，因为这样的人会给他们更多空间，让他们按照自己想要和需要的方式生活。

有时候他们可能会觉得自己比别人略胜一筹，认为他人的"需要感"和情绪都是多余的，他们因自己没有这类多余的东西而感到欣慰。他们之所以有这种想法，并不是因为他们傲慢或过于自信。恰恰相反，它表明他们正在努力寻求安全感和树立自尊心，以克服因担心别人无法或不愿与他们相处而产生的恐惧心理（也许是无意识的）。

你知道孩子为了保证身心安全而做出的各种适应对他们成年后的生活会产生什么影响吗？

在探索内心世界的旅程中，认清自己的依恋模式使我恍然大悟，突然间，我就理解了自己为何会如此自立，也理解了自己在处理人际关系时的一些行为。

焦虑型依恋人格：小狗型

如果照料者对你忽冷忽热，有时满足你的需求，有时又对你的需求视而不见，导致你无法预测他们对你的态度，你就会形成焦虑型依恋人格。

照料者时而耐心倾听，并满足你的一切需求，时而却忽略你甚至抛下你，使你不得不揣测他们的行为，担心他们是否关心你。他们有时会过度保护你，让你以为周围的一切都很危险，有时又要求你言听计从，例如在给你举办生日派对时，要求你好好表现，让他们有面子，或者自己心情不好需要安慰时就不让你出门见朋友。

和回避型依恋人格一样，焦虑型依恋人格也会认识到，别人不可能会随时满足自己的一切需求。但焦虑型依恋人格不像回避型依恋人格那样强调理性忽略感性，封闭自己，而是选择了另一种方式。

你无法依靠理性判断照料者何时会在你身边，你逐渐明白，与他们保持联系的最佳方式就是尽量亲近他们，博取他们的注意力，因为你知道有时候这一招很管用，他们会以你需要的方式回应你。你的眼里只有他们，希望他们随时陪伴你左右，这样你就成了所谓的"黏人精"。但不要把它当成一种消极的评价，这不失为一个与他人保持联系的好办法。

你可能还会发现，有时候，即便照料者满足了你的需求——倾听你的需求、对你和蔼可亲，他的言行也仍然无法安抚你的焦虑。你极度渴望得到安抚，但短暂的互动远远不够，你并未真正感受到平静和安全，因为你担心他们会再度抛下你，或随时根据他们自己的需求而改变对你的态度。

长大后，你会对别人抱有很高的期望，仰望他们，总能发现他们身上的优点，却只能看到自己的缺点，这是因为幼年经历影响了你的自尊。有时候，你可能对别人很失望，因为你总为别人考虑，总想为他们做点儿什么，却发现你的行为未必能得到应有的回报。如果你有这样的经历，你必须明白，不同的依恋人格表达关心的方式有所不同，别人没有时时刻刻惦记着你，并不代表他们不在乎你。

> 别人眼中黏人、冷漠疏离或封闭自我的人，在内心深处都有着与别人同样的渴望和恐惧：渴望与他人建立深层次的联系，害怕没有人真正陪伴在他们身边。区别只在于不同人选择了不同的方式来保护自己。

当周围的人都一直在关心、帮助你时，你会感觉非常放松。你会发现，与他们相处时，你会变得冷静而理智，不再焦虑。有时，你会遇到一些冷漠的人，这可能会让你想起幼年时期的一些感觉以及与他人的相处方式。

在第 10 章，我会讲到这些依恋模式在我们成年后的表现方式，以及它们对我们的恋爱关系，尤其是约会时行为的影响，我还会讨论如何才能建立更安全的依恋模式。

与兄弟姐妹的相处

在你刚出生的那几年，影响你的不仅仅是照料者，你与兄弟姐妹之间的关系也会影响你的依恋模式。

对于你的成长而言，兄弟姐妹是绝好的礼物。与他们相伴，你学会了分享、妥协和保守秘密，他们还给予你许多机会，锻炼你解决冲突的能力。你知道2~4岁的兄弟姐妹平均每九分半钟就会打一架吗？[2] 这点我信。我哥哥过去常常对我大喊"你是不是欠揍！"，然后满屋子追我。现在我想对他说：谢谢你，戴维！

兄弟姐妹的出生顺序也会影响一个人的情感发展。当第一个孩子出生时，照料者全部的注意力都在他身上。而有了弟弟妹妹之后，他们的位置就会被取代，他们会有一种失宠的感觉。因为照料者不再独属于他们，他们要与弟弟妹妹分享照料者的关爱，同时，他们需要承担更多的责任。排行老大的孩子常常会因为负责任、照顾弟妹而受到表扬。长大后，与其他家庭成员相比，他们往往思维更加成熟、性格更加严谨，在工作中也更有可能担当领导的角色，做管理工作时更游刃有余。

第二个孩子一直是家庭关注的焦点，直到第三个孩子出生。许多排行中间的孩子认为，他们没有得到预期的关注。他们不是家里的老大，老大由于年龄大，承担了一定的责任，在家里也有一定的发言权；他们也不是家里的老小，最小的孩子往往最受宠爱。为了适应这一处境，排行中间的孩子往往会发展家庭之外的关系。他们通常都善于社交，也往往是家里矛盾的调节人，他们善于妥协，常常充当协调者的角色，与家里的老幼成员进行沟通。如果你正好排行中间，你是不是也有同感？

到第三个孩子出生时，照料者通常会放松一些。或许是因为太累了，也或许是因为他们发现孩子并没有他们想象的那么脆弱。由于父母放松了看管，家里最小的孩子通常就会自由一些。这有时会引起其他兄弟姐妹的不忿："太不公平了！我像你这么大的时候爸妈的要求可严格多了！"为了应付这种情形，最小的孩子通常会施展自己的魅力，用幽默化解哥哥姐姐对自己的不满，与他们打成一片。因此，最小的孩子常常被认为脸皮比较厚，喜欢冒险，是个幸运儿，这种状况会一直持续到成年。

不管排行第几，你都要记住，兄弟姐妹总是在争夺父母的关注。他们会充分利用自己的长处，像孔雀开屏一样在父母面前表现自己。因此，他们每个人都扮演不同的角色。例如，有的孩子头脑聪明，有的孩子擅长运动，有的孩子则是全家的开心果。

无论是学业成绩，还是创造能力，无论是循规蹈矩，还是我行我素，只要照料者看重什么，你们可能就会争相在哪个方面努力，以求做到最好。而如果你发现照料者偏爱兄弟姐妹中的其他任何人，你就会觉得自己"不如"他们，或被孤立了，这时候你就会很悲伤。

我的来访者里有许多这样的人：他们感觉自己无法融入任何群体，在哪里都会被孤立，无法得到该群体中最受欢迎的人的青睐。他们中的许多人在与兄弟姐妹相处的过程中就曾有类似的经历，总觉得父母更偏爱其他人。从孩童时期起，他们就认为自己是局外人，长大后，每当面临压力时，他们都会有类似的感觉。

不幸的是，他们的感觉是对的。研究表明，照料者确实会跟某一个孩子更亲近。[3] 总觉得自己不受欢迎的心态会影响一个人的自尊，这种影响甚至会一直持续到 50 多岁。然而，即便长大后，孩子们也无法准确猜出父母更偏爱兄弟姐妹中的哪一个。事实上，有研究发现，孩子长大后，在猜测他们的母亲最喜欢哪个孩子时，正确率只有44.6%[4]，还不到一半，而在猜哪个孩子最让母亲感到骄傲时，猜中的人只占 39%。[5]

对于我们大多数人来说，真正影响我们的并不是我们童年时期的经历，而是我们对这些经历的看法。然而，有时我们的看法却未必正确。

问自己几个问题：你是和兄弟姐妹一起长大的吗？他们对你的生活有什么影响？你的哪些行为受到了他们的影响？你在家里排行第几？你是怎么适应这一位置的？你在家里担当什么角色，是我上面提到的那几种吗？你是独生子女吗？你怎么看待独生子女？在讨论这个问题时你有什么感觉？

渴求关注的孩子

我已反复强调：孩子们都非常聪明。他们会不断适应，维持与照料者之间的关系。幼年的适应行为决定了他们以后会成为什么样的人，也会影响他们成年后的行为。有些人还会采取更进一步的适应措施。例如，因为害怕被抛弃、惩罚或拒绝，孩子们可能会学会讨好别人。他们会把别人的需求放在首位，而忽视自己的需求和愿望，对别人唯命是从，希望借此来得到他人的认可与关爱，确保自己的安全。

有的孩子可能会努力追求完美（有的人既是完美主义者，又总想取悦他人）。无论什么事，他们都希望能做到最好，通过自己的努力得到别人的认可。无论是哪种方式，都能够让孩子在这个不确定的世界里获得一种控制感。

有些孩子即便努力取悦他人或者事事追求完美，也仍然得不到关注。这时，他们可能就会通过发火或大喊大叫来吸引别人的注意力。有时，他们的行为还会升级，不停地打破规则，迫使别人出来阻止他们。照料者往往无法理解孩子的行为。如果你曾有过这样的行为，你可能已经被贴上了"坏孩子"的标签，大人们会认为你脾气暴躁，不易相处。而事实上，你只是（无意识地）觉得即便惹人生气，也比无人理睬要好。孩子们的这些适应行为都会影响他们成年后的生活。

我有一个成年患者，她非常善于交际，无论在朋友圈，还是在派对上，她都是"灵魂人物"。她常常满口脏话，却因为这种粗鲁和离经叛道而出名，备受他人称道。冷静的时候，她能感受到别人的关爱，并保持自己的天性，我行我素。然而，当面对压力时，用她自己的话说，她发现自己会变得很"偏执"，认为朋友们都会背弃她。她还会不停地揣测朋友们的想法。"他们告诉我跟我在一起很开心，我做的饭菜也很可口，但他们是否只是恭维，并不是真心的？""他们刚才对我微笑是真心还是假意？""他们是真想跟我在一起，还是只碍于情面？"这些恐惧使她不得不去讨好他人，事事追求完美。于是，她不再使用粗俗的语言，"请""谢谢""对不起"突然成了她的口头禅。

她的情绪不稳定与她幼年的经历有关。幼年时她的照料者的情绪总是变化无常——有时把她捧在手心，认为她是绝不会犯错的完美小孩，有时完全忽略她，有时又大声呵斥她。如果家里发生任何意外，哪怕她只犯了一点儿小错，她都会被拉来当替罪羊。为了应付这种情形，她练就了一种超能力：能够预测大人们突然的情绪波动，并及时调整自己的行为，试图讨好他们，让他们心情愉悦。现在，每当遇到压力时，她都会采取幼时的应对策略，过度预测可能遭遇的威胁。为了生活得轻松一点儿，她需要根据目前的生活状态不断学习新的应对策略。最重要的两种策略就是正念和自我关怀。

在一生的大部分时间里，我们都在重复年幼时所采取的那些措施，那些确保我们安全、维持我们与抚养者之间的亲密关系的措施。

在你把面临压力时的种种表现与童年联系起来之前，我要提醒你一点，孩子们的有些行为，并不完全是为了应对上述种种情形。有些孩子生来就善于取悦他人，有些是天生的完美主义者，有些孩子生来就很叛逆。如果他们在表现出这些特征时得到了表扬，他们就会更愿意重复这些行为，就如同我们的某一种做法得到别人称赞时一样。当然，也有些孩子，在他们很小的时候，就有人告诉他们应该怎么做。例如，我有一个朋友，他是第一代亚裔移民，从小周围的大人们就教导他，要想与白人孩子平等，必须事事追求完美。

如果你属于这里讨论的任何一类人，也不要以为这些行为背后隐藏着什么黑暗或神秘的东西。也许你生来如此，也许是别人教导你应该如此。重要的是，成年后，你是否仍然有强烈的意愿继续这么做，以及它们对你的生活有何影响。

如果完美主义对你有用，而且追求完美也没有让你精疲力竭，那就没问题。如果取悦他人有助于你建立更强大的人际关系，那也没问题。如果你的工作场所很嘈杂，大声叫喊有助于工作的完成，那更没问题！

然而，如果这些行为妨碍了你的人际交往，或者使你精疲力竭，你可能就要考虑放弃。我知道放弃自己一直以来的行为模式会让人感觉很可怕，尤其是在你认为你需要借此得到别人的关爱、避免被抛弃时，更是如此。所以，我并不要求你立即放弃这些行为，你只需思考一下这些行为始于何时，为何会有这样的行为，并认识到正是这些行为帮助你适应了周围的世界。然后你可以慢慢尝试本书第三部分介绍的一些新策略。第 8 章将会详细讨论完美主义和讨好型人格。只有放弃旧的模式，才能真正获得安全感。

现在，你还记得你孩童时期的行为模式吗？你是否属于上述模式中的一类，还是已成为下文中的某类人？

- 和事佬——斡旋于争吵不休的照料者之间，试图化解他们之间的矛盾。
- 保护伞——保护兄弟姐妹或其他家庭成员不受家庭争吵的影响和伤害。
- 开心果——搞笑幽默，总能给家人带来欢声笑语，维持联系或缓解紧张气氛。
- 小帮手——被迫帮助酗酒或滥用药物的照料者。
- 顶梁柱——听上去很厉害，因为这说明你是家里的"英雄"，有强烈的责任感，但如果你搞砸了，那就完了。

在孩童时期，你是否扮演过父母的角色？有时，孩子们不得不照顾他人，过早地承担大人的责任。他们可能要做饭，打扫卫生，照顾兄弟姐妹，自己看病上学，带兄弟姐妹看病，送他们上学，等等。有时，在大人情绪低落时，你还要帮助大人。

如果你有这样的经历，长大后你会发现自己是一个不会玩乐的人，因为你错过了重要的童年阶段。你可能会发现，你总是希望自己能找到解决问题的办法，即使你并不确定具体要怎么做，就像在小时候，你不得不装出一副勇敢的样子来应对一切麻烦。

好了，关于我们童年生活的分析即将告一段落，你感觉如何？有没有感觉很烧脑？读完下面的内容后，我建议你放下书，花几分钟活动一下身体。

好与坏

在小孩子看来，评价一个人或一件事不是"好"就是"坏"，两者不能共存。"好妈妈""坏姐姐""好狗""坏地板"（擦伤了我的膝盖），在他们看来，非好即坏。想想你小时候听过或看过的童话故事，是不是好人和坏人泾渭分明？

孩子们认为自己的照料者是"好人"。因此，如果照料者没有满足他们的需求，他们通常会归咎于自己，认为这是自己的错，自己是"坏人"。孩子们尚没有缜密的推理能力，不能理解照料者之所以如此，或许是因为他们面临的压力过大，或许他们要为生计奔波，又或许他们本身是回避型或焦虑型依恋人格。

孩子即便被粗暴对待，甚至挨打，都不会停止对照料者的爱，但是他们会不再爱自己，有时甚至认为自己活该被打被骂。如果你也有这样的经历，那么请你相信我，事实绝非如此，你值得被好好对待，错不在你，你应该得到关爱。

假如你是一位家长，读到这里的时候一定会想：哦，天哪，如果我的孩子觉得自己是个坏孩子，我该怎么办？别担心，解决办法很简单。试着告诉你的孩子，你们都很爱他，家里如果遭遇什么变故（比如离婚），错不在他们，慢慢让他们明白，大多数事情都不能简单地以"好"和"坏"来区分。例如：

"糖果能使人心情愉悦，与朋友分享糖果也是很开心的事，但它对牙齿有害。"糖果有好处，也有坏处。

"小狗有时会在家里撒尿，是不是很讨厌？但大多数时候它都很可爱，我们会抱它，觉得它很好，对吧？"

这样就可以让他们明白，有时候他们的行为可能有错，但这并不意味着他们就是坏孩子。

问自己几个问题：小时候家里都有哪些成员？是有固定的人

照顾你，还是不同的人轮流照顾你？你出生后的第一年过得舒心吗？（我知道你可能很难记得周岁前的事情，除非你在战区长大，或在那一年目睹过家庭暴力，或被家人完全忽略。）接下来的几年过得如何？在成长过程中，你是如何认识和了解情绪的？你能接受你的情绪吗？你的情绪是否得到过安抚？你认为自己真正融入家庭了吗？你的家人需要你吗？还是说你认为自己是局外人，需要改变自己来融入他们？你是如何改变的？你属于哪种依恋型人格？你是否试图去取悦他人，或通过别的方式来得到你期望的关爱和认同？这些年的经历对你有何影响？你最大的优点是什么？你擅长什么？谁是你最强大的后盾？有没有什么人或事，让你感觉自己从未被忽略，给了你安全感？

新规则

在我看来，很多人之所以感到痛苦、挣扎，是因为没有得到正确的信息以帮助我们了解自己，认识到自己的情况是正常的。因此，在每一章结束时，我都会提供一些新思路供你们参考。下面是本章给出的建议：

- 每个人都是由DNA和生活经历共同塑造的独特个体。你的人格、你对压力的敏感程度、你理解自己情绪的难易程度、你对他人的期望，以及你在他人面前的言行举止，都受到DNA和成长环境的共同影响。

- 人类的驱动力是生存、社交、关爱和接纳。即便对于表面上不需要关爱和接纳的人，那些看似独立，把事业、权力、地位和荣誉看得比亲情和人际关系重要的人来说，也是如此，因为我们从小被教导，只有拥有了事业、权力、地位和荣誉，我们才能获得他人的认同，被社会接纳。

- 我们需要关爱，但爱也要有边界。孩子们需要关爱，但他们也需要犯错的空间，需要有人告诉他们行为的可接受程度。只有孩子们知道了规则和界限的存在，知道随时有人监管他们，他们才会有安全感。

- 孩子总会尽力博取他们需要的、应得的关注。小时候，你为了保证自己的安全会采取种种策略，有些策略你至今仍在使用。你应该为当时采取了那些适应策略而感到自豪，哪怕有些策略你现在未必赞同。

- 作为孩子，你值得拥有你所拥有的一切，你不需要证明这一点。现在你依然值得拥有你所拥有的一切。

- 两件看似矛盾的事情有可能同时发生。例如，你的照料者虽然已竭尽全力，但仍然没有满足你的需求；小时候的经历可能曾伤害你的心灵，但你依然爱你的照料者，尊重他们；他们可能曾让你感到愤怒和崩溃，但你却依然关心他们。

- 每个人都有自己的故事。我之所以称之为故事，是因为它们是信念而非事实，它们在童年时期就已形成。例如："我做得还不够好，否则他们就会给我更多的爱。""如果我能做到完美就好了。""如果我表现得太在意他们，他们可能就会抛下我。"这样的故事会伴随我们一生。对于这些信念，我在后面会进一步讨论。但是现在，如果你对上述想法有同感的话，可以想想有没有例外的情况。例如：现在关心你、爱你的人是谁？是否有些时候，尽管你表现得不够完美，也没什么大不了？

- 如果你对童年的记忆已经变得模糊，那也很正常。我们的早期记忆都非常脆弱，很容易随着年龄的增长而逐渐消失。即使保留了最早的记忆，我们也可能无法确定那些早期经历的准确时间。我们看待经历（无论是过去还是今天）的方式，远比实际经历要重要得多。

- 你现在已经长大了。我们都能记住的一件重要的事就是：无论童年经历过什么，我们都有机会选择未来会发生什么。即使童年的经历会一直影响我们，我们也不再需要依赖照料者的认可来确保安全，不再需要他们教我们如何安慰自己。我们可以靠自己，这多了不起啊！

- 小孩子拥有很多成年人忽略的东西。那就是好奇心和敬畏心。你现在还会像第一次出门时那样，去观察周围的环境吗？寻找斑驳的光影，寻找当中的图案——树叶或树木。专注于整幅大图景，然后再逐步放大，直到看到最小的东西。真正置身其中，寻找之前被你忽略的东西。你能听到鸟儿的歌唱吗？站在摩天大楼或参天大树下，仰望天空。我喜欢每天经历一次"敬畏之旅"，寻找我以前从未见过的东西，真正融入大自然，用孩子般的眼睛看世界。你或许也会喜欢这么做。

致读者：

你好！

第 1 章到此结束，你感觉如何？

现在请你花点儿时间，想想童年时曾经带给你慰藉，一直陪伴在你身边的人或物。它可以是个人，也可以是个宠物，它就是你的神。它可以是书中或电影中的一个角色，可以是一个假想的朋友，也可以是你在恐惧不安时能带给你平静的地方。

回想一下那个人，想想他对你的生活有何影响。他教会了你什么？他是否让你感受到，生活中有许多善良、可靠、有趣并支持你的人？他是否告诉过你哪些地方是安静和安全的？他是否曾教你做饭、钓鱼、读书、哭泣或者一些你现在还在做的事情？他会带给你什么样的感觉？

心理学家总是执着于解决问题。但影响人生的不仅仅是消极经历，你刚才想起的那个人或物也影响了你的人生。事实上，每一次积极的互动，无论它多么微不足道，都会影响你的人生，影响你的情感。

如果这本书或其他心理学相关文章让你心情沉重，一定要记住这一点：我们遇到的每个人都会影响我们一生的成长，尤其是那些给予我们关注、倾听我们心声、接纳我们的人。

索菲医生

第
2
章

校园生活

> 每个孩子都是天生的艺术家，问题是如何在长大之后仍能保持这种天赋。
>
> ——巴勃罗·毕加索

教育是一件神奇的事情。事实证明，教育可以打破贫困的代际传递，让人们获得有偿工作，延长寿命。教育还可以使年轻人的生活有条不紊，为他们提供结识他人的机会，使他们学会为自己谋取利益，学会在日常生活中无法习得的经验和技能。

通常情况下，我们初次受到家庭环境以外的影响，接触直系亲属以外的同龄人都是在学校。我的经历也是这样，如果在学校遇到了一群陌生的孩子，一点儿都不想跟他们玩。

在我这样一个自认为是书呆子的人看来，学校和老师的存在简直就是一个奇迹。然而，由于本书的主要目的在于帮助你了解并克服生活中遇到的挑战，我将重点讨论那些在学生时期曾困扰我，且至今仍然影响着我的问题。

从上学开始，我们的玩耍时间和社交模式逐渐变得固定。做事不再只凭好奇心和乐趣，也不再像上学前那样，可以在午饭前天马行空地想象不可能的事情，整天只顾着玩泥巴（我自己是这样）。学校看重的是成绩、准确性和速度。学校常常有考试，有考试就会有分数。你会被告知你的班级排名、年级排名，甚至全国排名，你被鼓励要奋力拼搏，争当第一。

没人会教你如何管理自己的情绪，如何处理人际关系，这些正是我们成年后遇到的最大障碍，却总有人教我们科目之间有等级之分。例如，语言和数学虽然很无聊，但却很"有用"，是"重要"的科目；舞蹈和戏剧虽然很有趣，也很有创意，却不是"正经"的科目。

速度、成绩和职业教育倍受重视，原因在于英国最初实施免费教育是为了服务 18 世纪后期的工业革命，旨在使年轻人尽快掌握技能，以进入工业领域，为国家赚钱。舞蹈和戏剧等科目不仅需要花费大量时间，学习过程中还可能常常犯错。此外，乐趣和创意于工业毫无益处，因此不受重视。

我告诉你们这些，并非要贬低学校，而是因为我遇到过很多人，他们都认为自己工作不够高效，学业成绩不够优秀。虽然家庭和媒体（我稍后会讲到）都会传递这样的信息：一个人的生产力是衡量其生命价值的尺度，但学校通常是孩子们初次正式接触这种资本主义思想的地方。更重要的是，他们可能在学校里还学会了将人的价值与生产力混为一谈。

分数并不能说明一切

你如何评价自己的学习能力？你对这一问题的回答，可能揭示了你在学校获得的评价。人们通常认为，成绩单能够证明我们是什么样的人，以及我们的能力。然而，影响学业成绩的因素有很多。例如，在下列情形下，学生通常会表现优异：

- 学校让我们有安全感，能够包容我们的个性发展，注重培养我们的个性，并能满足我们的物质需求（如为我们提供食物）。

- 课程有趣、设置合理，能满足我们的需求，既能给我们提供一定的挑战，赋予我们学习的动力，但又不至于太难，让我们不知所措。
- 老师有激情，能用多种教学方法调动我们，让我们感受到他们的关心和信任。
- 我们可以从书本和帮助我们的老师身上看到自己的影子，并从中获益。
- 照料者关心我们的学业与学习生活，能够支持我们，并参与进来。
- 家庭生活安静平和。
- 同伴能够接纳我们。

可见，影响我们学业表现的因素很多，然而在评价我们的考试成绩时，周围的人对这些因素视而不见，好像这些因素并不存在或一点儿也不重要一样。

如果你在学校表现出色，并且感兴趣的科目刚好是学校重视的那些，你可能会受到表扬，其中或许是溢美之词，或许是对你光明前途的建议。你的自尊和自信可能会因此得到提升。如果你有过这样的经历，那就再好不过了。

然而，我也曾遇到过许多这样的年轻人，他们因为没有取得好成绩，在课堂上坐立不安或注意力不集中，所以被贴上了"不专心"、"不听话"或"不够聪明"的标签。无论他们走到哪里，这些标签都如影随形。然而，我们忽略了一个重要的事实，即老师看到的只是表面现象，事实可能并非如此。

有些孩子之所以在课堂上无法集中注意力，是因为这门课不是他们的强项。例如，他们可能擅长表演，对数学却一窍不通，让他们在同学面前回答问题，他们会焦虑不安。

有些孩子则需要通过坐立不安来集中注意力，这或许是由注意缺陷多动障碍（ADHD）导致的。然而，由于不被老师允许和理解，这种行为被解释为不良行为。

还有些孩子在家庭和学校生活中遭受了很大的痛苦。他们或许失去了亲人，或许遭受贫困、饥饿、虐待、校园霸凌或其他事件的折磨，如果是这样，他们的心不在焉也情有可原。

这些孩子都需要帮助，但他们已开始相信别人对自己的评价，认为自己"不聪明""很笨""不可能成功"，或者"有问题"。

我们总是会相信当权者（父母、老师、老板、我们敬畏的人）对我们的评价，只看到与这些评价相符的信息，却忽略了任何与之相左的信息。在我们小的时候尤其如此，因为那时我们才开始了解自己，对大人对我们的看法深信不疑。

适度的压力未必是坏事

我并不是说考试、竞争和别人的评价毫无益处，它们可以成为激励我们学习的驱动力。你或许已经发现，有时压力就是机会，在压力的驱动下，你的成绩可能会提高。生物学研究证实了这一点，因为肾上腺素和皮质醇有助于提升我们的能力，尤其是专注力和表现力。

我在上一章曾讲道，我们应对压力的方式取决于照料者是否能够满足我们的情感需求。它还取决于我们是否曾面对、忍受并克服适量的压力，适量的压力能够锻炼我们的适应能力。

然而，一旦我们面对的压力超过了这个量，我们的能力就会迅速下降。就好像撞到了警报区域一样，我们的大脑仿佛被一层薄雾笼罩，无法再清晰地思考和有效地行动。一旦处于这种状态，即使一件微不足道的事情，也会让我们放弃、愤怒或崩溃流泪。长大后，你一定有过这样的经历——突然面临过大的压力时，一件小事就能让你崩溃。

如果你的家人只能接受全优的成绩，这将使你在学校背负巨大的压力。你可能会坚信家人的期待表明家人对你的能力很信任，但同时也可能产生一种极度的恐惧心理，担心难以承受失败带来的后果。

如果老师或家长密切关注着你的学业情况，比如你常常被老师留下来，每次都说这是"最后一次机会了"，你可能会竭尽全力地想证明这一次你会做得更好，你也能做得更好，但由于过度焦虑，你的所有努力都付诸东流。

如果你被要求"像其他孩子一样"（例如，患有孤独症的孩子可能会被迫"表现"得好像他们没有患病一样）而无法展示真实的自我，你也会有压力。

如果你觉得自己学习能力不强，或者不擅长某件事，这或许与能力无关，或许你感兴趣或擅长的领域不受学校重视。你在其他方面非常有天赋，但这些领域恰巧不被学校重视，于是你就被贴上了"不聪明"的标签。

我们在学习两次世界大战、英国国王和女王、如何解二次方程、如何与同学竞争的同时，逐渐了解了自己的学业优势和短板，也了解了我们是谁。

问自己几个问题：你的学校生活如何？你还记得自己的成绩单吗？还记得当时老师或家长是如何拿你与同学或兄弟姐妹相比较的吗？那时候你觉得自己的能力如何？你是否因能力出类拔萃或能力不足而被老师区别对待？你是否有学习压力？压力是否对你有益？谁曾支持过你？你对这些问题的回答与你现在对自己的看法有何关联？

小妙招1：你是谁这个问题不应由你的分数、成绩或你完成任务的速度来决定。即便你所擅长的领域在学校不受重视，你依然可以为自己的天赋感到自豪。你是否有什么兴趣因为在学校不受重视而迟迟没有尝试，例如艺术和戏剧？每次想到这些领域，你是否会感到兴奋？如果是这样，为什么不去尝试一下呢？

　　小妙招2：犯错是最快的成长方式。犯了错没关系，只需要从中汲取教训，引以为戒就好。每个孩子对于世界的了解都始于玩耍，那时即使犯错，也不会造成严重的后果。你能否对生活采取一种更接近玩乐的态度？选择一种爱好或一件你已经在做的事情，把它视为一种纯粹获得乐趣的方式，而不去考虑如何做好这件事情，看看允许自己犯错结果会怎样。有趣的是，犯错有时恰恰是最好的学习机会，有时我们犯的错误甚至会改变世界。例如，便利贴、青霉素、X 射线和微波炉，虽然它们的发明者现已成名，但这些发明都来自他们偶然犯的错误。不犯错，就永远无法学会做决定。

我是谁？

　　青春期不仅会带来身体上的变化，如身高突增、体重增加、毛发生长、乳房发育、月经来潮、痤疮、变声和遗精，还会引起情绪波动。

　　青春期通常从 9 至 17 岁之间开始，直到 25 岁左右结束。在 25 岁左右，人类大脑才能完全发育成熟（如帮助我们集中注意力、做出复杂决定、为他人着想、抑制冲动的前额叶皮质）。过去人们普遍认为，青少年的冲动是由于大脑前额叶皮质部分发育不全造成的，然而，研究表明这只是部分原因。

　　我的一个朋友，工作时像闪电杰克一样，一眨眼的工夫就能完成任务。我的另一个朋友却像蜗牛一样，总是磨蹭到最后一刻。然而，我对他们的爱却是一样的。为什么？因为一个人是否值得被爱、付出或尊重，与这些无关。

青少年的大脑

你有没有注意到，青少年有时会突然对他们曾经认为有趣的人和活动感到厌烦？他们在家里闷闷不乐，不愿和家人说话，但在有朋友来访时，或受邀去参与一些新鲜刺激、在大人眼中非常可怕的事情时，又变得异常活跃？

这并非因为他们不够成熟或讨厌你，虽然有时他们会大声对你说"我讨厌你"。他们之所以会这样，是因为多巴胺（大脑中一种让你兴奋并使你对某种行为成瘾的化学物质）水平在青春期会下降，但在参与新鲜刺激的活动时又会上升。也就是说，青少年可能只有在面对新事物时才会真正感到兴奋，变得活跃。

此外，你有没有注意到，有些青少年可能会以身犯险：把酒带进学校、入店行窃、违反宵禁，或在不戴头盔和不用刹车的情况下，眼睛都不眨一下，毫不犹豫地踩着滑板从山顶滑下来？

青少年并不是不能理解风险。他们有时也会（像大人一样）高估某些行为的危险，如"我的朋友们都恨我，我的人生完了"，或"哦，上帝，我快死了"。只要一个新鲜事物能够带来好处，无论这个好处有多小，青少年的大脑都会弱化其风险。"没错，我可能会因喝酒、入店行窃、违反宵禁而被抓，我也可能会受伤，但做这些事多有趣啊！"

总之，青少年由于受到了多巴胺的驱使而追求新奇。面对新鲜事物和危险时，他们感到充满活力，尤其在他们的朋友们也认为这件事情很刺激时（稍后我们将讨论朋友的作用），更是如此。他们可能会冒险（吸毒、打架和超速驾驶），有时可能会造成严重后果。

然而，通过挑战老师和家长设定的界限和规则，我们对这个世界有了更多的了解，更加全面地认识其真实样貌，我们想看看这些界限和规则是否真的存在，如果我们打破了界限和规则会有什么后果：如果回家晚了，会有什么麻烦？如果超速驾驶，会有多大危险？在派对上喝得酩酊大醉，会有什么后果？

为了融入周围的群体，我曾打破父母制定的规则，像大多数青少年一样，从 13 岁就开始吸烟（对不起，妈妈），在被发现又想逃脱惩罚时，我就撒谎说，"烟不是我的，是我朋友的"（对不起，贝丝！）。这也是我小偷小摸的原因，后来还被抓去了警察局。

对新奇事物的追求和对风险的弱化促使青少年逐渐走向了独立。也就是说，他们试图通过朋友来寻找自己在家庭以外的身份。他们会为了结交新的朋友而承担风险，尝试新的运动，参与新的活动，选择新的课程，或者在众人面前表演。这就是为什么青少年能够在滑板和滑雪板上毫不畏惧地表演特技，或参与其他一些成年人因为怕死而不敢尝试的活动。

敢于冒险的积极意义也体现在青少年活动家身上，他们坚持自己的信仰，为世界带来了真正的改变，比如最年轻的诺贝尔和平奖得主马拉拉·优素福扎伊（Malala Yousafzai）和气候活动家格蕾塔·通贝里（Greta Thunberg）。敢于冒险有助于我们认识自己和自己的能力。

身份

很少有青少年能意识到大脑的这些变化，他们只是觉得自己受制于更深层的生理变化（时而伤感，时而高兴，时而无聊，时而痴迷，时而脆弱，时而狂野——这些情绪在许多人身上循环往复）。

然而，他们意识到了什么可能更重要。（离开家之后）我是谁？我属于哪里？我的身份是什么？身份包括与我们有关的一切，如我们的信仰、价值观、风格、品位、种族身份、性别身份。

随着我们角色的变化（例如，父母、爱人、姐妹、兄弟、朋友、员工、老板、志愿者、文艺青年、哥特潮人、无业游民等），我们的身份也会不断变化。然而，直到十几岁时，我们才开始真正意识到身份的概念，开始塑造身份，并拥有身份。

有些人从有记忆开始就知道自己身份中最核心的元素，如"我是同性恋"，"我是跨性别者"（尽管有些人需要经过一段时间才能意识到自己的性少数身份），"我是个宗教信徒"，"我是正义人士"。只要这些身份能够得到认可，他们就会保持下去。

有些人在很小的时候，家人就为他们设定好了身份，如"你很勤勉，将来要接管家族企业""你是一个体育健儿，每天晚上都要坚持练习"。如果孩子认同这些身份设定，那就没问题。但如果他们不认同，家庭内部就会发生冲突，孩子们就会为了寻找真实的自我而反抗，叛逆就会随之而来。

有些人为了确定自己的身份，去尝试了不同的信仰、价值观、风格和品位。我曾尝试过摇滚和嬉皮风，曾经消沉过、紧张过、（可能过度）狂野过、愤怒过、焦虑过，在我生命的不同阶段，我曾加入过不同的社群。这些不同阶段并非按顺序相继出现，它们起伏不定，有时相互重叠，相互融合。严格来说，它们并不是真正意义上的阶段——它们是重要的生命历程，从不同的方面塑造了现在的我。

你周围可能也有正在尝试找到自己身份的青少年。如果你问他最喜欢哪个乐队，现在最流行什么，一周后你再提到他给的答案，他大概会吃惊地看着你，说："什么？那支乐队/那些衣服已经过时了。"

我们都是在不断的尝试中寻求适合我们并能得到他人认可的身份。我们期望别人能够毫不犹豫地接受真实的我们，并认可我们的价值。如果我们得到了别人的接受和认可，我们就能逐渐具备强烈的自我意识，为自己感到骄傲，在自信中前行。

我们为何会在意别人的评价

我们的祖先过着群居的生活，依靠群体的力量生存了下来。

只有生活在部落之中，才能获得食物、繁衍后代、保障安全；而离开部落则意味着死亡，因为我们必须独自面对危险的世界，保护自己、猎取食物、抵抗野兽。因此，即使是在 21 世纪，只要我们感觉自己不属于任何群体，大脑就会得到信号：我们遇到了"致命的危险"。

你是否注意到，虽然你已成年，能够照顾和保护自己，但当你发现别人不喜欢你的生活方式或你在照片墙上最新分享的照片时，或当你从一些照片中看到，即便你不在，你的朋友们也能开心玩耍时，你仍然会感到焦虑或受伤。

或者你是否注意到，当你感到孤独，感觉没人知道你的内心所想，没人陪伴你时，你会很痛苦。如果有这样的感觉，这很正常。我们虽然生活在现代，却仍然保留着原始的社交需求。对于情绪敏感的青少年来说，这种感觉更加明显。

这就解释了为什么青少年总是特别关注那些能把自己和同龄人联系起来的东西，似乎他们的生活离不开这些东西，如"我必须拥有那件上衣""我必须拥有苹果手机""我必须去那个派对"，因为他们的大脑认为，他们的生活确实离不开这些东西。这也解释了为什么照片墙以及其他允许别人点赞和发表评论的平台是最容易引发青少年焦虑的地方。处在青春期的孩子对社会反馈非常敏感。

影响身份的因素

我们不怕被拒绝，但怕被忽略。

——罗伊·珀蒂菲斯（Roy Petitfils）

> 人类天生就有社交需求，在乎他人的看法，遭到拒绝时感到痛苦，都是人之常情。

身份的塑造受到多种因素的影响，但最重要的因素包括以下几个方面。

文化

我们成长的文化和时代决定了我们在身份认知方面被教导的内容。在英国长大的很多人常常被教导：

- 性别只有两种：男性和女性，这是由出生时的生殖器官决定的。不过，联合国人权事务高级专员办事处表示，出生时为"双性人"的婴儿（占世界人口的 1.7%）[1] 几乎和红头发的人（占世界人口的 2%）一样普遍，而且也不是每个人都认同男女二元性别，有些人还会选择变性，这种现象由来已久。例如，在印度，有一种被称为"海吉拉"（Hijra，在巴基斯坦被称为 Khawaja Sira）的中性人，他们作为第三性别得到了正式承认，在历史上一直被尊为半神。在许多其他文化中，尊重第三性别或非二元性别的人也有悠久的历史，例如北美原住民群体中的"双灵"人，夏威夷原住民和塔希提文化中的"毛胡"人，汤加文化中的"法卡莱蒂"人和菲律宾被殖民前的"伯克拉"人。
- 两个性别各自扮演着不同的角色，需要遵循性别设定。女孩柔弱漂亮、善良谦恭、善解人意，散发着女性魅力，但也很脆弱，多愁善感，所以她们应该矜持，为保护自己应尽量避免抛头露面。男孩身强体壮、独立、领导能力强，自信、好胜，遇到困难他们能应付自如，不需要他人帮助，他们不会轻易流泪，却常常惹麻烦，容易冲动——"男孩终究还是男孩"——这对所有性别的人来说都是一个极其危险的信息。另外，你是否注意到，现在的社会更看重男性的性别特征（领导力、自信心、竞争力），而非善良、脆弱和善解人意？

• 性爱是一件危险的事情。性爱发生于相爱的男女之间。性爱会导致青少年怀孕和性传播疾病，这明确地告诉我们，应该远离性爱，因为它很危险，甚至可能会铸成大错。但事实上，性爱的含义不局限于此，也并非一成不变，它还包括人与人之间的亲密关系、好奇心、玩乐、相互之间的认同和尊重。所有人都可以享受性爱。体验和探索性爱最安全的方式，就是了解自己喜欢什么，不喜欢什么（以自己享受与否为标准，但是就像我说过的，这很难得到社会的认可），学会表达自己的喜好（分享你喜欢的方式和拒绝的方式），倾听对方的意见。不幸的是，有些人在很小的时候就放弃了自我探索。许多孩子在很小的时候，就在无意识中找到了自慰方式。例如，我的一个朋友，曾骑在床柱上玩骑马游戏，在感觉到这种游戏带给她的愉悦之后，她就一直玩这个游戏。然而，当她的父母发现这个狂热的小骑手从游戏中获得的愉悦似乎远远不止他们最初意识到的乐趣时，他们惊慌失措地对她大喊："无耻！真不要脸！"父母对待孩子的这种态度会影响他们将来对自慰的看法。你应该引导孩子，帮助孩子理解这种行为，给他们一个认识自我的机会，这有助于引导他们开启性爱的自我探索之旅。羞辱孩子，让他们感到羞愧（这是经常发生的），就使得孩子把"性爱的自我探索"和"坏孩子"联系起来。不幸的是，对女性来说，性探索的尝试往往被贴上"淫荡"的标签。

这段话的意思是说，人都会自慰，你也可以。这并不丢人。

这些说教对我们产生了实实在在的影响，它们告诉了我们成长的一种方式，却限制了我们可能拥有或即将拥有的其他各种可能性。此外，受到这些狭隘观点的影响，我们总是管控着自己，也管控着那些违反社会期待、不被社会所认同的人。霸凌和偏见就是这样产生的。

这些说教还导致我们在这一方面（性和身体的亲密接触）缺乏必要的思想准备。在某些情况下，这或许会给我们带来极大的惊喜，然而，有时（在缺乏理解、尊重的时候）这也可能非常危险。

你在成长过程中，接触过哪些关于性别和性爱的知识？是如上面所说，还是有所不同？对于性爱，你自信吗？困惑吗？害怕吗？别人是否认可你的性别和性取向？关于性别和性取向，你周围的人有何看法？在学校或家里你听到过诸如"死基佬"和"荡妇"这样的侮辱性词语吗？你的初夜怎么样？那段时间是否有人曾为你提供必要的帮助？

希望你的第一次性经历没有给你留下阴影，你从中感受的是尊重、兴奋、自由，只有一点点尴尬，并且你只对自己信任的人提及过。可悲的是，有些人的这段经历成为别人八卦的对象，有些人为自己的性行为感到羞耻（男性很少会这样），有些人别无选择，只能出柜，希望知道他们性取向的人能够支持并关爱他们。这个阶段发生的一切，都会影响我们的性爱观。

早期教育带给我们的误导可能会影响我们的一生。心理学家莎拉·麦克兰德（Sarah McClelland）曾写过一篇关于"亲密的正义"的文章，她发现年轻女性对性爱的满意度取决于她们的伴侣对性爱的满意度。然而，年轻男性对性爱的满意度则取决于他们自己是否达到性高潮。有趣的是，女性对伴侣的满意度与伴侣无关，这意味着当女性与女性亲密时，将不存在高潮满意度的偏差！[2]当要求人们描述满意度较低的性体验时，年轻女性常用"抑郁""情绪悲伤""痛苦""堕落"等标签描述这些体验，而年轻男性则用"孤独""性伴侣缺乏吸引力""性刺激不足"来描述这种经历。

我最近为一对异性夫妇做咨询。他们在一起已经 8 年了，来治疗中心是为了咨询关于性爱的问题。每当这位女士告诉丈夫自己的需求时，他们就会争吵起来，性爱也无法继续。在我们谈到这里时，那位男士说："作为一个男人，我知道如何取悦我的女人。我应该有自信，不需要别人告诉我，否则会让我觉得我在这方面表现很差，不够男人。当她提议我用某种方式抚摸她时，我认为她是在告诉我，我床上功夫很差，我不是个男人。"

在这个案例中，学校教育（要求我们事事追求完美，否则就是失败）和性别设定（认为男性应该是自信的领导者，永远不需要帮助）以及我们对性的有限认知，这些因素交织在一起，导致他们夫妻关系出现问题。不过，一旦弄清楚缘由，问题也就迎刃而解了。

好消息：有研究表明，性别之间的界限正在变得模糊，越来越多的女孩具备了"传统男性特质"[3]，例如她们展示出了自信和领导能力（这些特质本来就不应该按性别区分）。

坏消息：也有研究表明，与突破性别界限的女孩相比，照料者和同伴更有可能避免并惩罚男孩突破性别界限的行为。[4] 通过惩罚那些违反其既定角色设定的人，性别之间的权力不平等就此产生。如果我们想要创造平等的社会，就要告诉所有人，无论什么性别，都有可能获得成功，得到社会认可。我们还要告诉所有人（尤其是男孩子），流露情感、温和善良、关心他人、听取别人意见是非常重要的品质，不会影响他们的男子汉气概。

鲁思·巴德·金斯伯格（Ruth Bader Ginsburg）说："性别界限……并未帮女性站稳脚跟，而是把她们关进了牢笼。"对此，我完全赞同，但我想说的是，它几乎把所有人都关在笼子里——不仅仅是女性。

你是否看到了我们幼年时接受的教育和我们成年后的感受之间的联系？你是否会因自己有过一两次一夜情，就认为自己是个荡妇？你是否在自慰后为自己感到羞耻？你是否因没有足够的性体验，就认为自己不正常？在性方面，你有什么小癖好？这与你对它的认知有关吗？

无论你的性取向是什么，无论你是自己享受性爱还是与别人一同享受，你的选择都是正常的，而且也是非常美妙的体验。欲望、快乐、权力——你可以探索所有这些要素，并从中感受到快乐，而不是痛苦或羞耻。如果你对性爱或自己的身体感到羞耻或尴尬，原因不在于你。那么为何不卸下所有的包袱，大胆地探索性爱呢？

而且，压根就不存在"床上功夫不好"这回事。临床心理学家卡伦·格尼（Karen Gurney）博士告诉我："诸如'他床上功夫不好'或'我没有性冲动'这样的描述，会让人们误解性爱。事实上，性爱是两个人之间的舞蹈，而非一个人可以掌控的状态。一个人不可能'床上功夫不好'，因为性爱是一种交流，而非一种可以学会的技巧（虽然很多人可能不擅长交流）。"也就是说，我们要先学会与伴侣交流，与他沟通我们的喜好和需求，了解对方的欲望，才能拥有美妙的性体验。

你可以今天就付诸行动，了解自己的喜好和需求。例如今天可以早点儿上床休息，自我摸索，或者给自己买个性爱玩具（你可以假装这是医嘱！）。如果你一时无法接受这些，那就买本书，通过书来更多地了解性爱。一旦找到让你感觉愉悦的东西，你可以尝试大声地说你喜欢它。这听起来可能有些奇怪，但我们必须先从说出自己的欲望开始。如果感到有点儿害羞，那就选择在独处的时候开始。对你不喜欢的性爱方式，也可以采取同样的方法。

霸凌

棍棒能够打断我的骨头，但语言不能伤害我的心灵。

英国有 1/5 的年轻人在学校曾遭受霸凌。他们当中，近 2/3 的人是因为外表而被欺负。长期患病的孩子、有特殊教育需求的孩子、有各种能力缺陷的孩子，以及来自单亲家庭的孩子，往往会成为校园霸凌的对象。[5] 几乎一半属于性少数群体（LGBTQ+）的学生曾遭遇过霸凌。[6]

你有没有注意到这些事件都与"差异"有关？或者更准确地说，从未有人教导我们如何理解和包容多样性。虽然现在读这本书的人大部分已经离开学校，但这些数据表明，你们中的相当一部分人可能遭遇过霸凌。霸凌会产生广泛而深远的影响，而且这并不仅仅发生在校园里。因此学会识别和阻止霸凌，学会让过去遭遇霸凌的经历不再影响你现在的生活，就显得至关重要。

霸凌不仅包括身体上的，也包括语言上的。许多人也许都还记得曾在学校操场上听到过一些侮辱性的语言，如"荡妇""胖子""书呆子""废物""白痴"。而如今，语言霸凌往往比这些言辞更恶毒。

霸凌还包括网络霸凌。在社交媒体上对他人进行骚扰性评论，转发并嘲笑他人发布的照片或视频，都属于网络霸凌。这些行为对孩子们可能产生毁灭性的影响，当他们知道自己第二天将面对的同学们也会看到这些评论和照片时，尤其如此。

霸凌有时是无声的。例如，有人把你排除在他们的群体之外，不让你参加某项活动，或者排挤你、无视你。任何年龄段的人都可能遭遇这样的事情。

如果只有过一两次这样的经历，或者在你遭遇霸凌时你的朋友能够帮助你，帮你屏蔽（最好是阻止）这些评论，那么你即便当时受到了伤害，也很快就能从阴影中走出来。然而，如果你经常受到霸凌，又无人帮助你，你就会感到焦虑、悲伤、孤独，甚至夜不能寐。

霸凌已成为并且一直是自杀的一大原因。它会给每个受害者造成严重的伤害。霸凌不仅发生在校园，也不仅发生在童年时期，许多成人在亲密关系中、在办公室或生活的其他方面都经历过霸凌。

被欺负的人往往很难相信别人，认为他们也会欺负自己。他们有时甚至开始认同霸凌者的言行，尤其是当有人站在一旁围观，却无人愿意伸出援手时。这时他们会以为，在旁观者看来，他们活该遭遇霸凌，不值得受到保护。如果你一直有这样的想法，或曾经有过这样的想法，那么请你相信我，你值得拥有更好的生活，而不该有此遭遇。旁观者没有介入，是因为他们害怕，或者因为他们认为自己介入也无济于事（虽然事实并非如此），而不是因为他们认为你活该被欺负。你当然不应该被欺负。

你在学校或职场是否遭遇过霸凌？这类经历对你有什么影响？

如何应对霸凌造成的影响

你要知道，无论是遭受身体霸凌，还是语言霸凌，都不是你的错。霸凌者霸凌他人，或许是因为他们自己也曾是霸凌的受害者，这使他们误以为霸凌是正常行为；或许是因为他们自己的经历迫使他们通过这种方式向别人证明自己的强大。由此我们发现，霸凌者实施霸凌是由他们的生活经历，而非我们的错误所致。

向信任的人求助。你可以向你信任的人求助，来应对霸凌。如果你还在学校，是否有人愿意帮助你，向学校报告你的遭遇？如果你已步入职场，是否有一位值得信任的同事，在你正式申诉时，站在你这一边？即便他们不能立刻帮上忙，但如果他们能倾听你的感受，这也能带给你慰藉，让你不那么孤立无援。

避免与霸凌者正面冲突（除非你已有应对措施）。尽可能远离他们，以保障自己的人身安全。如果可能的话，远远避开他们，并找到自己认为可靠的人，在再次遭遇霸凌时，可以向他们求助。如果你遭遇的是网络霸凌，请见第3章讨论的应对策略。

如果你曾遭遇过霸凌，你需要注意的是，有时候我们会以霸凌者欺负我们的方式对待自己。无论你多大年龄，你都会受到别人的言行的影响。别人对你说过的话或吐过的口水都会烙在我们心里，甚至有可能成为我们攻击自己的武器。你内心深处是否也藏着一个人，像霸凌者那样批评你自己？如果有，这也不奇怪。我将在第9章讨论这个问题，分析其原因，并教给你一些应对策略。至今，我照镜子的时候，仍然偶尔会听到"平胸、厌食的婊子"等恶毒的语言，这是我13岁时别人骂我的话。谢天谢地，我现在不在乎这些了。

如果一想到霸凌你就会感到焦虑，那么想一想本章开头时你想到的那个人，那个能带给你安全感的人（或宠物），他们会带给你慰藉。现在可以集中全部感官来想象他们，他们过去相信你，现在依然一如既往地相信你。事实上，他们说过的话你早已铭记于心。

有趣的是，或许此时此刻，我说的话也会烙在你心上，在你的脑海中形成一个迷你版的索菲医生，在将来你感到茫然、恐惧的某个时刻，这些话语能够抚慰你、支持你。

最后，如果你知道有人正在遭受霸凌，请立即采取行动帮助他们。

照料者

青春期的孩子虽然特别看重朋友，但他们仍然离不开照料者，需要照料者的支持与帮助。他们需要照料者为他们树立榜样，需要饱经世事、见多识广的照料者分享他们的智慧、经验，倾听自己的心声。他们希望在探索自己身份的过程中，照料者给予他们鼓励，而非评判。

我有很多患者在青春期时曾听到他们的照料者用"荡妇""胖子"或恐同的侮辱性语言辱骂邻居家的孩子，照料者的这类言行会使他们清晰地意识到，自己的家人能够接受哪些行为，不能容忍哪些行为。有些患者自己曾遭受过这类语言攻击，有些患者曾因穿着不符合性别设定而受到惩罚，有些患者在青少年时期被要求定期称重，照料者计算他们摄入的卡路里并据此制订饮食计划。由于这个时期他们的人格尚未定型，还在探索阶段，如果有人向他们传递"你的相貌有问题"或"你太胖了"等信息，会对他们产生持久的影响。现在，他们在面对自己的身体或选择服装时，可能仍然能够感觉到这些侮辱性语言的影响。

照料者还要帮助孩子树立底线意识。他们不仅要让孩子认识到，在他们遇到危险时，总会有人介入，帮助他们脱离危险，同时也要帮孩子认识到，凡事都有底线，打破规则就要受到惩罚。

如果你为人父母，家里有一个十几岁的孩子，我的朋友、临床心理学家安-路易丝·洛克哈特（Ann-Louise Lockhart）博士总结的一些经验或许对你有用：

> 当你坐在过山车上，拉下安全压杠时，工作人员会要求你怎么做？他们会让你用力推，固定好安全杆，以确保安全。他们要求你这样做，是为了确保你的安全。你也想确保自己的安全。用这个例子来形容养育孩子的过程，再恰当不过了。当我们把安全

压杠往里推，或要求他们往里靠的时候，他们偏要往外用力。为什么？因为他们需要确定你是他们值得信赖、安全又稳定的后盾。

对于照料者来说，这可能是一个非常困难的时期，因为许多大人有时也像十几岁的孩子一样，面临很多烦恼：在家里，无精打采，无所事事；在外面，对朋友圈以外的任何事情都不闻不问；还常常因为一件小事就大发雷霆。照料者不仅要应对自己的各种烦恼和压力，同时也会为孩子逐渐远离自己而感到悲伤，要知道，自己曾经可是这些小可爱眼中的宇宙中心。

最重要的是，在我们十几岁的时候，在我们为成为今天的我们而努力的时候，我们都曾渴望与父母亲密无间，希望他们关心我们，支持我们，尽管那时我们可能没有表现出来（这也提醒我，应该对妈妈说声对不起。我是否也曾让你头痛不已？永远爱你，妈妈）。

打造个人名片

> 真正的认可使我们免受羞耻的蹂躏。
>
> ——艾伦·唐斯（Alan Downes），
> 《天鹅绒之怒》（*The Velvet Rage*）

如果在十几岁的时候无法确定自己的身份认同，也找不到可以容身的群体，我们对"我是谁"这一问题的困惑，可能就会变成对"我有什么问题"的担忧。

在青春期，我们对自己任何一个方面感到不满甚至羞愧，都可能会影响我们的情绪和我们对自己的定位，也会影响我们的行为。还记得我说过人类总能找到解决问题的方法吗？孩子如果因为自己身份的某些方面感到羞愧或被孤立，而此时又没有人教他们应对并管理自己的情绪，他们就会自己设法应对。

他们可能会退缩——如果你没有好的应对方法，远离那些令人不快的事情可能是唯一安全的选择。

他们可能会麻痹自己——青少年还不知道如何控制情绪波动，没有人教过他们这些技能，所以他们可能会选择用酒精和毒品麻痹自己。

他们可能会像变色龙一样，为了融入社会、被他人接受，他们学会了戴着不同的面具生活，见人说人话，见鬼说鬼话。

例如，那些曾因民族或种族而被孤立的孩子，后来反而会像学校里典型的白人孩子一样，不接受他们曾经认为很重要的民族文化。那些在他人眼中不够"男人"的孩子，可能会为了变得更有"男子气概"而拒绝自己的性取向，不再按照自己的真实意愿穿衣打扮、约会、生活。

在青春期，我们许多人都尝试构建一个新的身份，向世界展示我们的"个人名片"，而在这张名片中，不包含任何他人不允许我们展示的元素。我们努力变得"完美"，获得"完美"的成绩、"完美"的身材、"完美"的衣服，等等。我给完美加了引号，因为完美根本不存在。为了防止别人知道我们不愿让他们知道的事情，我们可能会故意表现得"滑稽"、"古怪"、"招摇"或"冷漠"，以达到转移他们注意力的目的。

我有一位年轻的男性患者，认为无论自己取得多少成就，获得多少赞誉，都还"不够优秀"。但在外界看来，他已经"非常优秀"了，拥有豪车和六位数的薪水；他身材高大，肌肉健硕，穿着时髦（就像雨果·博斯品牌的代言人）；工作废寝忘食、不计回报，对所有的热门话题也了如指掌。常常有人夸他风度翩翩、聪明睿智、事业有成、诙谐幽默、佼佼不群，也有人嫉妒他。但在内心深处，他却没有安全感。事实上，他曾因是同性恋而被同龄人和父亲羞辱，他试图通过追求完美的外形，来掩盖自己身份中的这一瑕疵。他认为只要自己足够完美，别人就会喜欢自己，不会在意他羞于示人的一面。从那以后，周围的人确实一直对他赞不绝口。

但有时候，无论别人如何夸赞我们都无济于事，为什么会这样？因为我们总在担心，他们一旦了解了真实的我们，就不会这么说了。

当然，并非每个人都会抱有这种想法。有些人喜欢独处，对"融入"他人毫无兴趣。

问自己几个问题： 在学校或职场，你与同龄人相处融洽吗？你有朋友吗？周围的人是否接纳你？你是否属于某个群体？你属于哪个群体？为了被他人接纳，你是否需要隐藏真实的自己？隐藏自己需要付出多大的代价？你是否有多个社交圈，是否需要不停地调整自己，以适应不同的社交圈？你是否觉得自己处于群体的边缘，从未真正融入其中？这些经历对你的自我认知有何影响？你是否认为现在的你更容易被他人接受？

新规则

- 你现在对自己的评价和对自我身份的认知，与青少年时期别人对你的评价、期望、认同、支持，以及给你设定的底线有关。

- 因为无法融入而感到焦虑，有恐惧症，或在意他人的看法，这些都是正常现象。要知道，大多数人都想融入群体，他们也都有同样的担忧，担心自己的外貌，担心留给他人的印象，担心自己的表现，担心别人对自己的评价。大多数人只关注自己的内心，而不是你。认识到这一点，你就会轻松一些。

- 不必符合性别或其他方面的期待。这个世界正在以更加包容的态度看待性别（以及性爱）。如果你"命中注定"是"男性化"的，但又想做一些传统上被视为"女性化"的事情，比如多愁善感，那么我告诉你，你完全可以这样做。同样，如果你不想遵守性别二元论，那也无妨。如果你想对此有更多的了解，我建议你读读阿洛克·瓦伊德–梅农（Alok Vaid-Menon）的《超越性别二元论》（*Beyond the Gender Binary*）一书。

• 如果你曾经不得不隐藏或放弃自己的某些"短板"，现在大可不必了。面对这些"短板"，你可以热情地欢迎它们。我知道这听上去很难。如果觉得害怕，可以尝试去找一个由志同道合或身份相似的人组成的社群。照片墙和其他网络平台上都有各种各样的社群，所以如果在现实世界中找不到能带给你快乐和安全感的人，可以试试网络社群。

• 兼顾多重身份，注重全面发展。如果你只依赖某一个领域，那么一旦在该领域遇到障碍，你的身份就可能不复存在。例如，如果你的身份只是建立在工作之上，一旦你失业，你的身份将不复存在；同样，如果你的身份只建立在你的人际关系、外表或信仰之上，一旦在这些领域面临挑战，你也可能会遭遇身份危机，迷失自己。

• 如果你是一位照料者，请引导孩子了解这些知识。做一个善于倾听的人，做孩子的避风港，跟孩子一起做他们想做的事，比如"咱们去理发吧"。如果孩子告诉你他们认定自己是跨性别者，就问问他们："你想让我怎么称呼你？"如果孩子告诉你他很痛苦，对他说"伤心难过的时候，随时可以来找我"。在孩子告诉你他是同性恋、双性恋、酷儿或泛性恋的时候，对他说："谢谢你告诉我，我很高兴你能告诉我这件事。如果你想保密，我一定不告诉别人。告诉我还有谁知道，以免我说漏了嘴。"对遇到的每一个年轻人说："无论你选择什么样的道路，我都支持你，即使你是别人眼中的大坏蛋。"最重要的是，当有人告诉你他们受到了伤害时，对他们说"我相信你"。在他们面临危险和恐惧时，让他们知道你关爱他们，知道你会支持他们、帮助他们找到说法，或者你会采取他们所希望的措施，以确保他们在危险和恐惧之后处于安全、平和的状态。还要让他们知道，他们可以按照自己本来的样子生活，未必要像大多数人那样缺乏安全感。

致读者：

你好！

我想有必要重申一下，并非所有的事情都与童年经历有关。

有时你追求完美，只是因为你想把工作做好；有时你想取悦他人，是因为你遇到了真正喜欢的人；有时你愿意付出，是因为你认为借此能够改善你与他人的关系（这是对的）。有时朋友、家人或同事之间发生矛盾，你去调解，只是因为你真的想帮助他们。

有时我们追求完美、扮小丑、装高冷，只是为了生存，不过也有可能这就是真实的你。

有时我们做一件事情并无特别的原因，没有什么隐含的意义，也与我们的过去无关。

你是拥有自由意志和自主性的人，而非机器人。

好了，接下来我们来谈一谈生活中影响我们并常常给我们带来困扰的另一类因素：媒体、营销模式和社交平台。

索菲医生

即使你的童年很美好，周围的人都关心你、支持你，并能满足你的情感需求，你也可能感觉生活中缺了点儿什么。

为什么？广告、媒体（报纸、杂志、电影和电视）和社交平台，尤其是照片墙，都能激发起人的欲望。例如，我对衣服很感兴趣，我努力通过广告、媒体和社交平台了解时尚，紧跟潮流。然而，它们又会让我感觉自己对时尚的了解远远不够，也永远跟不上潮流。

电影和电视剧中的剧情总是富于想象、激动人心，它们可以帮助我们逃离一整天工作的劳累。然而，这些剧情却总会引发或强化一些偏见。例如，许多广告、电影和电视节目缺乏多元视角，充满了性别歧视、异性恋视角、肥胖恐惧、残疾歧视、种族主义等根深蒂固的偏见（例如"蛋白质世界"代餐产品针对女性的广告语是"身材火辣的你准备好了吗？"，以及《小不列颠》中对黑人和黄色人种的种族主义描述），其中消极的故事情节往往会对人们的心理健康造成负面影响，影响人们的自尊，导致焦虑、抑郁、过度节食以及我在治疗中心常见到的各种情绪困扰。

前两章内容密切相关，讲述了从出生到学生时代，你的直系亲属、照料者和老师对你的影响。在你成长的过程中，他们会教导你哪些行为是社会能够"接受"的行为，他们的看法不仅影响了你对自己的评价，也影响了你对他人的评价。本章内容略有不同，将分析广告、媒体和社交平台给人们带来的负面影响，它们可能会影响到各个年龄段的人。在幼年和少年时期，我们最关心的问题是谁值得信赖、谁最爱我们。然而，我们在成长过程中接触的杂志、广告、电影、电视和社交媒体会影响我们对自己的期望。这种影响之大难以想象，甚至可能贯穿我们的一生。

广告

2019年，苏黎世大学经济学博士生克洛伊·米歇尔（Chloé Michel）和他的同事做过一项研究[1]，该研究表明，如果一个国家将大量的经费花费在广告上，该国民众的生活满意度会随之"显著"下降。[2]他们预测，如果一个国家的广告支出增加一倍，其民众的生活满意度可能会下降3%。

广告之所以会导致生活满意度下降，主要原因在于广告会让我们总想获得更多的东西。攒钱买一部新手机、一辆新车或一套新衣服，你会高兴，但你也只是高兴一阵子，最多持续到新产品出现。本来自我感觉良好的你，翻开杂志后，发现自己并没有广告中模特的腹肌或光滑细腻的肌肤，于是你不得不花钱办理健身会员卡、购买新衣服、尝试新式饮食，或做宣称能防止老化的面部护理。

来找我治疗的很多人认为自己很失败。我问他们为何会有这种想法，他们回答说因为他们与在杂志和电影中看到的模特或演员的形象差得太远，他们觉得自己太丑或太胖，缺乏与他们眼中的美好生活和社会地位相匹配的形象特征。

接下来，我想从美容业和营销的角度来分析我们为何会产生这种自卑心理。

贩卖完美

回想一下你十几岁时看过的广告。那时你是否读过杂志、看过电视广告、使用过社交平台？你是否还记得当时的广告图片？是否记得自己喜爱的品牌？是否记得那些广告图片中模特的样子？

他们是什么性别（广告是否清楚地展示他们是男性还是女性）？他们是如何展示商品的？他们身材苗条、体态健美吗？他们肌肉健硕吗？他们漂亮吗？他们为何会如此漂亮？他们是否体格健壮、容颜不老？广告中的人物是否都来自一个种族，只有一种肤色？他们看上去是否"完美无瑕"？他们是否只是对人类生活和经验的狭隘呈现？你看到的模特形象是否可以概括为高挑、白皙、瘦削、强壮、结实、健壮的男性（"有男子气概"的男人）和温柔、漂亮的女性（有"女孩样"的女孩和有"女人味"的女人）？你是否想拥有他们那样理想的容貌和体型？

在我年少时最喜欢看的杂志《米兹》（Mizz）和《莫尔》（More），和母亲看的《时尚》杂志中，每个人看上去都光彩照人、容光焕发，就像整天在钱堆里游泳的唐老鸭的叔叔史高治一样。他们从不避讳性爱，不过同性恋除外。最糟糕的要数香水广告，主角往往都是超级名模，他们不是被金钱包围，就是躺在豪华酒店的高级套房里。

除了跟同龄人交流以外，青少年还会通过媒体和电影了解别人对他们的期望，并获得对"正常"的理解。我们成长过程中的所见所闻非常重要。

上述描述诠释了当时英国人对于"美"的判断标准，这些标准也成了我心目中判断一个人是否"有魅力、有价值"的标杆（没错，我把"价值"和"魅力"联系在一起，因为周围的一切都告诉我：价值取决于魅力）。因此我相信，只要我能像广告中的模特那样在健身房锻炼，选择合适的衣服，使用他们推销的香水，我也能拥有那样的生活。这就是广告的效力。

我从未想过，令人羡慕的模特其实并没有照片和媒体上呈现出来的那么"完美"。我从未意识到，呈现在我们眼前的图片，借助了各种灯光效果，且经过了后期的精修（我根本不了解这类过程）。我也没有想过，这些广告是专门为了向我们推销商品而设计的。我更没有想过，如果连他们都无法像广告中呈现出来的那么完美，其他人就更不用说了。

和许多人一样，我开始过度在意自己的外表。我也慢慢发现，无论我买多少东西，都无法满足自己的欲望。

广告对我们每个人的影响程度不同。有些人虽然受到了刺激，但他们尚能控制自己的自卑情绪，而有些人则陷入了绝望。他们完全没有意识到自己之所以深陷其中，罪魁祸首就是各种营销手段，反而开始怀疑自己："我是不是不正常？我是不是有什么问题？"

广告和大众的审美标准对我们的影响程度取决于诸多因素，包括：

- 性别：在保持体型苗条这一点上，女性比男性承受了更大的压力，女性面临的肥胖歧视是男性的两倍。[3] 然而，男性面临的体型问题也越来越多。有研究表明，在肌肉被视为审美金标准的国家，看到肌肉健壮的男性身体图片，会直接导致男性情绪低落，使他们对自己的体型愈加不满。
- 如何看待自己与广告中的理想形象之间的差距。

社会比较理论
社会比较理论由利昂·费斯汀格（Leon Festinger）在 1954 年提出。[4]

费斯汀格说，比较是我们了解自己和世界的一种方式。我们总是跟周围的人比较，关注他们的言行，然后问自己："与他们相比，我做得怎么样？"

如果我们感觉自己做得比别人好（下行比较），我们会更加自信，自尊心也随之提升。如果我们觉得自己做得不如别人（上行比较），但只要稍加练习或努力就能达到这个水平，我们也会感到备受鼓舞。而如果发现与他人存在巨大差距，我们可能就会灰心沮丧，失去动力。

从进化的角度来看，社会比较有助于我们的祖先了解他们在部落中的地位，激励他们学习成长所需的技能，以更好地生存，也有助于他们在面对更强大的敌人时，知道避其锋芒。

在全球媒体和互联网出现之前，我们只与家人、同社区的人、同事和街上遇到的邻居们攀比。如今，我们可以随时随地与认识的人、名人和有影响力的人物比较。你做出何种反应，取决于你如何看待自己与媒体中的理想形象之间的差距。

当我们在杂志、电影和照片墙软件的图片中看到精修过的"完美"人物过着"完美"生活时，我们往往会给自己设定一个高不可攀的参照标准。有些人感觉自己与这些理想形象之间的差距只有一步之遥，他们会为了这个实际上遥不可及的目标拼尽全力，他们不会灰心丧气，而是会为自己有可能实现这个目标而兴奋不已。

然而，对于感觉自己与图片中的理想形象相差甚远的人来说，这个参照标准就不再是奖励他们的胡萝卜，而是失败时鞭笞自己的大棒。广告图片随处可见，每时每刻都在刺激我们。这会导致许多人缺乏自信、丧失动力甚至崩溃，出现自卑、焦虑和抑郁的情绪，这可能也是导致饮食失调的众多因素之一。

你会发现有些人虽然不受美容广告的影响，也不会因体型而焦虑，但他们会在其他方面受到社会比较的影响。或许你会因为从小看多了拥有汽车、飞机和珠宝的人物形象，而把自己比作超级富豪；或许你会因为看到他人升职而倍受鼓舞，因为你认为自己也能像他一样成功；或许你会因感觉自己与周围的人差距太大，而受到打击。

你或许也发现，虽然得到自己想要的东西，例如晋升、新车、最新款苹果手机，会给你带来满足感，但是很快这种满足感就会消失。在你看到别人得到了更高的职位，拥有了更豪华的汽车和新一代苹果手机时，你会突然觉得自己拥有的一切都毫无意义。

广告利用人类喜欢与他人攀比的本能不断地刺激我们，催化我们的购买欲，以此发展壮大。如果我们觉得"足够"了，我们的购买欲望就会降低。

摆脱广告负面影响的小妙招

下次当你因对自己的外表不满或自己拥有的东西不是最新款式而感到不安时，不要急于去美容院或者按下"购买"键，先问问自己："谁会从我的不安中获利？"

消极社会比较是一种正常的社会心理现象，随时都可能出现。了解这一点之后，你就可以调整自己的心态。例如，在看到一则广告时，你可能会因为自己长得不像模特那样而认为自己很丑。这时，你应该告诉自己，广告中的图片都经过了滤镜处理、精修和编辑。你还应该告诉自己，一个人的价值并不在于其外貌，尽管别人常常告诉我们"一个人的外貌很重要"。再例如，看到别人实现了你实现不了的目标时，你或许会认为这个人很优秀，自己很无能。这时，你可以尝试将别人的成就视为自己努力的目标，而非判定自己失败的标志。如果你总是自我谴责，对自己不满，第 9 章将会告诉你应对之策，第 13 章将会告诉你如何摆脱不安，包括社会比较。

发挥社会比较的积极作用。如果你需要动力，就看看那些比你优秀，但你还有望追赶得上的人；如果你需要提升自信，就看看那些你认为能力与你相当，却让你印象深刻的人（人往往只能看到别人的成功，对自己的成功却不以为然），看看那些一直支持你的人，或者回头看看升职前的自己，对比现在的你和以前的你，你就会看到自己的变化。

好消息

尽管现在的模特们普遍比 25 年前的模特更年轻、更苗条，但媒体和广告确实在不断变化，呈现出更加多元的表现形式。

你可能已经注意到，近年来的广告与以往的广告有所不同，出现了一些更"贴近生活"的化妆品品牌，如多芬，其广告呈现了更加"真实"和多元的价值观。歌手蕾哈娜创立的时尚品牌芬缇（Fenty），既有化妆品，也有内衣，其广告的多元形式让人耳目一新。两大品牌都承诺，他们的广告将不再修图，这无疑是一个积极的改变，希望在未来我们能看到更多的改变。然而，这条路并不好走，因为 70% 的女性表示，她们看到的广告模特形象过于单一，不具有代表性，无法为她们代言。

我们的大脑在认识世界时，往往喜欢走捷径。其中一条捷径就是社会证明，即如果其他人喜欢某样东西，那么这件东西一定是好的；如果许多人都追随一个人，那么这个人一定是对的。这种想法会让我们崇拜拥有大量粉丝的人，把他们的言论和想法当作绝对真理，无论他们卖什么，无论他们卖的东西对我们是否有用，我们都想购买。他们甚至能够左右我们的认知，使我们真假不分，是非不辨。

坏消息

现在的广告变得越来越隐蔽。以前，你只要关掉电视或放下杂志，就不会看到广告。而现在，广告专门为你而定制，尤其在社交平台上，只要你一登录账号，就会弹出各种广告。

如果你曾在谷歌等搜索引擎上搜索过你想买的东西，如水壶、面包机等，或就一些个人问题查询过相关资料，如痤疮、肥胖、性欲低下、勃起功能障碍等，等你下次登录社交平台时，相关广告就会不断弹出，就像有魔法一样。

社交平台上的有些广告极其隐蔽，有时我们甚至都没有察觉到。厂商付给名人报酬，邀请他们来推广产品。令人担忧的是，一些名人广告（即便是无偿的）未必会遵守传统广告必须遵守的准则，这在保健品和美容产品中表现得尤为明显，着实令人担忧。我看到过很多减肥茶和减肥棒棒糖的广告，这些东西不仅没有效果，甚至可能危害身体。

有研究表明，准确识别出广告，并认识到广告中的模特图片都是精修图片这一事实，能够减少广告对人们自尊的负面影响。你可以慢慢开始了解这些行业背后的秘密。如果有人在你面前兴奋地谈论某个品牌，他很有可能是在偷偷地向你推销什么产品。留意你在现实生活中看到的人与你在广告中看到的模特之间的区别。人的皮肤可能都会存在毛孔粗大、皱纹、痘痘、斑点等问题，身材比例也可能不协调。如果某人的皮肤看起来光滑无瑕，没有毛孔和皱纹，也没有岁月的痕迹，那么这种照片很可能是做过精修处理的。

警惕广告和修图

接下来，请你花一天的时间，观察那些精修过的喷绘广告，并留意社交平台上那些悄悄接近你的隐性营销广告。

你会发现什么？广告中有哪些人？他们向你兜售了什么理念？想卖给你什么产品？广告中的模特图片是否被精修过？然后你可以再把注意力转向自己，观察自己看到这些广告时的感受，再把自己从头到脚打量一番，是否有哪个部位让你深受打击？

或者你是否有哪个部位让你信心倍增？是否产生了购买的欲望？审视一下广告对你的思想和身体产生的影响。如果你感到不知所措，那就重温一下本章的内容，本书的最后一部分也会提供一些应对方法。

你已足够优秀

我有一个患者，她对广告和美容行业都了如指掌。她能轻而易举就判断出一张广告照片是否经过编辑处理，她是"身体积极性运动"的坚定拥护者，她的社交平台上充满了身体积极性运动的相关内容，鼓励人们热爱自己的身体。有一次她来接受心理治疗，向我吐露："我真心实意地认为所有人都应该爱自己，爱自己的身体，但当我照镜子，看到自己长胖时，我还是会沮丧和羞愧。我为自己的外表感到很难过，因为我的身体让我感觉自己是个骗子——我表面上认为所有体型的身体都平等，但这并非我的真实想法。"

她当然不是骗子。她感到痛苦的原因在于，任何人都无法破除"完美"主义的魔咒，除非媒体中不再有肥胖焦虑和年龄羞耻等各种歧视。许多杂志和报纸上的文章会谴责名人，因为他们没有精致的妆容或漂亮的发型，或因为他们长出了皱纹、出现了双下巴或发胖，还有文章甚至直接羞辱身材肥胖的名人。这些文章不仅是一种霸凌，也警示我们，作为人类，如果胆敢偏离这个时代的审美标准，我们将面临什么样的挑战。它们就如同旧时被插在矛尖上的士兵脑袋，警告我们，如果我们胆敢偏离规定（遥不可及）的标准，就一定会受到"惩罚"。

有研究表明，大众媒体中名人们表现出来的对肥胖的歧视，使越来越多的人抵制肥胖。[5] 许多人常常意识不到自己在内心歧视肥胖，觉得肥胖不好。假如我问你："你认为肥胖是个问题吗？"你可能会说："不，绝对不是，所有身材都好，每一种身材都应该被尊重。"然而，你潜意识中或许会认为，身材苗条的人可能更优秀，或者更喜欢体型苗条的人。这都说明，你在潜意识中确实对肥胖有偏见。这一点很重要。它说明即使我们强烈反对媒体中出现的各种肥胖羞辱，对此感到愤怒，我们所接触到的信息也已经在我们心中打上了深深的烙印，我们内化了这些信息："肥胖不好""肥胖可耻"。

如果我们接收到伴有强烈情感（如羞耻）的新信息，我们的大脑在存储这类信息时，似乎总会给它贴上一个红色标签——"选择我"。每当我们的大脑处理信息、帮助我们理解世界时，都会首先选择这条信息。因此，即使你没有感觉到自己的肥胖恐惧倾向，这种观念也很可能一直潜伏在你的潜意识中。如果你跟我的患者一样，在体重增加时会感到莫名的羞耻感，看到别人体重增加时会忍不住在心里对他们评头论足，你就会明白许多人在潜意识中都有肥胖歧视倾向。

这就是你会追随各类活跃分子的原因之一。你可能会追随身体积极性运动的倡导者、身体中立主义者，对痤疮、衰老和性爱持积极态度的人，以及成千上万的其他各类活跃分子。你相信他们说的每一句话，受到他们的鼓舞，决定正视自己、认识自己的价值。但当你拿起镜子，看着自己并审视自己的行为举止时，你仍会感到恐慌，因为觉得自己不够优秀。

如果你觉得自己不够优秀，并因此而恐慌，那么请你继续追随他们。当你的脑海中出现这些念头时，尝试用正念疗法释放这些杂念。要记住，这些想法并不是凭空产生的，而是媒体灌输给你的。通过自我关怀疗法，这些杂念就会慢慢消失。

> 我们评判一个人，往往根据他的服装、风格和配饰，而非基于他们的内心；我们判断一个人的好坏，往往根据他的长相，而非他给我们的感觉；我们渴望成为广告中那些看起来光鲜亮丽的人，而非在现实中真正有影响力的人。这并非我们的初衷，但社会向我们灌输了这样的思想。不管是什么原因，我们都必须改变这种思维方式。

电影与电视

> 如果你能明白，你就能做到。对此，我深信不疑。
>
> ——伊丽莎白·马弗尔（Elizabeth Marvel）

电影和电视有一个严重的问题，即缺乏多元视角和准确的故事叙述，这会影响我们对自己的认知，也会影响我们对人生目标的设定。有研究表明，白人男孩看电视和电影时，他们的自尊会得到提升，这与白人男性在影视剧中出演的角色有关。在影视作品中，白人男性通常扮演英雄人物，他们拥有权力、金钱、光鲜体面的工作和令人向往的生活。而女孩和黑人男孩的自尊心则会受到打击，因为他们扮演的角色常常是泄欲对象、街头混混或恶棍流氓。[6]

影视作品不仅塑造了十分局限的女孩和黑人男孩形象，其他许多人物形象也是千篇一律，显得异常刻板。例如，情景喜剧中的男同性恋往往都是"娘娘腔"；广告中身材较丰满的人总是对自己的体重不满，或者受到霸凌；肥皂剧中往往会出现"脾气暴躁的黑人妇女"形象。如果有残疾人，他们可能会被塑造成实力超乎常人的英雄人物或励志楷模。而且这些角色往往都是配角，不是主角。

有时，影视作品还可能会歪曲整个社区的形象。广受欢迎的英国电视剧《东区人》就曾因此而受到批评。该剧讲述的故事发生在伦敦东区，这是一个以多种族人群聚居而知名的地区，但剧中大部分角色都是白人。

2014年，一位匿名制片人发给索尼董事长迈克尔·林顿（Michael Lynton）的电子邮件被泄露。这封电子邮件写道，多元叙事的做法性价比极低，从经济效益的角度来讲，让黑人担任主角是一种冒险。

"多元化叙事性价比低"的说法是电视和电影多元化进程极其缓慢的借口之一，卖座大片《黑豹》和《摘金奇缘》已经证明，这是一种谬论。然而，这不是我要讨论的重点。在决定一部影视作品表现谁的生活时，决策者应首先考虑人性，而非利润。如果人们在影视剧中看不到过着充实生活的自己，看不到体验着幸福与快乐的自己，看不到参加日常活动、努力工作并受人尊重的自己，影视剧就无法提升他们的幸福感。如果你从来没有机会了解有很多像你一样的人过着丰富多彩的生活，你就很难相信自己的生活也充满无限可能。

如果没有人为我们代言，我们个人的生活境遇在影视作品等媒体中得不到呈现，我们就会感到痛苦，出现焦虑、自卑、抑郁等负面情绪，这很容易理解。

我曾有个患者，是一位60多岁的黑人同性恋女性。她因为对自己的体重感到不满，对自己的长相很自卑来接受治疗。我让她讲讲她的过去，问她从什么时候开始有这种感觉的，她说从童年就开始了。在成长的过程中，她看到的模特都是身材苗条的白人女孩；故事书中，冒险故事的主角都是白人孩子；电影中的黑人女性总是体型丰满、脾气暴躁，黑人角色总是一事无成。丰满的女性经常沦为他人的笑柄，在新闻中，镜头下的她们总是不以正脸示人，而且往往伴随着"肥胖率不断上升"这样的标题。除了在色情片里，她从未在其他媒体上看到过女同性恋的形象，而色情片中的女同性恋也绝不是她内心期待的榜样。她说，所有这一切让她开始质疑自己身份的合理性，觉得自己没有机会主宰自己的生活，怀疑这个世界不认可她。本章所讲到的每一个问题在她身上都有所体现。

她的工作（她是一名律师）让她感觉到了自己存在的价值，因为这个职业受到社会的尊重，她自己也擅长于此。然而，她已年过六旬，受到年龄歧视的影响（影视广告中，超过 40 岁的女性很少以职业精英和领导者的形象示人，她们的形象往往是穿着舒适的运动衫、照顾他人的"爱心老妇人"），她开始感觉自己正在失去价值，那种自卑的感觉又回来了。

讲述过去的经历是我们治疗过程的一部分，让她认识到广告和影视作品对自我认知的影响也是我们治疗的一部分。还有一种治疗方式，就是找到一个能够鼓舞她、让她有身份认同感的女性群体。后来，她找到了与她有类似身份的群体——黑人、同性恋和 60 多岁的女性，她们互相分享自己的经历，并一起建立社交媒体账户，在账户上分享她们各自的精彩生活。再后来，她成了年轻黑人同性恋女性的导师，这些黑人同性恋女性从未想过与自己有相同身份的人也有机会从事律师行业。她在成长过程中一直缺乏身份认同感，现在她要帮助年轻的一代建立身份认同。

并非所有心理治疗的目的都在于学会情绪管理。有些治疗只是为了告诉你，你的情绪是正常的。跟与你有共同经历的人建立联系，做一些令你引以为傲的事情，都有助于提升你的自尊。（这位女性患者就因改变世界而感到自豪。）

问自己几个问题：在成长过程中，你是否在影视作品中看到过自己的影子？与你有相同身份的人通常会扮演什么角色？他们是不是掌权者？他们是过着幸福的生活，还是以某种奇特的方式呈现？这对你有何影响？

影视作品中的精神疾病患者形象

在精神疾病方面，影视作品的呈现也非常狭隘。在成长过程中，我们都会经历焦虑、恐惧、痛苦、悲伤、愤怒——这些都是正常情绪，而非软弱的表现。所有情绪都应该得到理解。负面情绪出现时，我们要有办法去接纳这些情绪、安抚自己，并等待它们消散。精神疾病应该得到理解，患者需要得到支持，并且他们通常都可以康复；即便是终身精神疾病，很多人（如心理治疗师、援助小组、精神科医生）和机构都能为你提供帮助。

然而，不幸的是，很少有人接受过这样的教育，电影、电视剧和新闻几乎从来不会出现康复的精神疾病患者的形象。

问自己几个问题：回忆一下你看过的电影和读过的书，其中是否有处于困境的人？如果有，他们是否表现出了恐慌、悲伤、愤怒或恐惧等情绪，还是不知所措（在别人看来似乎一切正常）？周围是否有人支持他们，帮他们理解自己的经历并树立走出困境的信心？或者是否还有其他不同的形象？

事实上，大众媒体通常不会呈现人们痛苦挣扎的一面，也很少呈现人们的真实情感。我们在大众媒体中看到的大多是生活幸福的成功人士，而那些带有"消极"情绪的人，往往会被贴上"疯子"、"恶人"或"失败者"的标签。

涉及精神病题材的电影有《惊魂记》（1960）、《十三号星期五》（1980）、《榆树街的噩梦》（1984）、《蝙蝠侠：黑暗骑士》（2008，希斯·莱杰饰演小丑）和《小丑》（2019，杰昆·菲尼克斯饰演小丑）。这些电影都把精神病患者描绘成暴力、难以预测，且极度危险的人。电影《飞越疯人院》（1975）更是将精神病院描绘成一座无法逃离的监狱。

然而，强化对精神疾病患者的负面描述和有关精神疾病患者的刻板成见的并非只有电影。在过去的几十年中，新闻和报纸不断报道由精神疾病引发的暴力事件。新闻和报纸只关注精神疾病患者的犯罪案件，却很少关注他们的康复经历和康复状况，而后者其实是很常见的。[7]精神分裂症是最常与新闻报道中的暴力事件联系在一起的疾病，而事实上，精神分裂症患者成为受害者的概率是他们成为施暴者的概率的14倍。[8]

媒体中的精神病患者形象告诉我们：

• 我们只应该去表达（或得到）幸福的情感。
• 情绪困扰是精神疾病或"疯子"的征兆。
• 精神疾病意味着危险。
• 精神疾病永远无法康复。
• "好"人不会有精神疾病的困扰。

影视作品中塑造的这些负面形象带有明显的偏见，让人们对痛苦产生了恐惧。这些错误的观念诱导我们不断追求幸福和快乐，任何其他情绪都会令我们忧心忡忡，我们总是设法压抑任何我们认为"不受欢迎"的情绪。

这些错误的观念也使人们无法理解他们面临的情绪困扰，认为这是不正常的。他们常常会惊慌失措，问自己："我是不是疯了？我的人生是不是要完了？"他们害怕与别人分享自己的经历，担心别人对他们评头论足。

作为一名心理治疗师，我经常看到人们的这种恐惧，我自己也有过类似的经历。我第一次惊恐发作是在 18 岁那年。那时，媒体是我唯一的参照系。我以为末日已经来临，因为我感觉自己会像《十三号星期五》和《飞越疯人院》中的人物一样，陷入永远无法摆脱的痛苦之中。幸运的是，我找到了一位心理治疗师，他告诉我恐慌没什么，只是人类的正常情绪，他的帮助给了我前行的力量。

媒体上很少出现男性流露负面情绪并得到别人安慰的情形。媒体上的男性形象通常都是成功人士，因此，男性很少在媒体上看到与自己同样的人遭遇情绪困扰，加之男性在成长过程中，总有人教导他们"不能哭，要坚强"，这使得他们误以为男性不能有负面情绪，更不能因情绪困扰而向他人求助。

教导男性压制自己的情绪，是在置他们于死地。在英国，男性自杀的概率是女性的 3 倍；在北爱尔兰，男性自杀的概率是女性的 4 倍[9]，在美国也是如此。读到这篇文章的男性朋友们请记住：你有权利发泄情绪，也有权利哭泣和寻求帮助。

哭泣能够释放应激激素，增加内啡肽。哭泣是一种自我保护。

速成练习

问问自己现在对精神疾病和情绪困扰下意识的看法是什么。你认为焦虑、恐慌等情绪困扰是正常的情绪体验吗？你如何看待其他人面临的心理问题或情绪困扰？你又如何看待自己面临的心理问题或情绪困扰？你会向他人寻求帮助吗？你是否会向他人倾诉你的这些困扰？你是否曾认为情绪困扰是软弱的表现，或是发疯失控的标志？你最初是从哪些途径了解精神疾病的？你是否认识虽然患有精神疾病，但仍努力生活的人？

找出 5 位曾公开谈论过自己心理问题的名人。他们的状态告诉我们，即便患有精神疾病，依然可以生活得很好。他们的经历是否挑战了媒体上常见的关于心理问题的成见？他们是否改变了你对心理疾病的看法？

你要谨记："心理问题并不是发疯失控的标志。当你感到痛苦的时候，可以向他人求助。总会有人理解我的感受，有办法帮助我减轻痛苦，即使现在感觉黑暗，未来也会是光明的，我们只是需要时间。"

本书将告诉你，痛苦是正常的，向他人求助也是正常的。明白了这一点，当你遇到惊恐发作时，就不会像我当时那样不知所措了。

社交平台

社交平台是一个低门槛的免费空间——一周 7 天 24 小时面向全球开放。用户可以利用社交平台做许多事情：

- 与朋友和家人分享他们的生活和亲人的照片。
- 宣传他们的工作，分享和获取信息（包括关于心理健康的信息），成立意见相同的小组。
- 与现实生活中可能无法遇到的志同道合的人建立联系。

在新冠病毒流行期间，人们无法走亲访友，但他们却能够拿起手机和电脑与亲朋好友联系，这给他们带来了慰藉。许多人通过社交平台来结识新朋友，学习新技能和新观念，帮助他们度过被困在家里的日子。

然而，已有研究表明，社交平台会对我们的心理健康造成极大的危害。这不仅仅是因为社交平台中隐藏着大量的网红广告，更重要的是，社交平台成了一个攀比的平台：为什么我不能像他们那样？为什么我不能拥有那件东西？为什么我没有别的妈妈那么轻松？为什么我不如别的妈妈漂亮？我是不是有什么问题？

英国皇家公共卫生协会发表的报告称，在优兔、推特、脸书、快拍和照片墙这些社交平台中，照片墙对我们心理健康的影响最大。[10] 高频使用照片墙与社交焦虑、霸凌、身体形象不佳、自卑、孤独以及重度抑郁等问题直接相关。[11]

没有人能逃脱社交平台的消极影响，它总会以某种方式影响我们每一个人。但正如本书所分析的，那些本身已经面临焦虑和自卑等问题的人，可能更容易受到社交平台的负面影响。

社交平台上的个人名片

还记得我们在上一章提到的个人名片吗？有些人会为了得到别人的认可、接受和喜爱而精心打造一个新的形象。这在短期内会让我们心情愉悦，因为这张新名片能让别人对我们印象深刻。不过，用不了多久我们就会感到痛苦，因为我们害怕别人发现真实的自己。社交媒体为我们创造了一个塑造和提升自我形象的平台。

我们在社交平台上展示的那些精彩照片并不是真实的我们。它们只是我们生活的剪影，记录了我们认为能够博人眼球的精彩瞬间。在社交平台上，我们不仅可以上传展示我们幸福生活的照片和视频，还可以精修照片，让我们的眼睛更大，嘴唇更丰满，体型更苗条，皮肤更光滑。

这使得我们在线下的现实生活中更痛苦，我们会发现我们在镜子中或现实生活中看到的自己与我们上传的照片之间存在很大差距。常常有人告诉我，那些在照片墙上关注他们的人，永远不会知道他们有多痛苦、多自卑。他们还常说，如果别人知道照片背后的真相，一定会感到震惊。也有患者跟我说，他们害怕与网恋对象在现实中见面，因为他们害怕对方看到自己的真实长相，发现自己上传的精修照片与真相不符，一定会看不起他们。

许多人不想让别人看到真实的自己，希望改变自己的容貌。事实上，整容医生已经发现了人们需求的变化。他们发现，以前的客户来整形中心时往往都带着名人的照片，而现在的客户则带着用快拍软件精修过的自己的照片，要求"皮肤光滑无毛孔"，这当然是不可能做到的。这种现象甚至被称为"快拍焦虑症"。[12]

即使号称"素颜"的帖子往往也是不真实的。照片往往打光充足，姿势优美，展示了拍摄者的完美形象。同样，最近的一项研究表明，大约12%打上"无滤镜"标签的图像实际上是经过修饰的。[13] 很少有人会在网上发布自己的真实照片。我们自己不会发布真实的照片，那为什么看到别人发布的照片时，总会忘记他们的照片也是经过精修的呢？自从上了照片墙网站以后，我发现人们嘴上都说想要真实，但当真正面对真实时，却无法接受真实。

有些人可能看起来光鲜亮丽，但内心却很痛苦。完美的外表并不意味着完美的生活。我们往往太过于关注外表，而忽略了内在的东西。

从社交媒体的重压下解脱出来的小妙招

问问自己以下的问题：你想在社交媒体上展示什么样的形象？现实中的自己和你在网上塑造的形象之间是否存在很大差距？你是为了谁而塑造这样的形象？如果向别人展示真实的自己，你可能会失去什么？

去做一件能够缩小你打造的"个人名片"与现实生活之间的差距的事情。例如和朋友约定，每周至少发布一张真实的照片，一张展示你平凡、凌乱的生活状态的照片，一张没有经过修饰的照片。

> 不要忘记，其他人也在精心打造自己的名片。他们的生活并非总是称心如意，他们也有自己的痛苦。和所有人一样，在厕纸和牙膏用完的时候，他们也得到商店去排队购买。但是，他们不会在社交网站上展示自己的痛苦，分享生活中的不如意。
>
> 取关那些总会让你感到自卑的人。

社交媒体会让人上瘾

脸书创始人之一肖恩·帕克（Shaun Parker）说，这是一个"社会认可的反馈回路"。[14] 他曾公开表示，自己当初是想要做一些"利用我们心理弱点"的事情，才创立了脸书平台。

每当我们发布的照片或视频得到别人点赞时，我们体内就会产生多巴胺（一种神经递质，会刺激人们重复某一行为）。我们尝到了甜头后，就会不断地想重复这些行为，例如查看手机、打开应用程序或发布更多照片。这些应用程序的开发者都在利用这种神经递质，他们知道，只要能刺激人们体内的多巴胺分泌，就能让人们上瘾。他们也知道，让人们上瘾的最好方法就是不定期、出其不意地刺激他们的多巴胺分泌。

你知道老虎机吗？那个闪烁不停的东西？大部分时间你都会输，但就在你即将放弃的时候，你突然赢了。人们对这类游戏上瘾，就是因为间歇性赢钱会让人上瘾。我们会对手机和社交网站上瘾也是同样的道理，我们渴望得到点赞，但又不确定别人是否会点赞。

离开手机，可能就会引起多巴胺分泌不足，这让我们感到很痛苦，渴望下一个刺激。这就解释了为什么有那么多人在手机上花那么多时间，用社交媒体上的快速互动来取代现实生活中的对话。这也解释了为什么我们虽然从未如此紧密地联系在一起，却感到越来越孤独，因为人与人之间在现实中的交流越来越少了。

　　跟着我说："我的价值不在于我获得的点赞数量或粉丝数量，也无须用任何其他外部指标来衡量。"

　　关闭手机中的消息通知。消息通知对你毫无益处，它只会让你在手机上花更多的时间。如果有人要找你，他们会打电话或多发几条信息。现在就把消息通知关闭，这绝对管用。

　　不用手机的时候，把它放在看不见的地方，而不仅仅是扣过来或关机。只要手机在视线范围内，我们的能力就会受到影响。研究表明，只要我们的设备在我们身边（不管开机还是关机），它就会影响我们思考、记忆和完成日常任务的能力。这就如同沉迷于赌博的人整天坐在赌场里，以为只要不参与，就能完成日常的社交、工作、生活任务，而不受环境的影响。

　　设置固定的远离社交软件的时间。你可以删除手机上的社交媒体应用程序，减少诱惑。

如何面对和处理恶意评论

　　社交平台上有许多恶意评论，有些人把自己的照片发布到网上，希望得到好评或点赞。然而，他们却遭遇到了恶意评论。引战的帖子和网络霸凌随处可见，网络侮辱轻则是阴阳怪气的评论，重则是声嘶力竭的死亡威胁，全球都是如此。我们之前讨论过网络霸凌及其影响，所以我在这里长话短说，互联网和社交网站到处都充斥着霸凌行为。

　　霸凌如此盛行的一个原因在于人们在网上可以匿名发表评论，这让他们变得肆无忌惮，而且评论和回复之间往往有时间间隔，评论者和被评论者互相也看不到对方——这让他们感觉网络对面的人似乎不那么真实。最可怕的是：曾创造"网络去抑制效应"一词的约翰·苏拉（John Sula）说，有些人上网时感觉自己像是一个虚构的人物，存在于一个虚构的世界里，而在这个虚构的世界中，你无须遵守现实生活中的规则和义务。也就是说，人们在上网时会有一种错觉，认为他们只是在玩游戏。下线后，他们也无须为自己的行为负责，因为这些行为在现实中并未发生。

格利奇（Glitch UK）等组织一直致力于维护网络空间安全。如果你正在经历网络霸凌，要记住下面几点：

- 不要回应网络霸凌。
- 把一切告诉你信任的人。
- 保留评论的证据。
- 屏蔽霸凌者并举报他们。你可以通过使用的社交媒体应用程序、网站或服务提供商举报他们。如果有人威胁你，就报警，并提供你与他们交流的证据。
- 适当断网，保障你的线下生活不受影响。

新规则

- 要知道，网络营销和设计巧妙的广告无处不在，它们试图告诉你应该怎样穿着打扮、什么样的行为举止是得体的，应该拥有什么或者你应该成为什么样的人。制定这类营销策略和发布这类广告的人，都想从你身上赚钱。
- 你不需要拥有魔鬼身材、天使面庞，不需要换香水，不需要拥有最新款、最炫酷的东西，你已经足够优秀了。如果你还想改变什么，那当然很好，但千万不要认为只有你做出自己想要的改变了，才值得为自己庆祝。例如，想穿什么就穿什么，不必非要等到某个特定场合。还有，请告诉你认识的人，真实的他们有多优秀。偶尔给他们发个短信，或者在浴室的镜子上贴个

便签——"你真是太棒了"，他们看到后一定会发自内心地微笑。永远不要低估一个小举动的影响。

- 想要新一代的产品没有错，但与此同时你要知道：在你买到最新产品之后，很快就会出现更新、更好的产品。相比之下，你刚买的产品可能会黯然失色。这并不是因为你拥有的东西不好，而是营销策略抓住了我们的心理，刺激了我们的购买欲。

- 要明白，与他人攀比是正常的，但会影响我们的心理健康。广告、媒体和社交平台使我们专注于物质追求、形象塑造和表面上的成功，这些都会分散我们的精力。使用正念来观察自己的想法，而不要被攀比心理冲昏头脑，找到你生活的真正价值（第16章将会探讨这一方面），这样你就能将精力放在对你来说真正重要的事情，而非攀比心理诱导你所做的事情上。

- 在社交媒体上多关注各类活跃分子和你的榜样，但也不要期待立竿见影的效果。

- 对媒体上的刻板印象、不实报道和网络霸凌说不。第17章将会讲到一些应对策略，应该能帮到你。

- 任何人都有权利拥有幸福快乐又充满关爱的生活。你是一个立体的人，应该享受立体的生活，媒体总是忽略这一点。你可以试想，如果你出现在媒体上，你会如何看待自己。找一找在这方面已经有所尝试的人。媒体应该为所有人代言，也应该给予你空间，让别人看到你。

- 经历痛苦不会让你发疯，也不会让你变坏。了解这一点，会使你即使面临痛苦，仍能保持正常的心态。你要照顾好自己，在需要的时候寻求专业的帮助，在周围的人有需要的时候，也要帮助他们寻求专业支持。

你是否开始慢慢意识到影响你当前情绪的诸多因素？

你越了解生活中让你沮丧、自卑的因素，就越有可能重新掌控你的生活。了解了这些，你就能理解自己为何会有这种情绪，找到这种情绪产生的根源。然后，不要像大多数人那样因为情绪低落而谴责自己，你应该行动起来。你会选择一种改善情绪的应对策略（比如本书后面将讲到的呼吸练习）吗？还是下定决心采取另一类行动（例如减少使用社交媒体，或读几本对性爱持正向观点的书）？

接下来，我要讲一讲那些既塑造我们，同时又有可能伤害我们的因素。再次强调，这一章内容并不轻松，需要休息的时候就放下书，休息一下。但只要你愿意拿起书，我随时恭候。

下一章将重点讨论歧视，以及使歧视得以存在的制度。

我是一名顺性别的白人女性，我接下来要讨论的内容，都是从别人那里了解到的。一些黑人女性写出了她们曾遭受的种族歧视和性别歧视经历（酷儿黑人女权主义者莫亚·贝利提出了厌黑女症这个名词）；一些跨性别者和非二元性别者写下了他们的日常经历；一些残障人士向我讲述了他们的故事，社会总是忽略他们，为了得到社会的关注和别人的认可，他们往往要付出比常人更多的努力；来找我治病的患者，以及我在工作和生活中遇到的各行各业的人们，都向我讲述过他们的故事。

下一章的所有内容，都来自那些被社会边缘化的弱势群体。我在章末还附了一个阅读清单，相信你们都能从中受益。

索菲医生

傲慢与偏见

第4章

温馨提示：在阅读本章时，请密切关注自己的情绪，因为本章将涉及对黑人和跨性别者的谋杀，以及针对性少数群体、有色人种、变性人和残疾人的仇恨犯罪。

通常认为，心理治疗师只需要关注治疗措施，而无须关注政治或社会问题。然而，这种观点是有问题的，为什么？因为情绪上的痛苦可能源于多种原因，如身处险境、担心自身安全、遭受言语和身体虐待、生活贫困以及担心如何养家糊口等。许多心理疾病病例都与种族歧视、性别歧视、同性恋恐惧症、跨性别恐惧症、肥胖恐惧症、虐待、贫困以及许多其他形式的压迫和奴役有关。

如果心理治疗师只关注患者的情绪痛苦，而不考虑潜在的社会原因，那么结果就是：

（1）否认了世界上存在需要关注和解决的现实问题。

（2）误以为问题的根源在于经历痛苦的患者本身，专注于他们希望改变现状的需求，而忽略了真正需要改变的是导致他们痛苦的人和制度。

因此，我认为心理问题不仅仅是个人问题，还是政治问题。此前，我们谈到了一些偏见及其产生的原因，如校园霸凌现象，以及广告和媒体经常把身材苗条、皮肤白皙的女性和体型健壮的男性视为正面形象，而对其他人的描绘则往往是负面的或充满刻板印象。

接下来，我将进一步探讨这个问题，这个问题会影响到每一个人。

只有所有人都获得了自由，你才能真正获得自由。

——埃玛·拉扎勒斯（Emma Lazarus）

本章将探讨塑造你的性格，同时也可能会导致你痛苦的三大因素，即来自他人的显性歧视、微歧视和隐性歧视。整本书都与这三个方面有关，本章可作为一个导论，帮助你了解这些歧视、其产生的原因，以及歧视对你的影响。我在章末列出了一些书目，供你们参考。

如果你曾有过被歧视的经历，读完本章你就会发现，遭受歧视的并非只有你一个人。你的感觉可以被理解，与有相同经历的人交流，或者运用自己的情感能量（如果你有余力的话）改变现状，就是对自己最大的支持。

如果你没有过被歧视的经历，我希望这一章能够成为呼吁大家行动的倡议书。只有我们共同努力，只有拥有特权和权力的人们利用其资源促成真正的、持久的变革，才能创造一个公正的世界。

显性歧视

2020 年，美国反种族主义抗议活动延伸至全球范围，起因是一起警察枪杀黑人事件。这虽然不是什么新鲜事，但后来随着视频的疯传而被曝光。

歧视确实存在，许多人因歧视而生活在恐惧中。2020 年的前 7 个月里，在美国被谋杀的跨性别者数量比 2019 年全年都要多。2019 年，英国 2/3 的仇恨犯罪与种族歧视有关，仇恨犯罪的数量与 2018 年相比有所增加[1]，具体情况如下：

- 与对跨性别者或非二元性别者的歧视相关的犯罪增加了 37%
- 与对性取向的歧视相关的犯罪增加了 25%
- 与对犹太人的歧视相关的犯罪增加了 18%
- 与对残疾人的歧视相关的犯罪增加了 14%

2019 年新西兰克赖斯特彻奇的两座清真寺遭到恐怖袭击，在之后不到一周的时间内，英国的反穆斯林仇恨犯罪增加了 692%。[2]

行动方案

如果遇到仇恨犯罪或仇恨言论，请联系警方或相关组织（如英国反仇恨组织有 24 小时帮助热线），或告诉你信任的、能够帮助你的人。如果在工作中遇到这些问题，找合适的机会向经理、人力资源部门工作人员或工会代表寻求帮助，他们的工作就是保护你的权益。

然而，歧视不仅仅是一种观念或信仰体系。它除了存在于人身上，还植根于我们的社会结构之中，体现在我们的制度、政策、就业、教育和医疗体系等方方面面。这就是我们所说的结构性不平等。而且这种情况非常普遍。在最近的一项研究中，研究者在 2016—2018 年间向多家公司发出了求职申请。在求职申请中，每个虚拟求职者的资历和经验水平都相同，但姓名和种族不同。

研究发现，与在求职申请上表明自己是英国白人的申请者相比，非英国白人的虚拟申请人平均需要多发送 60% 的申请，才能获得与英国白人求职者相同数量的正面答复——尼日利亚和巴基斯坦的申请者面临的境遇最差，分别需要多发送80%和70%的申请。[3] 我认识的一些人为了克服这个问题，给自己的孩子取了听起来像英国白人的名字。这个决定听起来可能很简单，但却抹去了一个人的传统，让人们误认为隐瞒自己的种族是成功的唯一途径。

面试过程以及随后的薪酬审查过程中遭遇的歧视和偏见，也被认为是女性、残疾人和有色人种薪酬更低、在英国生活贫困的主要原因之一。[4]

贫困与心理健康

- 贫困使成年人长期面临压力，他们可能食不果腹、居无定所，无法负担生活开支。
- 除此之外，他们可能还需了解复杂的金融援助系统（如果有的话），找到为其子女或其他需要他们负责的人提供援助的方法。
- 不管每个贫困的人面临着什么样的具体困难，过度的压力都会导致情绪崩溃，特别是在营养不良的情况下。
- 这会导致恶性循环：缓解压力需要精力和动力，但他们已精疲力竭，无法完成工作以摆脱贫困。
- 对于在贫困中长大的儿童，持续的压力会对他们的心理健康造成长期影响。这种不利的处境会影响孩子的情绪，消耗他们的脑力，从而导致焦虑、情绪低落和注意力不集中。

有时人们会说，努力赚钱并获得成功是避免歧视的一种方法——"不管你想要得到什么，只需要足够努力，就会得到回报"。但并非每个人都会如此幸运。歧视会带来真真切切的影响，它可能会造成身体或情感伤害，还可能导致人们无法获取他们所需的生活资源，如金钱。有些人还会遭遇多重歧视。

心理问题不仅是个人问题，也是政治问题。

多重歧视

金伯利·威廉斯·克伦肖（Kimberlé Williams Crenshaw）教授创造了"交叉性"的概念，合理解释了人们如何通过各种社会角色和政治身份的结合来形成自己独特的优势和劣势。

交叉性有助于我们了解每个人体验世界的方式和世界对待每个人的方式 [5]，因为一个人的身份涉及众多方面，包括性别、居所、种族、宗教、年龄、能力、外貌、阶级、文化、教育、就业、种族、性取向、精神追求等。每个人都有可能在某一领域拥有一定的优势和权力。

如果无论你在哪个群体都是被边缘化的人，那么你极有可能遭遇多重歧视，这会增加你的痛苦。你就像大海中的一块石头，受到四面八方的冲击和侵蚀。

让歧视更为复杂的一个因素是，我们的有些身份在世人眼中很明显，有些则很隐蔽。我们的肤色、身高、能否正常行走或着装一类的因素都属于显而易见的特征，而另外一些身份就没有那么明显了。

身体健康状况（如肾功能衰竭、糖尿病、慢性疼痛、慢性疲劳、纤维肌痛）和心理健康状况（所有心理问题）是肉眼无法看到的。也就是说，别人可能无法根据他们的生活经验立即对我们的身体状况和心理健康状况做出判断。有些人的性取向也无法立即辨识。[6] 例如，在人们的刻板印象中，女同性恋通常是短发，这意味着有些具有传统女性形象的女同性恋或女双性恋可能被误认为是异性恋。

通常认为，人们选择隐藏身份的某些方面是因为这样做对他们有益，这样他们就不会仅仅因为外表而成为歧视对象。然而，一些隐藏过自己某些身份特征的人，却没有体会到这一好处。为什么？

因为身体或心理有隐性疾病的人往往很难得到别人的信任。而且，对于看起来不像同性恋的人，例如外表跟传统女性很像的女同性恋，如果别人误以为她们是异性恋，就不会把她们当作性少数群体中的一员，她们要想得到该群体的认同，就需要再次证明自己是同性恋。

正在阅读本书的读者们，你们无须向别人证明你的性取向、健康状况或其他身份的合理性。你的所有身份都是合理的存在，你也是合理的存在。

歧视和仇恨造成的伤害

你有过被歧视的经历吗？如果有，当时你有何感觉？你是在多个方面还是只在某一方面受到过歧视？这对你看待自己和世界的方式产生了何种影响？

如果你曾有过这类经历，那么你现在的任何感受都是正常的，也是可以理解的。如果你感到痛苦，也许下面的一些描述会引起你的共鸣。任何形式的歧视都会导致自卑、恐惧和焦虑。如果你现在有这种感觉，第6章将帮助你理解这些情绪。

歧视会导致有些人不敢查看新闻或打开社交媒体应用程序，因为他们害怕看到与自己身份相同的人的遭遇——仇恨犯罪或其他歧视行为。歧视还会导致有些人不敢走出家门，因为他们害怕外面可能发生的事情。避免离家是遭遇严重歧视的人经常采取的策略。这一策略虽然在短期内能够安抚他们，但从长远来看，它会妨碍他们参与其他有意义的活动或加入一些有价值的社群，从而导致幸福感进一步降低。对于某些群体来说，如果与歧视并可能伤害他们的人生活在一起，即使在家也不安全。也就是说，对于他们来讲，恐惧可能无处不在，难以逃脱。虽然每个人对歧视的体验都会有所不同，但无论哪种歧视，都会给人们带来巨大的压力，他们甚至会产生自杀的念头。如果你曾有过自杀的念头，可以向你认识的人、关心你的人、你的家庭医生或危机热线寻求帮助。

光是意识到歧视一直存在、从未消失这一事实，就会让人身心疲惫，感到深深的绝望，尤其是在有人告诉他们事情还有转机、他们只需要耐心等待的情况下。这种话十分容易让人感到愤怒。

不幸的是，当人们表现出愤怒，想要倾诉他们遭遇的歧视时，他们的诉求往往被忽视。

> 在一次学术会议上，我大胆表达了自己的愤怒，但一位白人女性对我说："你可以告诉我你的感受，但请你不要用这么恶劣的语气，否则我会选择无视。"
>
> ——奥德丽·洛德（Audre Lorde）

愤怒是能量

我有一个朋友，她感到精神麻木、内心空虚，因而来治疗中心接受治疗。她从小就需要坐轮椅，起初，她并不认为残疾有什么问题，但后来却常常听到别人刺耳的评论。人们总是因为一些小事祝贺她，似乎只要能下床，她就是个英雄。她感觉到了他们的傲慢，似乎在别人看来，能下床就是她能力的极限了。她发现自己上车时会遭到周围人的白眼，因为司机需要浪费很多时间为她放下坡道。她也曾多次听到"跛子"之类的语言歧视。她发现人们看到她时，要么表现出惊讶，要么流露出愤怒（这还说轻了）。

起初，她会向低估她能力的人解释自己的实际情况，在公交车上向对她翻白眼的人讲述无障碍设施的意义。慢慢地，她发现在别人面前陈述自己的立场让她筋疲力尽。常常有人跟她说："没必要这么生气！"听到别人说她生气，她更生气了。受到的不公平待遇，也让她很愤怒。

突然有一天，她麻木了，不再愤怒，周围的一切也都变得毫无意义。当一个人即便愤怒也无人理睬、自己又无力改变现状时，她就会变得麻木而空虚。她的心理治疗师建议她重新"点燃愤怒的火焰"。治疗师让她写日记重建自己的情绪，当愤怒恢复并累积到一定程度需要发泄时，可以对着枕头尖叫（她发现这真的很有帮助），还建议她与残疾人权利活动人士联系。

现在，听到别人说她愤怒时，她会承认自己确实很愤怒，因为面对不公谁都会愤怒，况且她不得不面对如此多的不公。一旦重新燃起愤怒的火焰，她就可以利用愤怒所提供的能量来改变现状。

我从她身上增长了不少见识。我认识到了残疾人权利活动人士的力量，我还意识到让残疾人失去行动能力的罪魁祸首其实是社会，这是我以前从未意识到的。例如，他们原本能够靠轮椅行动自如，而大多数城市却没有完善的设施，有的地方即使只有一步之遥，也可能无法进入。这一步可能导致你无法进入商店、咖啡馆、酒吧、餐厅或公共厕所。如果你正在使用轮椅或其他助行设备，对此你可能深有体会。如果你没有坐过轮椅，你可以在接下来的一天，关注一下你去过的所有地方。观察一下是否有台阶等障碍，你发现的障碍数量之多可能会让你瞠目结舌。

如果你感到沮丧、受伤、害怕、愤怒、麻木或此处提到的任何其他情绪，这都很正常，有类似情绪的绝对不止你一个人。在本书的后面，我会讲到很多应对方法。此外，还有包括我的朋友在内的许多人，他们建立了各种社群组织，致力于挑战各种世俗偏见，你也可以像我的朋友一样加入这样的组织。

如何应对歧视带来的影响

- 在刚发生过仇恨犯罪或你特别敏感的时候，尽量不要看新闻或媒体报道。这是一个非常明智的方法，能够避免歧视所带来的负面影响。有些社交软件有一个功能，可以屏蔽关键词和主题标签。在必要时，你可以屏蔽掉这类关键词和主题标签，避免干扰，这样你就可以静心修养。

- 了解焦虑和恐惧（第7章），这样你就能理解歧视为何会对你的身体产生影响。

- 使用本书在第三部分讲到的呼吸练习、情绪平复练习和其他应对策略（特别是自我关怀），可以缓解你面临的情绪困扰。虽然呼吸练习和自我关怀无法改变社会上存在的偏见，但它能够抚慰你的心灵，减轻你的痛苦。

- 加入由与你身份相同和经历相似的人组建的社群，线上线下都可以。你并非孤身一人，一定有人能够真正理解你的经历，因为他们也有过同样的经历。如果你是一位残疾女性，曾经受到过残疾歧视或性别歧视，或者是一位跨性别男性，曾受到跨性别歧视，可以在网上寻找与你有类似经历的人。在上一章我虽然讨论过照片墙的缺点，但它绝对是一个寻找社群的好地方。虽然任何人的支持都无法抹去你所经历的伤害，但与真正理解你的人在一起，你的未来一定会变得更加美好。

- 允许愤怒存在。生气和愤怒都是正常的情绪，任何人在面临不公时，都会生气或愤怒。我最喜欢的作家詹妮弗·穆兰（Jennifer Mullan）博士是一位临床心理学家，她在照片墙账户@DecolonisingTherapy上完美地诠释了愤怒，她说，"愤怒是过往的痛苦带来的精神创伤"，"因为愤怒是人们面对创伤时产生的情绪，被边缘化的黑人、棕种人和黄种人常常首当其冲"。她说如果你认同她的观点，就应该尊重愤怒，因为我们常常会"逃避、压抑、忽视"愤怒，这会引起"思路不清（脑雾）、食欲缺乏或暴增、睡眠困难、计划和组织能力下降"等问题，甚至导致免疫系统、消化系统和神经系统失调。

- 如果感到愤怒，那就发泄出来。可以写日记来发泄你的愤怒。需要的时候就表达出来，而且要知道，愤怒背后可能隐藏着深深的悲伤。下一章会告诉你，愤怒是悲伤的组成部分；第6章将告诉你，有时愤怒是保护我们的一种方式，能够使我们不再悲伤，不再脆弱；第14章将告诉你如何记录"愤怒日记"。

- 集体分担痛苦。在与自己有共同经历的群体中分享治愈经验是最有力的治疗方式。我曾经目睹 1 000 名女性声嘶力竭地尖叫，发泄因遭遇性暴力而导致的愤怒。这是一种最原始的情绪宣泄方法。这种融入女性群体而非孤身一人的经历，瞬间改变了我的感觉。她们告诉我，在走进那个房间时她们感到很害怕，认为自己很渺小，但在她们离开时，她们感到充满了力量。

- 借助政治。发出你的声音，用投票权来寻求改变。对此，第17章将有更详细的讨论。

- 如果你的情绪崩溃到了难以承受的程度，就要寻求帮助。你可以向心理治疗师、危机热线或你信任的朋友求助。

社会活动和投票是重要的应对策略，也是一种预防措施。借此，你或许能够获得改变世界的机会，说出你所承受的痛苦，以此为动力去做一些更有意义的事情。你有能力帮助子孙后代摆脱我们今天所遭遇的结构性不平等。

微歧视

"我有点儿生气，感觉同事们总在诋毁我、挖苦我，但也许这只是我的想象。"这是我最近接诊的一位患者对我说的第一句话。她来治疗中心是因为她很焦虑，情绪也很低落，总觉得在工作上的"表现不尽如人意"。据她说，她的同事在向她提出要求时，总是表现得很友好，且面带微笑，从来没有以任何明显的方式对她"公然不友好"。然而，她却总有一种感觉，认为自己在同事眼中很愚蠢——同事们常常夸她，但在她看来，同事们的夸赞更像是一种侮辱。

她举了一些例子。例如，有人夸她"真没想到你这么聪明，这么能说会道！"，还有人夸她"你的英语真棒！"。她的反应是："我会说话有什么奇怪的，他们为什么会如此惊讶?! "

还有两个例子，有同事对她说"真有趣，我感觉你不像印度人"，另一个同事问她"你们现在怎么看待英国？"。对此，她目瞪口呆，不知如何作答。然后她问道："你说的'你们'是指谁？"这时，她突然意识到，原来别人都拿特殊的眼光看待她，因为在他们看来，她不是英裔印度人，而是印度人，不仅与他们"不同"，而且不应该会说一口流利的英语。虽然她与同事们在同一个地方长大，但由于肤色，她受到了区别对待。

除此之外，她还经常注意到，在会议上，男性同事总会重新表述她提出的建议，这种现象通常被称为"男式说教"。

这位患者的这类日常经历就属于微歧视[7]，即一些微妙的评论，这些评论本无恶意，有时甚至是出于善意的称赞，却反映了对那些被社会边缘化的群体的歧视。

切斯特·M. 皮尔斯（Chester M. Pierce）教授发现非黑人美国人常常会对非裔美国人使用一些微妙的、带有侮辱性的轻蔑语言，他用"微歧视"一词来解释这些语言。这个词的含义已不断扩大，现在包括针对所有边缘群体的歧视。

下面来看几个常见的微歧视例子：

"不，但说真的，你来自哪里？"——对于虽然来自同一个国家，但有着不同血统的人来说，即便他们生活在自己的国家，这个问题仍会让他们感觉自己像个异类。

"你到底是什么？"——这个问题会让有的人觉得自己看起来甚至不是人。

"哇，作为一个……你居然口才如此好！"——这句评论看似是一种称赞，但隐含的信息是，那些"跟你一样的人"（如女性、同性恋、有色人种、跨性别者、性别不明者、工人或其他总是受到歧视的特定身份人群）通常口齿不清。

这位患者的同事们每天都以这样或那样的方式夸赞她，说明在他们的潜意识中，他们都认为她的第一语言不是英语，而事实上英语确实是她的第一语言。

"哇，作为一个……你很有趣"暗含的意思是："像你这样的人通常都很无趣。"

"你和其他……的人不一样"暗含的意思是："你比我期望的要好。"

"真有意思，我以为你不是……"暗含的意思也是："你比我期望的要好。"

或者，问一个能代表某个群体的人这样的问题："你们（这类人）有何看法？"隐含的意思是：你和你们这类人跟我不同，而且你们应该都有同样的经历和看法。

澄清一点，"微歧视"中的"微"并不是指所造成的伤害程度，而是指这类歧视通常是隐蔽的，它们总是悄悄地在不经意间发生，常常让人目瞪口呆：等一下，那个人刚刚是在说……吗？

从表面上看，上述例子似乎都是赞美别人的语言。事实上，讲这些话的人往往也认为自己是在赞美他人，因此，在被赞美者认为自己受到了冒犯时，他们会感到非常震惊。

微歧视非常普遍，我的一些朋友和患者对我说，现在他们听到诸如此类的赞美时，就只是翻翻白眼，因为他们预料到了别人会这么说。我也已经不知有多少次听到别人对我说，"哇，你这个女人还挺有趣"，或者"你跟其他女人不一样"，讲话者并没有意识到他们话语中隐含的歧视和成见。这句话传递的信息是："像你这样的人"（这里指的是女性）通常不是那么能言善辩、风趣幽默、令人印象深刻，也就暗含着："你令人印象深刻，是因为你超过了我们对你们这类人的正常期待。"

学会识别微歧视非常重要，但也很困难，因为微歧视不仅仅表现在语言上。例如，当人们看到被媒体或其他偏见叙事塑造为"危险人物"的人时，会把钱包抓得更紧。黑人男性常常会遭到这种微歧视，因为在影视作品中，他们往往扮演罪犯的角色，对此我在前文中已有提及。

和许多人一样，我的患者常常因这类评论感到不安，并且开始怀疑自己，因为微歧视话语本身可以从多种角度阐释。正因为如此，受到微歧视攻击的人往往都变成了"煤气灯效应"的受害者，即自己的过往经历得不到认可，与自己有关的事实总是被扭曲。

"等等，他们刚才是不是对我说了什么种族歧视/性别歧视/同性恋歧视/跨性别歧视/残疾歧视/阶级歧视/肥胖歧视的话？"

"不，他们对任何人都会这样说，并不是针对你。你太敏感了。并不是所有的事情都跟歧视有关，你为什么总会联想到歧视？"

有时候，人们出于好意，会这样安慰遭遇微歧视的人。例如，他们可能希望这样做能尽量减少微歧视对受害者所造成的伤害。不幸的是，无论他们这样说的原因是什么（故意、无意或出于真正的关心），仍然会造成"煤气灯效应"。

这里的"煤气灯"意味着责任实际上又被推到了被攻击的人身上，在这种情况下，不仅问题没有得到解决，而且忽略了微歧视对受害者造成的影响。有时受害者还会产生错觉，误以为这一切都是自己的臆想。

微歧视还会让人感到困惑、悲伤或不安，甚至会质疑自己。越困惑不安或悲伤难过，他们就越不相信自己，变得越来越自卑，情绪也越来越低落，如同遭受千刀万剐般难受。

心理学教授德拉德·苏（Derald Sue）曾对微歧视的影响做了大量研究，尤其是针对种族的微歧视。研究发现，微歧视往往会导致焦虑、抑郁、孤独和心理疾病。他发现，发生在课堂上的微歧视会影响学生解决问题的能力和其他认知（思考）能力。[8] 长期受到微歧视，还会导致高血压、过度警觉（一种持续的高度警惕状态）和神经系统失调（敏感、应激反应异常活跃和应激激素水平升高）。

如何应对微歧视

（1）如果你曾遭遇微歧视（和其他任何形式的歧视）：

- 要知道，这绝对不是你的臆想。微歧视是真实存在的，即使别人告诉你这并非歧视。无论你对微歧视有何反应，产生何种情绪，都是合理的。
- 与信任的人交流，分享你的感受。你可以和朋友交谈，或加入与你有相同身份且已经开始关注歧视的人组建的社群，也可以向你认为最能理解你感受的人寻求帮助。此外，还可以加入那些为改变你们整个群体的境遇而努力的人当中。
- 找到一个在你遭遇微歧视时能给你提示的人，这样你就不会怀疑自己的判断。例如，遇到男式说教和性别歧视时，我和我的朋友就会通过一种面部表情暗示对方。我的患者也有一位同事朋友，在她遭遇微歧视时，这位朋友就会对她微微点头，然后就会（在征得她同意的情况下）走上前说类似这样的话："她是英国人，为什么不能讲一口流利的英语？"在这位朋友的支持下，她还与公司管理层进行了沟通，他们随后在整个公司范围内解决了这个问题。

- 在确保安全的情况下，大胆说出你的意见。你可以直接指出，某个人的言语对你来讲是一种歧视，对他说："你冒犯了我，因为这表明你认为……"或者你可以要求对方向你解释："我讲一口流利的英语、口齿伶俐、风趣幽默让你感到很惊讶吗？你为什么会惊讶？"后一种方式可能会让对方意识到自己言论背后的先入之见，让他们明白自己说错了什么，并向你道歉。如果你觉得当时直接这么做可能不妥，你可以等到时机合适的时候，悄悄告诉对方——"你之前说的话让我感到不舒服，我们可以谈谈吗？"如果对方真的不知道自己的言语暗含了微歧视，你可以对他说，"人们说……时，可能会带有……的意思"，如果你觉得语气太尖锐了，你可以补充一句，"我相信你不是这个意思"。（你不一定要加上这一句，但根据很多人的经验，加上这一句有助于缓和气氛。）

- 如果有人告诉你，"我不是那个意思，我是说……"，在不会引起冲突的情况下，你可以说："我知道这不是你的本意，我只是想告诉你，你说的这句话伤害了我。"

（2）如果有人遭遇微歧视或其他任何形式的歧视，请你支持他。让他们知道，这种歧视并不是他们的臆想，你可以在公开场合或私底下对微歧视的实施者说出你的想法。

- 重要的是，不要总是让微歧视（或任何形式的歧视）的受害者独自应对这种状况。如果你目睹了这类事情，在确保安全的情况下，一定要有所行动。

（3）读到这里，有些人可能会顿悟，这么说我以前也有过歧视他人的行为。如果是这样，请你了解自己的偏见，但不要太在意过去的错误。

- 我们许多人都过于在意"做个好人"，这使得对微歧视的处理变得特别棘手。有时只是想到我们可能会造成微歧视，就会使我们产生防御心理。如果被他人指出，说我们的话语可能存在潜在的微歧视，这种防御心理就会变得更强，因为在我们看来，无论在公开场合，还是在私底下，被人指控微歧视就意味着"你很坏"，这可能会导致我们跟对方产生矛盾，甚至发生冲突。而如果我们认为，每个人都带有偏见（因为我们成长于一个充满偏见的世界），并意识到每个人都会偶尔犯错，我们就可以把这些时刻看作是一种契机，借此停止我们的歧视，向他人道歉，认识和反思自己的隐性偏见。
- 了解内化优势，摒弃所有偏见，包括那些连你自己都没有意识到的偏见。内化优势理论认为，权力最大的人或者总是被别人恭维的人，会在无意识中认为自己理应得到这种地位，从而导致微歧视和其他带有偏见的压迫行为。蕾拉·F. 萨阿德（Layla F. Saad）撰写的《我和白人至上主义》（*Me and White Supremacy*）是一本反种族主义手册，希望能对你有用。

遗憾的是，心理治疗过程中也可能有微歧视。例如，治疗师可能会基于刻板印象做出判断，也可能会回避甚至忽略文化问题，这必然会影响治疗效果。如果在这里都会遭遇歧视，你怎么能拉近与心理治疗师的距离、信任他们？你又怎么会相信世界还有改变的希望？若在治疗过程中遇到微歧视，不妨直接将你的想法告诉你的治疗师。如果你觉得说不出口，可以停止治疗，毕竟心理治疗本应该带给患者安全感的。

歧视内化

毫无疑问，显性歧视会造成情感伤害。然而，有些受到歧视的人会认为这样的歧视是"正常的"，并把听来的歧视话语用在自己身上，这就是所谓的歧视内化，它会让你：

- 认同这些贬低自己的行为（如我们之前讨论过的，霸凌或影视作品中的刻板形象所造成的负面影响）。
- 将这些刻板形象视为自己的形象代言人。
- 逐渐认同自己的这类身份，认为自己应该被区别对待。

以下是我的患者和朋友的一些常见陈述，表明他们已经内化了一些普遍存在的歧视。

- "我是个女人。我不应该享有和男人一样的权利。我没有他们那么能干。"
- "我不够性感，也不够讨人喜欢。"
- "残疾让我的能力打了折扣。"
- "我是有色人种，白人比我优越，我活该被虐待。"
- "我的皮肤比他们黑。肤色浅的人肯定比我好。"
- "我是同性恋。我不正常，所以我无法拥有正常的感情。"
- "我是跨性别者，我有问题，我根本不应该来到这个世界上。"
- "我很胖，太丢脸了。"

这些想法都是不对的，每个人都有其价值，每种身份都有其合理性，都应得到关爱、尊重，获得同等的资源。

我们不知道这些想法从何而来，有时甚至没有意识到我们产生了这样的想法，这些想法会导致我们变得自卑。自卑可能会表现在我们身份的任何一个方面。我已经多次提到，一旦产生了这样的念头，我们可能就会为自己制定一套规则，改变自己的行为，以应对自己面对的一切。

在我们的成长过程中，影视作品中的女性往往扮演配角，收入低于男性，且常常负责家务活，这些工作被认为是"女人的工作"，通常被人看不起。这使我很早就明白，女性的地位不如男性。为了应对这种处境，我曾经认为，做一个女人最好不要表现出"女孩子气"，只谈论和研究严肃的话题。我隐藏了自己的情感，从不谈论自己喜欢的人，远离任何会被视为"女孩子气"的东西，比如时尚和化妆。我与任何可能被视为"女性化"的话题划清界限。

人们应对歧视的常见规则包括：

"只要我掩盖得足够好，不被他人发现，残疾也没有关系。"

"只要我肤色浅一些，我是有色人种也没关系。"《内化压迫：边缘群体的心理学》（*Internalized Oppression: The Psychology of Marginalized Groups*）的作者 E. J. R. 戴维（E. J. R. David）博士认为内化的种族歧视和肤色歧视是有色人种使用皮肤增白产品的主要驱动力。[9]

"只要我说话不娘娘腔，我是同性恋也没关系。"这句话我已经听过无数次，我遇到过许多人，他们试图隐藏自己身上那些过于"惹眼"的特征。

"只要我看起来像顺性别者，或者只要我足够优秀，我是跨性别者也没关系。"对于后一点，你可能会联想到跨性别作家阿洛克·瓦伊德－梅农的这句话："对于主流社会，我们（跨性别女性）存在的唯一意义在于我们是否活得精彩有趣。"

"胖一点儿没关系，只要不是太胖就好。"我们为自己制定的狭隘规则会迫使我们改变自己的行为，如果我们无法满足自己强加给自己的规则，往往就会导致严厉的自我批评和极度的痛苦。而很少有人意识到的是，这些规则也严重妨碍了我们认识和接触那些与我们有共同经历的人，而他们正是最具治愈力的因素之一。

歧视内化往往会导致人们：

• 看不起与自己有共同经历的人，歧视他们，也歧视自己。
• 试图远离那些可能会让他们想起自己所遭到的语言攻击的人（不是发表伤人言论的人，而是和自己一样被攻击的人）。
• 宁愿维持现状，也不愿向歧视发起挑战。

我曾试图隐藏我身上那些明显的女性化特征，也常常批评其他女性的"女孩子气"："又在谈论约会啊？天哪，你真女孩子气，别那么多愁善感。"当男孩们告诉我"我不像其他女孩"时，我感到非常自豪，因为这让我感觉到了自己的强大。我想成为"小伙子们中的一员"。后来，我努力消除这种内化的偏见，并逐渐认识到，女性绝不等同于"弱势性别"。

我逐渐意识到，我的行为贬低了女性的地位，矮化了她们的形象，这种做法实际上是在维护父权制（认为男性地位至高无上的社会制度）。我发现很多朋友也有同样的想法：把倡导性自由的女性称为"荡妇"，说有主见或意志坚定的女性"专横跋扈"，想方设法诋毁女性的成功——"她上了谁的床才爬到高层？"——并为她们的失败而幸灾乐祸。当看到她们的形象与影视广告中设定的形象不符时，我们就会指责："你看见她了吗？看到她的行为了吗？看到她的穿着了吗？她以为自己是谁啊，穿成这样？她那毛茸茸的腿真叫人恶心！她看起来好老啊！"

残疾人、有色人种、性少数人群、肥胖者对相同身份的人的类似诋毁在我们身边司空见惯。任何已将歧视内化的人可能都会注意到，他们希望与所有跟自己有相同身份的人保持距离。

内化歧视会导致你看不起自己，看不起那些与你有相同经历的人，那些真正能帮助你、接受你、抚慰你、让你认识到自我价值的人。

我的一位以色列同性恋同事，十几岁时移民到英国。他跟我说，有很长一段时间，他都想摆脱自己的口音，与不会讲英语的家人保持距离，远离任何可能将他与原籍国联系在一起的事情，比如食物和习俗。他嘲笑言行"夸张"的人，也不断监控自己的行为，避免自己表现得"过于夸张"。他还记得自己曾羞辱过别人是"娘娘腔"。在很长一段时间里，他都感到非常孤独，仿佛失去了自我。后来，他意识到自己是受到了内化歧视的影响，并重新同与他有共同经历的人建立联系，找回了完整的自我以及对自己文化的自豪感。如果你有同样的经历，我们可以一起来讨论如何做到这一点，但在这之前，你需要注意以下几点事项。

模仿当权者

改变我们的行为以迎合主导群体未必就是内化歧视。如果一位女性想让自己看起来更男性化，人们往往会认为这是一种内化歧视的表现。同样，如果一位同性恋者与预设的"娘娘腔"形象划清界限，或者试图表现得像异性恋者，人们也会认为，这种做法的背后一定隐含着某种内化歧视。然而，这只是一个大致的判断，并不一定准确。

有些人改变自己的行为举止和体型面貌只是因为喜欢。有时，人们是为了不被忽视或避免受到歧视，才去刻意模仿当权者。英国前首相玛格丽特·撒切尔为了让英国民众接受自己，提升其影响力，曾接受语音训练以降低嗓音。她的传记作者查尔斯·摩尔（Charles Moore）说，她这样做是为了摆脱"家庭主妇的唬人腔调"。（"家庭主妇"？"唬人腔调"？）

有些女性拒绝杂志等媒介中的刻板印象，当她们的穿衣打扮和言行举止打破这些刻板印象时，往往会受到熟人或路人的诋毁和批评，甚至会受到来自网络的恶意攻击。在新型冠状病毒感染疫情防控期间，性少数人群为了避免被恐同或恐变性家庭成员发现，生活得小心翼翼。而且，许多人的一生都是如此度过的。

许多生活在英国（以及其他国家）的有色人种，或曾被教导，或从自己的生活经历中发现：只有他们表现得更像白人，他们才有可能得到与他人相同的待遇，比如投递简历、求职或申请加薪时。同样，尽管许多研究文章表明，黑人女性选择拉直头发是一种内化歧视的表现，但通常也有其他原因。有时这仅仅是出于个人选择，有时则是出于生存的必要。在学校，许多黑人儿童因其自然卷发型而受到歧视。

模仿掌权者有时是一种生存策略，旨在让生活变得更轻松一点儿，或者说让生活变得可以忍受。如果你改变自己是为了生存，这完全可以理解。

管理内化歧视 ────────

·写下你曾经试图摆脱或改变的特征，或为了符合规则而修正的行为。例如，"做女人不应该柔弱，不要多愁善感"，"我要装成没有残疾的样子"。写下你针对与你身份相同的人而设定的规则，或者你排斥与你身份相同的人的任何理由。例如，"他们太娘了"，"他们的皮肤太黑了"。问问你自己：这些规则是否表明你有内化歧视心理，还是说这样做只是为了确保自己的身心安全？如果你的回答是"我可能有内化歧视心理"，这也不是你的错，因为只要是人，就会受到他所在的社会结构的影响，社会结构导致每个人可能都会产生歧视心理。我在这一章讲到的所有案例之所以会发生，就是因为歧视的长期存在，我们每天都会看到这样的事情：背后悄悄议论他人的价值，大声叫嚣，过分的仇恨行为，歧视可谓无处不在。在充满歧视的水中游泳，你一定会喝到带有歧视的水。

- 逐步反思你的这些想法。先从你的这些想法开始，然后反思你为自己和他人设定的规则。问问你自己：你从什么时候开始产生了这种想法？你从什么时候开始用这些规则衡量自己或别人？你受到了哪些人的影响，从而产生了这些想法？还有其他想法吗？你愿意相信哪种想法？对于这些问题，如果你一时没有头绪，可以使用正念和记日记的方式，帮助自己厘清思路。

- 试着重新找回你曾设法逃避的特征。我决定结交更多的女性朋友。通过正念，我意识到我因自己的女性身份而对自己产生了歧视心理，于是决定多去表达自己的感受和情绪。我的朋友们开始以新的方式使用"专横"和"淫荡"这两个词，赋予这类词积极的含义，用它们来表示骄傲。他们说，我也可以这样做，用"专横"和"淫荡"这类词描述自己，不带任何偏见，以我自己的方式诠释它们。我的那位同事也开始慢慢地重拾自己的口音，从他的祖父母那里学习传统食谱，去同性恋酒吧，也不再刻意地迎合刻板的男性形象。我的那位患者也开始慢慢了解她的父母的血统，以及印度女性在英国的历史。

- 认真学习历史，你会为自己的身份感到自豪。许多人在成长过程中，对与自己身份相关的历史并没有完整的了解，忽略了自己历史中的一些高光时刻。我建议你去查查那些和你有着相同传统的人，你会为他们感到自豪，并视其为榜样。例如，你知道锡克帝国最后一位王公的女儿苏菲亚·杜勒普·辛格公主（Princess Sophia Duleep Singh）吗？[10] 她是妇女权利的倡导者之一。还有残疾妇女罗莎·梅·比林赫斯特（Rosa May Billinghurst），她是女权运动的核心人物。或者你知不知道，黑人跨性别女性常常站在政治变革的前列？例如，跨性别权益活动家、黑人跨性别妇女玛莎·约翰逊（Marsha P. Johnson）是同性恋权利运动和石墙事件的先驱之一。但人们在谈论同性恋权利或"同志骄傲"时，往往忽略了这些历史。虽然有许多历史已经被抹去，但你可以从谷歌查到他们！你崇拜的人不一定是名人，也可能是善待每个家庭成员的家人。

- 与周围的人建立联系。他们可能与你有共同的经历，你们可以互相支持、彼此帮助。如果你因为内化的歧视而排斥与你身份相似的人，那么你要认识到，他们会带给你力量而非耻辱。如果你有幸找到了这些人，就请你在他们可能会表现出内化歧视的时候，适时提醒对方。我和朋友们曾开诚布公地谈过，我们曾经因为性别而贬低自己以及其他女性。我们开始善意地指出这些行为，对我们来说，这真是一份礼物。我们互相支持，慢慢开始为自己的性别身份而感到自豪。他们认可你的价值，希望你能为自己感到骄傲，慢慢地，你也会发现自己的价值，为自己感到骄傲。即使你现在没有找到这样的朋友，也不要担心。在第 17 章，我将同你分享寻找社团的方法。

- 如果你为了人身安全而放弃自己的部分特征，也是完全可以理解的。但你能否从今天开始做一些不同（但安全）的尝试？例如，如果有人告诉你不能穿某种衣服，因为它与你的性别不符，你能在脑海里设计出理想的着装吗？如果有人告诉你，你不能保留本来的发型，也不能暴露你本来的肤色，或者不能做某些特定的事情，你能尝试做些与他人期待不符的事吗？

我的笔记

我拥有许多特权，因为我是白人，身材苗条，属于中产阶级。也就是说，我不会因为自己的身份而受到歧视。我从小在英国长大，从未担心过肤色会影响我的人身安全，也从未担心过自己会被某些地方拒之门外，因为我能够进入任何我想进入的地方。

在我努力成为一名心理医生的过程中，我必须承认，我的外表、我所拥有的资源和我接受的教育确实给我带来了很多优势，我符合社会对心理医生这个角色的期待。我也必须承认，即便在治疗室，我也拥有一定的特权，我的医生头衔赋予了我这种特权。

虽然我已尽力阐述清楚上述问题，但我本人也在学习中。因此，相较于其他章节，我在这一章推荐阅读的图书比较多。作为一名心理医生，我明白心理健康服务有时也是造成歧视和伤害的原因。例如，在过去的 100 年中，英国和美国接受心理治疗的有色人种在接受心理治疗的人群中的占比明显高于有色人种在总人口中的占比，被诊断患有"精神疾病"的女性患者会被施行非自愿的绝育手术，性取向有问题的人会被迫接受转化治疗。事实上，在 1973 年之前，同性恋一直都被诊断为一种精神疾病。因此，许多人有充分的理由不信任心理健康服务。

没有新规则

心理问题不仅是个人问题，也是政治问题。在分析自己的心理健康状况时，不应忽略外部因素。找到与你有共同经历的人，与他们建立联系，为自己争取权利，努力改变现状。结构性的不平等、压迫和歧视都会对人们的心理健康产生重大影响，虽然呼吸练习和自我安慰等应对技能可能会减少一些压力，但它们无法改变痛苦的源头，即社会结构。真正改变现状的方法是与其他人建立联系，互相支持、彼此帮助，积极参与政治活动，尽可能发出自己的声音。

　　这一章我没有提出新规则，而是列了一个书单，供读者参考：

- 德拉德·永·苏（Derald Wing Sue），《日常生活中的微歧视》（*Microaggressions in Everyday Life*）

- E.J.R. 戴维（E.J.R. David）博士，《内化压迫：边缘群体的心理学》（*Internalized Oppression: The Psychology of Marginalized Groups*）

- 艾丽斯·王（Alice Wong），《残疾可见度：21世纪的第一人称故事》（*Disability Visibility: First-Person Stories from the Twenty-First Century*）

- 蕾拉·F. 萨阿德（Layla F. Saad），《我和白人至上主义》（*Me and White Supremacy*）

- 劳拉·贝茨（Laura Bates），《厌女的男人》（*Men Who Hate Women*）

- 阿洛克·瓦伊德–梅农（Alok Vaid-Menon），《超越性别二元论》（*Beyond the Gender Binary*）

- 斯特凡妮·耶博阿（Stephanie Yeboah），《肥胖一生》（*Fattily Ever After*）

- 梅格–约翰·巴克（Meg-John Barker），《酷儿：图形史与性和

性别》（*Queer: A Graphic History and Sexuality & Gender*）

• 苏菲·沃克（Sophie Walker），《叛逆的五条法则：让我们自己改变世界》（*Five Rules for Rebellion: Let's Change the World Ourselves*）

如果你喜欢阅读，可以去读一些描绘人们快乐生活的书籍（包括小说类和纪实类），例如博卢·巴巴洛拉（Bolu Babalola）的《黑人的爱情》（*Love in Colour*），萨丽塔·多明戈（Sareeta Domingo）编写的《爱你的人：黑人女性的爱情故事》（*Who's Loving You: Love Stories by Women of Colour*）。不要只看那些描述与歧视做斗争的作品。

第5章 生活中的创伤事件

* 温馨提示：本章将涉及亲人死亡和自杀的话题。

在这一部分，我想讨论的最后一个话题是生活中的创伤事件。每个人都无法避免分手、亲人离世和孤独等痛苦的经历。无论多大年龄，这些经历都会引起我们的情绪波动。它们会打乱你平静的生活，让你深刻地体验到焦虑、悲伤和空虚。

本章将讨论我们大多数人都无法避免的 3 种常见经历，这些经历会给我们带来极大的痛苦，使我们悲伤迷茫，甚至粉碎我们对世界的信念。

悲伤与生活中的事件

人们通常认为，我们只会为死亡而悲伤。然而，在经历生活中的某个过渡时期，或者失去我们所珍爱的东西时，我们都有可能感到悲伤。我们会因为失去安全感而悲伤，比如受到欺负或伤害时；我们会因为某种结果或变数而悲伤，比如分手、搬家、转学或工作调动等；我们还会因为身体健康或家庭财务方面的问题而悲伤。

凡事都有两面性

你一定要记住，凡事都有两面性。只有明白了这个道理，我们才能理解，有时候看似矛盾、无法共存的两个事物，往往会同时出现。

孩子出生时，家人可能会为新成员的加入而欣喜若狂，同时也会为失去之前没有羁绊的生活而悲伤。孩子长大后，他们可能既为孩子长大成人而高兴，也为孩子童年逝去、不再与自己如童年时期那般亲密而悲伤。

在接受治疗的过程中，当人们意识到自己正在康复、生活正在发生改变时，他们也会悲伤。他们可能既对未来感到兴奋，同时也为他们生活中的那段痛苦经历感到悲伤，意识到那段经历对他们生活的影响，以及他们独自承受了多少痛苦。在阅读本书的时候，你或许也会有同样的感受。

什么是悲伤

悲伤会对我们造成极大的影响，它告诉我们，我们珍惜的东西已经不在了。悲伤还会引起身体不适，不适的程度取决于悲伤的程度。在你极度悲伤时，可能会：

- 疲劳；
- 恶心——我曾因过度悲伤而呕吐，但恶心并不是全部症状；
- 头晕和身体疼痛；
- 记忆紊乱；
- 自责；
- 恐惧；
- 惊恐发作——这虽然很可怕，却是正常反应。当那些我们熟悉的、稳定的生活结构（我们的安全网）被撕裂时，就会出现惊恐发作。

以下 7 个阶段描述了我们在"失去"后经历的悲伤的不同阶段。每个阶段并非按照严格的时间标准划分。

震惊：你刚得知不幸消息的那个阶段，你尚未感觉到这一事件带给你的影响，会有麻木或不相信的感觉。

否认：你可能会否认事实，认为"那不可能是真的"，这是一种逃避痛苦的心理防御策略。

愤怒：随着最初的震惊和焦虑消失，你开始感到沮丧甚至是愤怒。你可能会把不幸归咎于别人，总是在想"这一切都是谁造成的？"，你会针对周围的世界或某个人发泄自己的愤怒。

讨价还价：你想跟自己、他人或掌权的人谈判，祈祷通过达成某种协议来改变已经发生的事情。你可能会这样说："如果你能让这件事不发生，我一定……"

抑郁：悲伤真正来临，你开始流泪，感到无力，甚至无法起床。然而，你还没有绝望，因为下一阶段是……

初步接受：有人说这更像是投降。与其说是接受了已经发生的不幸，不如说是"我除了接受现实之外别无选择"。

希望：在最后这个阶段，你会往前看，对未来充满希望。

提示：心理医生善于把人的各种心理状态概念化。他们在理解别人的经历时，总是会巧妙地把各种经历分门别类。许多理论家就曾试图将悲伤概念化。

但事实上，人类的经验无法分门别类，也无法与概念术语一一对应。每个人都以各自的方式表达悲伤，这一过程既无对错之分，也无先后顺序。并非每个人都能顺利地从一个悲伤阶段过渡到下一个悲伤阶段，我们可能会跳过某个阶段，也可能会回到之前的某个阶段，有时我们觉得悲伤的感受就像坐过山车。

我这样说不是要打击你们，而是希望你们对悲伤有一个客观公正的认识。有些悲伤，比如亲人的离世，会永远存在，但你会从中走出来。

你是否经历过一些变故？你是否有过上述感受（包括身体反应和情绪反应）？你允许自己流露这些情绪吗？你是否曾试图掩盖自己内心的悲伤？你是否感受过我没有提到的其他悲伤阶段？

下面谈谈一些导致悲伤的常见经历。和前几章一样，在阅读时请调整好自己的状态。

分手

人过了十几岁，分手将成为一种常见的经历。有时候我们分手是因为对方做了一些我们无法接受的事情，比如他们破坏了我们的信任，或者在交往过程中，我们发现他们与我们的想象完全不同。有时候我们分手纯粹是因为彼此不适合，或者更适合做朋友，或者没有什么特别的原因，就是分开了。有时候是别人主动与我们分手。

我们喜欢的人不喜欢我们，这种单恋的苦恼为大量的音乐和文学作品提供了创作灵感。有时不一定要与对方长时间相处，只是短暂的接触或暗恋，我们就能感觉到对方并不喜欢自己。无论出于何种原因，分手都会带给我们极大的痛苦。

初次恋爱时，我们对未来充满了憧憬。经历人生中第一次分手可能会让我们深陷痛苦之中，感觉自己永远也忘不了对方。然而，分手也可以教给我们一些重要的人生道理，例如：

- 单身生活同样很精彩。
- 了解人际关系中的危险信号有哪些。（以我为例，那些不停地发短信然后消失得无影无踪，在我决定放弃的那一刻又开始发短信的人；那些有约会却在当天失联的人。）

- 无论分手有多么痛苦，你总能找到办法渡过难关。
- 无论你怎么努力，也无法让不爱你的人爱上你，这其实没什么。
- 对下一段恋情保有期待［爱莉安娜·格兰德（Ariana Grande）的歌曲《谢谢你，下一任》（*Thank U, Next*）就是一个很好的例子］。

无论我们从生活中吸取了多少教训，或者经历过多少次分手，对有些人来说，遭到拒绝或失去一段感情都会让他们感到无比痛苦。

分手会让人的身体经历无法忽视的痛苦，这是有科学依据的。2010年，美国研究人员伊桑·克罗斯（Ethan Kross）和他的同事发现，当人们看到前任的照片时，我们的大脑活动与手臂被烧伤的人相同。[1] 身体感受到的痛苦会改变我们的大脑活动，还有大脑中的化学物质。

另一项研究要求参与者从一个虚假的在线交友网站中挑选可能的追求者。然后，他们将接受PET扫描仪（一种观察大脑化学过程的机器）的扫描，并被告知他们的追求者并不喜欢他们。这时，大脑会自动释放天然止痛药阿片类物质。[2]

当然，这并不是说遭到拒绝或分手的痛苦程度与腿骨折一样，而是表明了大脑会将分手视为对人身安全的威胁。

这是为什么？我在前文中已经提及，我们最早的祖先靠群居的方式才得以生存，如果被赶出群体，他们就会丧生。大脑会将分手和遭到拒绝视为对我们生存的威胁，因此在经历分手时，我们才会产生如此强烈的反应。体内压力反应的目的在于提醒我们某个地方出了问题，我们需要与自己所属的群体重新建立联系，才能获得安全感。

在一段长时间的恋情结束后，我们甚至会质疑自己的身份："我不再是别人的恋人，我现在是谁？"有这种质疑也是正常的。在一段恋情中，我们对自己身份的认识，即我们脑海中的自我形象，已与对方密不可分。一旦分手，就好似我们的某一重身份被删除了一样。突然间，我们对自己的认知不再完整，这让我们感到迷茫和困惑，不知道自己是谁。

如何走出阴影

并非每个人分手后都会长时间陷在痛苦之中。有些人很快就能走出阴影，因为他们知道，他们存在的价值不仅在于情感状态（确实如此），分手并不代表他们是失败者。同时，也是因为他们掌握了一些有效的应对技能。

如果你现在正在为分手而痛苦，你要知道，分手的确会给我们的身体带来压力，使我们对自己的身份感到困惑，让我们反复陷入悲伤，经历悲伤周期的几个阶段。我们可能会为失去恋人、为我们曾经憧憬的未来或家庭，以及各种各样的事情而感到悲伤。

悲伤周期可以帮助你理解自己的感受，了解你所处的悲伤阶段，判断自己何时会发怒，并帮你化悲痛为力量，继续前行。悲伤周期还可以让你认识到，尽管讨价还价阶段会让你记住快乐、忘记悲伤，但这也意味着悲伤可能随时会卷土重来。最重要的是，你要善待自己，爱护自己的身体。

如何走出分手的阴影

与你爱的人在一起。这样做有助于大脑释放催产素，它是一种能让人感觉良好的化学物质。这种时候对我们来说，催产素越多越好。

动起来。想想一天中最煎熬的时间，尝试在这段时间安排一些活动。例如，如果每天早上都很难熬，可以尝试起床后就去散步。如果晚上最难熬，你可以给朋友打电话或约朋友出去玩。运动也是不错的选择，它能分解压力激素，增加内啡肽（一种让人感觉良好的化学物质）的分泌。

远离那些你忍不住想看但会影响你心情的东西。不要再看前任的社交媒体账号，不要再去他们住的地方。向支持你的朋友寻求帮助，让他们帮你渡过难关。

划清界限。如果你的前任仍与你保持联系，这使你感到痛苦，你就应该告诉他或她："对不起，在我情绪平复之前，我们还是不要联系了。"

塑造全新的自己。第 16 章将告诉你如何确立自己的价值观（找到你认为真正重要的东西）。每天选择一件有意义的事情去做，努力塑造全新的自己——一个不再受到这段感情羁绊的真正的自己。我的一些患者和朋友，在分手后有的学会了萨尔萨舞，有的学会了新的语言，有的移居国外，但都找到了对他们来说真正重要的东西。

如果我们放弃朋友、工作和兴趣爱好而专注于一段感情，视其为我们生活中最重要的部分，在这种情况下，分手就是最难熬的。当你重新振作起来后，谨记一点，在进入下一段感情时，一定不要放弃自己的其他身份。第 10 章将会讨论约会，并重温依恋类型，所以别担心，本书后面将专门介绍一些应对技巧，教你如何做好准备，迎接人生的下一个阶段。

运用本书第三部分的技巧来理解自己的情绪。理解情绪有助于我们理解自己的经历，应对遇到的问题。第 6 章将讨论情绪的种类，第 12 章将讨论如何缓解压力造成的不适，第 14 章将讨论如何通过记日记来释放情绪，第 15 章将告诉你一些你可以对自己说的暖心话。因为我们在遭到拒绝时，往往会自我批评——"我自己有问题，他们当然不愿意跟我在一起"，这样做只会增加我们的压力和痛苦。

跟我说："×××（你的名字），你有这种感觉是完全正常的。分手确实会让你痛苦，让你不知所措。"一定要以第三者的语气说话，因为在你感到压力时，用这种方式跟自己说话，有助于你更加理性地掌控自己的思想、感觉和行为，相对轻松地抑制大脑中的压力反应。[3]

不要让分手影响你对自己的认知。分手必然会影响到我们，但如果我们把分手当作证据，去印证我们之前担心的事情，比如"我总是被抛弃""我不够可爱""我再也没有机会了"等，那分手就会成为一个问题。如果你有这样的想法，一定要提醒自己，分手只是因为一段感情走到了尽头，而不是因为你自身有什么问题。有很多人想跟你做朋友，想追求你，爱情永远都不会迟到。

致那些心碎过的人：请不要因为别人的行为而变得过于坚强，而不敢再触及自己柔软的一面，正是这柔软的一面，才让你敢于相信一切皆有可能，相信奇迹会发生，相信自己的社交魅力。

亲人离世

生活充满变数，瞬息万变。只是一顿饭的工夫，你所熟悉的生活可能就一去不复返了。

——琼·狄迪恩（Joan Didion）

现在你已经知道，我们的身体会感受到失去和离别带来的痛苦。

亲人离世时也会如此，感觉可能会更强烈。也许你有过此类经历，也许你在年幼时失去了父母，在青年时失去了祖父母或兄弟姐妹，在成年后失去了父母或孩子，或者你曾经失去了挚友、知己或伴侣。

如果你曾失去过至亲，我对此深表遗憾。当我们生活中非常重要的人离世时，我们的生活就会陷入停滞。失去亲人的经历会让你有一种被撕碎的感觉，就好像你的身体和周围的时空都裂开了一个巨大的洞。

就像我在本章开头说的那样，失去曾带给你安全感的亲人所带来的悲伤，以及猝不及防的变故带来的震惊，都会导致惊恐发作。我们可能会因此而担心其他亲人的安全（如果你正处于焦虑或惊恐发作期，第 7 章将帮助你理解这些情绪，第 11 章和第 12 章将帮助你走出惊恐发作期），还会导致失眠、迷茫、食欲缺乏和记忆紊乱。

悲伤周期能够解释震惊、讨价还价和抑郁等反应，这些都是悲伤时特别常见的情绪，没有什么好奇怪的。它还能解释愤怒，而大部分人在亲人离世后都不允许自己产生愤怒的情绪。我们之所以愤怒，是因为这个世界夺走了我们所爱的人。如果我们相信上帝的存在，我们也会因为上帝夺走我们的亲人而对上帝发怒。我们可能会因为亲人抛下我们而感到愤怒。我们还会对其他人感到愤怒，因为他们就像什么事情都没有发生一样继续过着自己的生活。记得在我的至亲离世时，我如临深渊，时间却不曾停止，整个世界也如同什么事情都没有发生过一样，我感到十分愤怒。

然而，悲伤周期并没有捕捉到你可能经历的其他情绪，比如人们在亲人离世后，常常会感到内疚。我们会因为自己继续活着而感到内疚，因为没有更多地陪伴逝去的亲人而内疚，因为没有采取更多的措施保护亲人免受伤害而感到内疚。我们还会因为从亲人离世的痛苦中解脱出来（这确实会发生），或者亲人无法再分享我们的经历、我们却开始了新的生活而感到内疚。

在亲人离世后，我们可能会思考自己的死亡，想象自己死亡时的样子。我们可能会常常看到离世亲人的脸，例如在拥挤的街道上，在商店和咖啡馆里，在我们的梦里。

有时你觉得自己已接近悲伤周期的终点，而这时悲伤可能会卷土重来。你可能正在经历人生的重要时刻，比如毕业、结婚、生子，以及其他你希望能与亲人分享的重要时刻，但这时你突然有一种空落落的感觉，似乎你脚下的地面正要坍塌。

如果你曾经历过这些情绪，那都是正常的。如果你曾失去过，你一定知道，总有一个时刻会让你重拾对生活的勇气。这并不是因为你已经"走出了阴影"，而是因为悲伤的感觉不再像之前那般可怕。

亲人离世时我们所经历的情绪波动受到诸多因素的影响，比如我们的年龄、亲人的年龄、我们和他们之间的关系、他们的死亡方式、他们离世造成的影响、我们对死亡的理解，以及亲人离世时我们得到的抚慰和关爱，等等。

我们的年龄

虽然成年人都知道人死不能复生，但 6~10 岁的儿童却不太明白这个道理。他们往往以为亲人只是暂时离开，有时还会把亲人的离世归咎于自己：我做错什么了吗？他们离开是因为我说错或做错了什么吗？这就意味着需要有人来引导他们理解已经发生的事情，让他们明白不幸的发生与他们无关。这个年龄段的孩子也不擅于理解或表达自己的情绪，这就意味着他们需要在他人的帮助下把这些复杂的情绪发泄出来。

青少年虽然知道人死不能复生，但可能还会面临其他的挑战。正如我们在第 2 章讲到的，青少年需要在这段时间内弄清楚自己在家庭之外的身份。在失去亲人时，许多十几岁的孩子会因为之前没有更多地陪伴亲人（比如总是顶嘴）而感到深深的愧疚。如果你有过这样的经历，请你相信我，你并没有错。你正在经历人生的一个正常阶段，做着十几岁的孩子该做的事情，这个阶段是你走向成年的必经之路。

此外，青少年由于不擅长表达自己的悲伤，往往会以其他形式发泄他们的悲伤，比如退缩、愤怒、反叛等行为。从表面上看，这些行为似乎与深切的悲伤无关。这意味着他们可能需要他人的指导，去正视和谈论他们的经历。

如果你在成长过程中曾失去过亲人，你就会明白，无论什么时候学会正视悲伤都不晚。事实上，我们也没有治愈悲伤的特效药方。有些人直到成年后才能真正体会到失去亲人的痛苦，这可能是因为他们当时太年轻，无法理解已经发生的事情。这也可能是因为一个人直到有足够安全感的时候，才敢站在情感深渊的边缘，承担面对痛苦的风险，并有勇气相信自己能挺过去，而不会被痛苦吞噬和毁灭。

亲人的逝去

亲人离世带来的伤痛没有等级之分。我可以肯定地告诉你，没有哪种死亡会比其他死亡更容易让人接受。然而，我们确实对死亡有不同的期待。我们希望它首先降临到亲人中年龄最长的人身上。如果我们深爱的祖父母去世了，别人会告诉你，他们的一生充实且有价值，他们的离开是寿终正寝。但如果逝去的亲人年纪轻轻，尚未充分体验人生，你的感觉可能会大不相同。

你们之间关系的亲疏也会影响你的悲伤程度。如果逝者与你的关系非常亲近，可能会带给你巨大的打击。如果你有想说的话还没来得及说，或者如果你们最后一次的交流并不愉快，那你的情绪可能会更加复杂，带有深深的负罪感，因为你永远都没有机会弥补了。

我曾经有个患者，她甚至来不及跟母亲说一声再见。后来，她开始给母亲写信，并带到母亲的墓前。起初，她只写因她们最后一次争吵而产生的内疚感，以及在母亲临终前她最想跟母亲说的话。后来，她开始在信中表达对母亲的思念之情、以前从未有机会同母亲分享的秘密，以及她从母亲那里学到的许多宝贵的生活技能。在其中一封信中，她写道，宽恕是她从母亲那里学到的最重要的一项技能，她突然意识到母亲一定会原谅她。

对于那些没有机会说再见或道歉的人，也许你可以写信，告诉他们你之前来不及说的话。你可以在扫墓时，在去他们喜欢去的地方时，或者在看他们的照片时，读给他们听。你可以在任何你觉得舒服的时间和地点，把信读给他们听。

突发或意外死亡

出生时或成长过程中的医疗并发症、突发疾病、意外事故、自杀或谋杀导致的突然或意外死亡，都会让你震惊，打破世界给你的安全感。我们可能会问自己，为什么会这样？我该怎么办？

如果是意外、自杀或谋杀，我们可能还得和警察打交道，处理各种繁杂的事务和纠纷。我们可能会不断想象他们在生命的最后时刻是什么样子，想知道他们当时是什么感觉，是否感到害怕。我们可能会对导致他们死亡的原因感到愤怒。我们可能不得不回答别人出于好奇而提出的问题："你知道为什么会这样吗？他们为什么这么做？"光是这些就够我们受的了。

如果你认识的人正沉浸在这样的悲痛中，请你为他们提供实际的支持，帮助他们处理他们不得不面对的一些事务。切记，最好不要追问他们发生了什么事。我还必须澄清一个认知误区：人们通常认为经历长期病痛折磨之后的死亡可能会比较容易接受，因为我们已经有所准备。我有一个患者，他无法理解为什么父母的离世会让他和他的兄弟姐妹悲痛欲绝。"我知道这一天终会来临。我不知道自己为什么这么难过，但我就是无法抑制自己的悲痛，不知所措。"

他的父母患有多发性硬化。多年来，他目睹了父母健康状况的变化，看到他们从最初的不适到后来饱受病痛的折磨，再到最后生活无法自理。在过去的一年里，他照顾父母，帮他们洗澡，给他们喂饭，安顿他们上床睡觉，直到最后在父母的授意下（似乎他们早已有此打算），做出放弃治疗的决定。在做这个决定时，他突然感觉这份责任太重，难以承担。

他的父母还活着的时候，他一直努力装出一副很坚强的样子，并忙于每天的工作。但在他的父母去世后，他无须再为照顾父母而分心，这么多年所经历的痛苦突然显现出来。他也曾感到失落，因为他的角色发生了变化。他之前是父母的护理员，但现在不是了。最重要的是，他对结束父母生命的决定深感恐惧和内疚。

如果你想知道自己的决定是否正确，我的回答是："在当时那种情形下，你已经尽了自己最大的努力，换作其他人，也只能这么做。"

生活方式的改变

就像我在前面提到的那位患者一样，我们失去亲人后的情绪可能会受到它引发的连锁反应的影响。亲人离世产生的连锁反应越多，我们的情绪就会越复杂。例如，幼儿在失去父母后可能会突然"长大"，他们不得不扮演父母的角色，照顾年幼的弟妹，或者扮演痛苦的照料者的角色。他们可能需要搬家或转学，结识新朋友，开始新的生活。他们失去的可能是一个榜样，一个教授他们规矩的人。

再比如，一个失去伴侣的成年人不得不处理各种财务问题，独自照顾孩子，并通知其他亲属这一灾难性的消息。每次提及这个话题都是极其煎熬的经历。

我们对死亡的理解

在有些文化中，死亡是人们生活经历的一部分。根据佛教教义，生命是一段通往死亡的旅程，我们多活一秒，就意味着我们离死亡又近了一步。这种信念确实存在，让许多人感到害怕。

在墨西哥，每年 11 月初都会举行亡灵节，人们公开祭奠亡灵，缅怀过世的亲人。也就是说，墨西哥人从很小的时候，就可以随意谈论生死。

我成长于英国，我们的传统与此不同——没有人谈论死亡。我跟随家人去教堂，在那里我得知，耶稣死得很痛苦。我曾看过电影《狮子王》，在我 7 岁时，我的宠物死了，这些让我对亲人的离世有了一定的认识。然而，这并不是一个可以摆在明面上谈论的话题。

对很多人来说都是这样。这就意味着在亲人离世时，我们不知道应该如何用语言表达我们的情绪，也不知道应该如何应对。这也意味着我们在处理这类情况时会非常艰难。我们可能会忙于各种事务，安排葬礼，忙碌不堪。然而，在这些都结束后，接下来呢？

我们中的许多人不知道应该如何安慰失去亲人的人。他们担心自己会说错话，让事情变得更糟，或者担心大家都围在失去亲人的人身边，让后者没有了个人空间。因此，那些失去亲人的人在最需要别人关怀的时候，却只能孤独地度过那段日子。

致那些失去亲人的人

我们无法摆脱伤痛，但我们可以带着伤痛前行。

——诺拉·麦金纳尼（Nora McInerny）

对任何人来说，失去亲人都不好过。无论年龄多大，处于哪个人生阶段，都会感受到不同程度的痛苦。此时，语言似乎不足以表达我们深切的悲痛。如果亲人离世后，还需面对后续的财务问题、家庭矛盾、刑事调查、法院审理等各种事务，我们的情感就会变得更加复杂。

走出悲伤的方式没有对错之分，每个人都有自己的方式，所需的时间也不同，但走出悲伤，绝不意味着要忘记逝去的亲人。

如果你正在经历失去亲人的伤痛，请从情绪平复练习（第 11 章）和呼吸练习（第 12 章）开始，它们有助于舒缓你的身体和心灵，为你提供一个发泄情绪的安全出口。你也可以给离世的亲人写信，或者大声告诉他们你所面临的一切。如果你需要更多的应对措施，这里有一些建议。许多人都曾告诉我，这些建议有效地帮助他们度过了悲伤的不同阶段。

然而，悲伤会卷土重来。每逢人生的重要时刻，你想与亲人分享时，悲伤就会再次来袭。这时，你可以选择一种能够与他们保持亲密联系的方法。比如，你可以在结婚时随身带上他们的照片，在演讲过程中提到他们，给孩子取名时用他们的名字做中间名，给孩子看他们的照片，你还可以给他们写信，告知你的近况。

面对痛苦时，人们常说"总有一天会过去的"。而有时，悲伤即便只有一天，也是一种煎熬，只能一分一秒地扛过去。

帮助那些失去亲人的人

我们常常认为那些刚刚失去亲人的人需要一定的个人空间，应该尽量不去打扰他们。但如果所有人都这样做，他们在那段时间就会感到非常孤单。如果你有朋友刚好在经历这样的悲伤，请你告诉他，只要他需要，你随时都可以陪伴他、帮助他。

当我们不知道应该如何安慰失去亲人的人时，可以参考以下建议。

对于儿童和青少年：

告诉他们所有情绪都是正常的，都是可以接受的。孩子们需要有人指导他们如何调节情绪和释放情绪。比如，允许他们愤怒。你可以带他们去一个可以大声喊叫的地方，或者让他们跳上跳下，发泄愤怒。在他们情绪崩溃时，可以教授他们第 11 章的 54321 策略，帮助他们平复情绪；也可以教授他们第 12 章的呼吸练习，帮助他们放松心情。一定要让他们知道，在任何时候，只要他们需要，都可以向你倾诉心声。

在失去亲人的年轻人愤怒、不愿与人交流或有任何异样时，你一定要关注他们。即使他们告诉你自己很好，你也要时刻关注他们内心的感受。

给予他们长期的关注。如前所述，亲人离世会引发一系列连锁反应。我的患者常说，对儿童和青少年来说，失去亲人意味着他们失去了童年、纯真、家庭和学校，甚至是安全感。要尽量降低亲人离世对他们造成的影响，减少他们需要承担的责任给他们造成的负担，因为有些儿童和青少年不仅需要照顾他们的弟弟妹妹，还需要安慰其他陷入悲痛的亲人。

给孩子找个榜样。对儿童和青少年来说，失去母亲就意味着失去了一个重要的人生榜样，对失去父亲的孩子来说亦如此。无论孩子失去谁，都要设法帮助他们找到相应的榜样。此外，如果条件允许，可以介绍曾失去过亲人但现在生活很充实的人给他们认识，让他们明白，人生虽然会经历悲伤，但他们依然能够茁壮成长，并拥有美好的未来。

对于所有人：

鼓励他们面对现实。不用避讳"去世"这个词。比如，"对于××的去世，我深表遗憾"。也就是说，你可以与他们谈论这个话题，你不介意这样的谈话。但要注意，不要说这样的话，比如，"他们去了一个更好的地方"，"是时候继续自己的生活了"，"不要总想这些不好的事情，生活中还有许多美好的事情"。即便对方是个孩子，你也可以鼓励他们面对现实、敞开心扉，这对任何年龄段的人来说都很重要。

做一个倾听者。在合适的时候，你可以问他们"想不想谈谈？"，并让他们明白，如果他们不想说话，你也不会介意。在你问他们"感觉怎么样"时，不要期待他说"我没事"。如果他们需要安静的陪伴，那你就不要说话，安静地陪伴在他们身边。如果他们想聊聊关于死者的事情，那你就陪他们聊聊。

如果他们的亲人死于自杀，你的谈话内容就一定要遵从他们的意愿。我知道这是显而易见的事，但我还想提醒一下，虽然你可能有许多问题想问他们，而他们也想知道这些问题的答案，但是一定不要逼问他们。

提供实际的帮助。常去看望他们，替他们做做饭，帮助照顾一下宠物或孩子。如果陪伴能让他有安全感，就主动去陪伴他们。有时人们会发现"有什么需要我帮忙的"这个问题很难回答，因此你不如直接说"我帮你做晚饭吧"，或者直接把煮好的东西给他们送过去。

如果你无法帮他做什么，那你可以送他们礼物，让他们感受到温暖。比如，你可以送他们一个装有毯子的护理包、一件带香味的物品或一本关于悲伤的书，梅根·迪瓦恩（Megan Devine）的《拥抱悲伤》（*It's OK That You're Not OK*）是个不错的选择。

要认识到帮他们走出阴影可能需要很长的时间。在很长一段时间里，只要他们有需要，你就要随时为他们提供安慰和帮助。你还要记住一些重要的日子，比如周年纪念日或任何可能会影响他们情绪的节假日，让他们知道你随时都在关心他们。

适时以积极的方式向他们提及去世的亲人。比如，"你还记得××教我做××是什么时候吗？真怀念那段时光"。

不要随意评论他们表达悲伤的方式。无论他们选择公开或私下哀悼，无论他们是在社交媒体上分享照片，还是默默承受一切，这都是他们自己的选择，是他们表达悲痛的方式。他们需要我们的支持，而非指手画脚。

孤独

> 人类实际上就是由无数个小家庭组成的大家庭。
>
> ——维韦克·默西（Vivek Murthy）博士

孤独是一种常见的经历，人们在经历分手、亲人去世或其他许多变故后，都会感到孤独。比如，遭遇霸凌时，在家里、学校、社区或社会中被孤立时，等等。

在新冠感染疫情暴发之前，英国约有900万人常常感到孤独，孤独甚至变成了人生的一部分。然而，现在感到孤独的人的占比达到了前所未有的程度。

偶尔的孤独感可能会让人感到痛苦。但有研究表明，当一个人长期感到孤独（成为其日常生活的一部分）时，它对人体健康的危害与每天吸15支烟一样[4]，并且比该研究及一些新闻中提及的其他所有因素（比如缺乏锻炼、酗酒、血压异常和肥胖）造成的危害都大，致死率也更高。此外，它还会导致焦虑、抑郁、吸毒和酗酒，增加痴呆的发病风险。

为什么孤独有害？

良好的人际关系对我们有多重保护作用。和容易相处的人在一起，会让我们感觉良好。人际关系不仅能为我们提供情感上的支持，也能为我们提供实际的帮助，有助于我们预防和应对压力。比如，它可能会促使你好好照顾自己的身体，还可能会督促你认真锻炼身体，在你疲惫的时候提醒你注意休息。人际关系还给了你发挥作用的机会，有助于提升你的自信心，赋予你某种使命感，比如，"我是一个对朋友有用的人""我能够帮别人解决问题""我能够给周围的人带来快乐，他们喜欢跟我在一起"。

而如果缺乏人际交往，也就失去了这些保护方式。人在孤独时，恐惧反应会被激活（提醒人们回归集体），还会彻夜难眠。我们的祖先在独自睡觉时会睡得很浅，半夜时常醒来，因为要警惕潜在的危险。

孤独会让人筋疲力尽，变得更脆弱，更容易受到生活中其他压力源的影响，也会导致我们缺乏尝试改变的动力，引发恶性循环。重要的是，孤独与你身边有多少人并没有直接关系。

孤独与独处

有时候你可以与他人完全隔绝，享受安静的独处时刻。在某一个室友不在的夜晚，你拥有了一段属于自己的时光，可以安静地阅读你在床边放了一个月的书。这是多么幸福的时刻！或者，你如愿开始了一次旅行，去了一个安静的乡村度假胜地，没有电话的打扰，你一到那里就会全身心放松下来。

有时候虽然高朋满座，但你依然会感觉自己十分孤独。你想与他们分享自己的困扰，但你知道，他们无法理解你。有时你有好消息或趣事想与朋友分享，但你知道，他们不会感兴趣。

独处是一种什么感觉？这个问题的答案取决于你是否愿意独处、独处的时间（是否有尽头），以及你的人际关系（你对他人的依赖程度）。比如，有的人虽然在夜晚独自一人，或者只身去乡村度假，但他们仍然能感觉到人际关系网的存在。他们知道有人关心和理解他们，只要有需要，随时都可以给那些亲人或朋友打电话。

他们选择独处，但他们知道有人关心他们。然而，有些人长时间独处并非出于自愿，他们可能没有这种安全感，并且感到无人关心自己。同样，有些人虽然身处人群之中，却感觉不到与周围的人之间的联系，他们就像人海中的孤岛，他人无法触达。

独居的人（包括那些与朋友和家人失去联系的人），有健康问题或行动不便而难以加入群体的人，更有可能感到孤独。2020年，新冠感染疫情肆虐，人们的日常生活及人际交往受到严重影响，感到孤独的人的数量大大增加。而在此之前，除去睡觉的时间，英国民众有80%的时间是与其他人一起度过的。[5] 根据一份调研报告，在新冠感染疫情防控期间，感到孤独的英国民众数量达到英国人口的35%，而此前这个数字只有14%。[6]

当时，我和一位关系要好的朋友谈及此事。我们已经很长时间没有拥抱过别人了，以至于我们开始怀疑自己是否还存在（长期孤独者的一种常见体验）。我们俩都想到了一句话：如果一棵树在森林里倒下，但森林里没有人听到，它是否发出了声音？然后我们把这句话套用到自己身上："如果没有人看到我、听到我或触摸我，我是否还存活于世？"

我们还意识到，我们虽然可以通过社交媒体和视频通话与他人联系，但它们无法替代现实生活中的人。两者间的差异就如同快餐和营养餐之间的区别，快餐能够让你有饱腹感，但你很快就会觉得饿，以致精神不振，而营养餐不仅扛饿，还能让你精力充沛。现在，我比以往任何时候都更加确信，在线社交无法提供我们真正需要的情感滋养或身体接触。

如果你发现自己"渴望爱情"或"渴望关注"，在有机会接触到他人的时候，请选择与他们面对面交往。社交媒体只是达到目的的一种手段，是你无法与他人面对面交流时的一种辅助工具，它永远无法替代现实中的人际交往。

如何应对孤独？

确定你是否感到孤独。孤独是一种复杂的感觉，包括不愿与他人接触、空虚、悲伤、恐惧、焦虑、怨恨和愤怒等，有时还会觉得自己好像并不真实存在。如果你曾有过这些感觉，是不是因为你感到有点儿孤独？

找到让你感到孤独的原因。你的孤独是由周围的环境导致的吗？是不是由于搬家或一些特殊的事件（例如疫情）改变了你的生活，你不得不结交新朋友或重新与他人建立联系？如果是这种情况，你会采取哪些措施来结识新朋友或与老朋友保持联系？

> 很多人都形同陌路，这让我感到很难过。
>
> 感觉自己难以融入群体。
>
> 却没有意识到坐在我们身旁的人也有这种感觉。

你的孤独是社交因素导致的吗？你是否也有几个亲密的朋友，但除此之外，没有更大的社交圈子？你虽然有伴侣，但除此之外，你觉得没有其他人可以交往？如果是这样，你的兴趣爱好是什么？你有哪方面的特长？你对哪类社团感兴趣？徒步社团还是读书会？

你的孤独是由情绪造成的吗？你是否有想与他人分享却不能分享的秘密？你认识的人都有伴侣，而你没有，这让你感到孤独吗？如果是这样，你可能很期待拥有亲密的友谊。今天你是否可以给某个人发短信，对他说"我们可以聊聊吗"或"我今天很痛苦"？你是否需要找个心理医生咨询一下？你经常感到孤独吗？孤独是否已经成为你的生活方式？如果是这样，你需要制定一些策略，慢慢与他人重新建立联系，这或许对你有帮助。

每天至少安排 10~15 分钟与另一个人做面对面的交流。与他人接触，并不一定要向他人倾诉你的痛苦。一句"要不要一起喝杯茶"就足够了。请记住，如果别人说很忙，并不意味着他们不想见你，你可以在他们有空的时候再安排见面。

第 17 章将指导你如何找到适合你的群体，建立适合你的人际关系。其中包括志愿活动，这是一种非常不错的方式，它能够帮助你找到生活的意义，见证自己对世界的影响。

我知道，在你感到孤独时，你可能不想参加这些活动。如果你需要过一段时间才能开始尝试本书第 17 章提出的建议，那也无妨。

了解你周围的孤独应对方案。在英国，一些公园开始试点摆设"聊天长椅"，如果你想聊天，就可以去找这样的长椅。超市里有一些"慢排队伍"，不赶时间的人可以在等待付款时互相交谈。全英国 900 多家咖啡馆都实行了"咖啡屋聊天计划"，设有聊天桌（类似于聊天长椅）。

留意消极的自言自语和社交焦虑。很多人觉得承认自己孤独有点儿丢脸，甚至因此自责。比如，"为什么我不能像其他人一样与人相处，游刃有余地处理人际关系？"，"似乎别人都没有这种感觉，他们处理人际关系看起来是那么轻松"，"一定是我的问题"，"别人肯定都不喜欢我"。

我敢断定，有这类想法的人不止你一个。当然，你的这些想法并非事实。孤独无处不在，但由于别人看不到你的孤独，他们也就不知道你何时需要帮助。

如果你常常批评自己或有严重的焦虑，第 6、7、8 章将教给你应对的策略，本书的第三部分将告诉你如何安抚自己，并摆脱这类想法。

做按摩。身体接触有助于缓解我们的恐惧反应。如果你的经济条件允许，按摩是一种让身心平静的好方法。

承认孤独并不丢人。

如果现在的你并不感到孤独……

那么你身边的某个人肯定很孤独。或许是你的一个朋友，他似乎销声匿迹了，你已经很长时间没有听到他的消息；或许是最近给你发消息的一个人，他发的消息中添加了各种表情符号，告诉你他最近感觉有多"好"，以此掩盖他内心的真实感受；或许是你最近坐公交车时坐在你旁边的人；或许是早上递给你咖啡的人；或许是超市里的服务员。我们看不到孤独，但它无处不在。不要等到别人告诉我们他们很孤独时，你才发现他们的孤独。

拜访你认识的人。给他们发消息，约他们见面，让他们知道你喜欢他们、愿意与他们相处，尤其是你认识的人中可能感到孤独的人、行动不便的人、老人、独居者、刚为人父母的人、有很多事情需要处理的人，或者有心理问题的人。

与不认识的人建立联系（在确保安全的情况下）。与在公共汽车上或咖啡馆里遇到的人交谈。坐在聊天长椅上，与他人打招呼，或者对街上偶遇的人微笑。如果你的邻居中有老人或独居者，你可以主动提出帮他们购物，或者烤点儿面包、做点儿食物带给他们。你还可以加入一些致力于解决孤独问题的慈善机构，你可能永远无法知道，你的这一举动会使多少人从中受益。

肢体接触。比如，在与人见面的时候主动拥抱他人。如果对方是你十分了解的人，在他们感到不安时，你可以轻轻握住或抚摸他们的手。如果需要，而且在你们的关系允许的情况下，你也可以为他们按摩。

没有新规则

在本章末尾，我不打算提出新的问题或设立新的规则。因为此时我们最需要的是停顿片刻、平复情绪，思考一下阅读本章内容时的感受。在写这些文字的时候，我也会受到影响，身体也会出现反应。我一直致力于心理学研究，然而，有时候我自己也需要接受专业的心理治疗。

本章是本书第一部分的最后一章。现在你已知道，影响和塑造我们情绪的因素有很多，我希望我已经清楚地表明：我们的早期经历会对我们如何应对之后的生活事件、如何理解世界、如何看待自己产生很大的影响。现在我们休息一下，放下手中的书，去做自己想做的事情吧。你可以参考下面的建议：

- 上下跳动，让能量流动起来，甩掉你身上的消极负担。
- 播放一首音乐或点燃一根蜡烛，做呼吸练习。
- 拿出一张纸或日记本，用文字表达你的感受，然后读出来或撕掉它。你还可以做一些情绪平复练习，尖叫也可以，你想做什么都可以。

有时，我们下定决心要"修复自己"，于是像没头的苍蝇一样到处咨询、寻求建议，马不停蹄地加班加点，而这可能会适得其反。我们需要适时地休息，放下那些你认为对自己有用的书，自由地呼吸，享受生活。千万不要为了安抚自己、让自己感到平静、感受世界的美好，而让自己筋疲力尽。

致读者：

这真是一段漫长的旅程，复杂又艰辛。然而，人生就是这样，会遇到各种各样的事情。我们不断地被磨砺和塑造。你所经历的每一天、每一分、每一秒都会塑造你，你在现实生活中与他人的每一次谈话，你在本书中读到的每一句话，也都会影响你。

或许在阅读本书第一部分时，你会产生一种感觉，即我们每个人都麻烦缠身。从某种程度上说，你的这种想法是对的，因为我们中的很多人注定会失败，或者认为自己会失败。但换个角度看，你的这种想法又不对。痛苦、焦虑和不断适应是人类的正常经历，需要正确看待。

我意识到，当我们看到许多可能会影响我们的事情被白纸黑字地呈现出来时，这些文字背后的现实会让人心生恐惧。然而，并非每个人对我提到的每一件事都会感到苦恼。我们各自面临着不同的挑战，也有各自不同的机遇和应对方式。两个生活处境极其相似的人，其情绪反应可能会截然不同。

人与人之间千差万别，影响和塑造我们的因素远不止我在本部分提及的那些。我分析的只是影响我们的一些主要因素及其应对策略，以帮助你在感到自卑的时候，能够正确看待和应对自己的情绪问题。

即使我们的生活真的一片狼藉，又有什么关系呢？我们是人，总能找到解决办法应对当前的状况（即使只是在情绪不好的时候不再惩罚自己），况且本书后面的部分还会教你一些长期的应对策略。

就连我们的大脑也可以改变。比如，冥想不仅能够改变大脑处理信息的方式，帮助我们过滤掉分散我们注意力的信息，使我们专注于当下，还能改变人脑的形状和结构。神经学研究表明，我们可以增强大脑的某些区域，使其变得更强大，也可以弱化甚至关闭我们不想让其发挥作用的那些区域（比如威胁中心）。如果每天坚持训练，两周后你就能看到这些变化。[7] 因此，人们的情绪反应并不是一成不变的。

如果我认为在我们身陷困境时找不到将我们拉出深渊的救命稻草，那么写作本书就毫无意义。我知道，虽然每个人都是不同的个体，但所有人都应该被理解。

在这一部分，我的目的并不是要树立我们都是受害者的观念。当我们觉得自己是受害者时，我们就会立刻失去信心，感到无能为力。而当我们意识到自己在经历痛苦之后仍能幸存下来时，当我们知道如何理解自己以及自己遭遇的不幸时，当我们与周围有类似经历的人建立联系（或者互相同情和鼓励，或者共同创建一个致力于改变现状的社团）时，我们的内心就会强大起来。

我们可以找到一个稳定的立足点，从这里出发，或跟跟跄跄，或大步流星，去寻找内心的平静，走向我们选择的未来。无论是跟跟跄跄还是大步流星，我们最终都会达成内心的平静。我们都在按照自己的节奏前行，这种节奏就是最理想的节奏。

在开始阅读下一部分之前，你可以尝试回答一些问题，因为这些问题是连接两个部分的桥梁。通过回答这些问题，你也能将本书的内容与自己的经历联系起来，更好地了解你在日常生活中持有的信念和需要处理的具体问题。

请花点儿时间思考一下这些问题。你不必给出完美的答案，你也可能无法轻易找到答案，但请尽力而为。

影响我们世界观、人生观、价值观的因素

在成长过程中，我们会接触到许多不同的观念，无论我们认同与否。这些观念可能会影响我们对自己、世界和他人的看法。我列出了一些主题，你可以写下你最先想到的与此相关的事情。

你的家人对别人的体型最极端的负面评价是什么？关于自己的体型，你曾听到过哪些负面评价？有什么不愉快的经历？你曾听到过什么样的评论？关于下面这些问题，你有什么认识？

（1）体型。关于你自己或他人的体型，你听到过什么样的评论？标准体型"应该"是什么样子？哪种体型比较受欢

迎？哪种体型不太受欢迎？

_____

_____

_____

（2）性别。别人曾告诉过你哪些关于性别的知识？关于你的性别身份，别人告诉过你什么？他们认为什么样的言行举止才符合你的性别身份？他们告诉过你哪些关于其他性别的知识？他们认为其他性别的人该怎么做才能被接受？

_____

_____

_____

（3）爱。你的家人表达爱的方式是什么？谁更擅长表达爱？你会用什么词来描述爱？你会如何描述你在家里感受到的爱？你想得到那种爱吗？

_____

_____

_____

（4）其他人。在你成长过程中，你的家人和家人的朋友如何描述其他人？他们是否告诉过你应该相信他人还是尽量远离他人？

_____

_____

_____

（5）友谊。在你的成长过程中，友谊有多重要？友谊让你感到幸福吗？别人是如何谈论友谊的？

_____

_____

_____

_____

（6）性取向。在你的成长过程中，性是如何被描述的？你是如何获取这方面的知识的？你知道哪种取向是正常的、可接受的？是否有人告诉过你，你的哪些行为是可以接受的，以及别人的哪些行为是可以接受的？

_____

_____

_____

_____

（7）能力。关于哪种体型"更好"，哪些人有资格参加某些活动、派对、游戏等，你学到过哪些判断标准？关于不同能力的人，你听到过哪些评论？有人嘲笑他们吗？是如何嘲笑的？

_____

_____

_____

_____

（8）种族。在你的成长过程中，你周围的人是如何谈论种族问题的？种族是常常被回避的话题，还是常常被谈起的话题？你听过有关种族的笑话吗？是什么样的笑话？有没有哪个种族被认为是"更好"的种族？

_____

（9）阶级。在你成长的过程中，周围的人们如何谈论阶级和金钱？某些人看上去更优秀是不是因为他们拥有更多的财富？在别人眼中，他们属于"上层社会"还是"底层社会"？

（10）人们为什么会认为某个人"非常优秀"或"很有价值"？关于那些优秀的人，你听到过哪些评论？哪些人值得得到关爱、友谊或尊重？这些人看起来是否有某些特征？是否拥有不一样的特质？你能描述一下他们吗？

请补充下面的句子：

我认为我非常（用 3 个积极的词描述自己）：

别人对我的最好的 3 句评价是：

有时我感觉自己有点儿（再写3个词）：

为了变得更优秀，我觉得我需要（写下你需要做的事情或你认为需要改变的事情，如果你认为自己不需要改变，就写"我不需要，我已经非常优秀了"）：

我有这种想法是因为＿＿＿＿＿＿＿＿＿＿。（是有人告诉你的，还是你从其他地方得知的？）

别人对我的最差的3句评价是：

我人生中最重要的3个人或3件东西是：

这些人或物让我感觉自己：

　　对上述问题有所思考，你才能更深刻地体会接下来几章的内容。

　　在读了第一部分并写出你对上述问题的答案之后，不知你能否理解为什么我们如此在意别人对我们的看法，以及为什么得到别人的欣赏如此重要。

　　我们受到的教育使我们大多数人都常常质疑自己和自己的价值，正是因为我们对自己的质疑，别人的看法才显得如此重要。然而，别人的看法可能是治愈我们伤痛的一剂良药，也可能是刺伤我们的一柄利刃。

　　这里还有最后一项任务：请写下你的人生规划。我并非想让你根据你对上述问题的回答采取什么行动，在第9章末尾，我会解释为什么让你们做这个练习。

　　圈出你的年龄段。在接下来的时间里，你对自己的生活状态有什么预期？你期望自己在这些年龄段取得什么成就、拥有什么或成为什么样的人？你可以写下关于任何方面的期望，包括工作、身份、行为、健康状况、爱情、家庭、财产、体型、退休、钱财、自信心等。

　　我希望我在20多岁的时候：

在 30 多岁的时候：

在 40 多岁的时候：

在 50 多岁的时候：

在 60 多岁的时候：

在 70 多岁的时候：

在 80 多岁的时候：

在 90 多岁的时候：

好了，现在你已经认识到，你所处的外部世界会影响你的内心世界。同样，你的内心世界也会影响你对外部世界的体验。你现在是否已经做好去了解这些影响的准备了？如果你准备好了，我们就一起出发吧！

索菲医生

第
二
部
分

你为何会陷入困境？

第一部分主要讲述了家庭和社会环境如何塑造我们对世界的情绪反应。第二部分将主要分析导致我们大多数人陷入困境、感到不安甚至焦虑的因素。

根据我的经验，人们身陷困境主要有两个原因，一是缺乏情绪和思想方面的教育，二是不擅于处理人际关系。

这一部分的前 4 章旨在帮助你了解自己的内心世界、情绪和想法，带你认识战斗－逃跑－冻结－取悦反应模式，了解可能适得其反的常见应对措施，并引导你更好地进行自我批评。最后一章涉及约会和爱情等话题，讨论我们最早建立的依恋类型对我们选择约会对象，以及我们在恋爱关系中的行为的影响。此外，还会谈及一个话题：现代科技看似增加了我们的约会选择，但实际上可能使约会对象的选择变得更加困难。

第二部分还将分析我们在第一部分探讨过的经验会以何种方式出现在我们的生活中，它们如何渗透到我们的每一个想法和每一种感觉中，它们在我们的人际关系和行为举止中有何表现，以及我们应该如何应对这一切。与第一部分不同，这一部分的主题是相对独立的。因此，你可以选择按顺序阅读，也可以根据你的个人喜好，从任意一个章节开始阅读。只要全部读完就好，不需要着急。

情绪

情绪指身体上的感觉。情绪会引起身体反应，这是意识无法控制的。有些情绪如和风细雨，你几乎注意不到它们；而有些情绪则如暴风骤雨，瞬间狠狠地砸落在你身上，或如落锤破碎机一样，给你重重一击，把你打入深渊。

大多数人认为情绪只是对生活中发生的"好事"或"坏事"的反应，是我们的各种人生经历的副产品：在经历喜欢的事情时，我们会感到快乐和兴奋；在经历不喜欢的事情时，我们会感到悲伤、愤怒和焦虑。这种想法有一定的道理。

然而，很少有人意识到情绪的出现是有其目的的。情绪能够在我们体内创造出一种能量，使我们只关注那些积极的、能让我们坚持活下去的事情，而避免那些消极的甚至可能致命的事情。

如果没人教过我们如何理解自己的情绪和想法，我们往往会误解自己正常的情绪体验和想法。

情绪的意义

众所周知，人类经过了数百年的进化才走到今天。这是因为我们的祖先找到了生存之道，在危机四伏的环境中得以幸存。同样，这也是因为他们得到了足够的回报（找到了能够提高人类生存能力的办法）。

对我们的早期祖先来说，威胁和回报是显而易见的：附近的一只老虎，食物消耗殆尽，被驱逐出部落……所有这些威胁都可能会致命。而回报则包括安全、食物、社交和性爱等。

每当我们的祖先遇到威胁，就会产生一些情绪反应，我们称之为：

- 焦虑——使他们学会了担心未来可能发生的事情。
- 愤怒——给予他们能量和动力，使他们敢于面对威胁，保护他们的资源或其他可能被夺走的东西。
- 恐惧——使他们在遭遇危险时，能以最快的速度逃跑（或在必要的时候待在原地不动，我们将在下一章讨论这个问题）。

如果我们的祖先没有为自己所在的群体做出任何贡献，或者其言行冒犯了一位有权放逐他们的部族领袖，或者做了其他可能会导致被放逐的事，我们所说的羞耻感和内疚感就会驱使他们纠正自己的行为，弥补自己的过失。我相信你一定体验过这种难堪的感觉，而挽救我们祖先生命的可能正是这些感觉。

在有可能得到回报的情况下，幸福感和兴奋感会驱使他们去奋力追求这些回报。虽然我们的祖先在面临威胁时可能也曾感到焦虑、愤怒或恐惧，在得到食物、友谊和男女之情时也曾感到开心、兴奋或激动，但这还有另外一层含义。

为了确保安全，我们的祖先绝不会等到老虎来到家门口、食物消耗殆尽、在寒冷中瑟瑟发抖时，才对威胁做出反应。那样的话，他们可就犯了致命的错误。他们的大脑已经进化到一定的程度，能够预测到可能会面临的危险或可能会得到的回报，从而采取正确的应对措施，以确保他们能够存活下来。

他们之所以能幸存下来，原因在于一旦听到任何预示着捕食者可能会到来的声音，他们就会拼命逃跑，而不是停下来分析自己的判断是否正确。先逃命吧，有问题以后再问。

我们可能不会面临老虎出没的威胁，也不必担心有人闯入我们的房子、抢走我们的所有食物，让我们挨饿。但我们也会对自己的预测产生情绪反应。

当我们面对潜在的威胁时，比如在街上遇到一个咄咄逼人的粗鲁的陌生人，或者收到同事或伴侣的信息说要好好谈谈，我们的体内就会产生皮质醇和肾上腺素等应激激素，为战斗或逃跑做好准备。当我们面对可能得到的回报时，比如遇到心爱的人、享受到可口的饭菜、职位得到晋升，大脑中就会产生让我们心情愉悦的化学物质，比如多巴胺、血清素和催产素等，让我们兴奋地迎接回报的到来。

我们的大脑会随时做好准备，迎接我们预期的未来。

如何理解我所说的预测？

至今已有许多人提出过关于情绪的理论，其中我最认同的是莉莎·费德曼·巴瑞特（Lisa Feldman Barrett）教授的情绪建构理论。下面我们来了解一下这个理论。

大脑不会对眼前的世界即刻做出反应。也就是说，你现在做出的反应，既不是对你眼前文字的反应，也不是对你当下所处环境的反应。大脑会提前预测这句话中的字词，以及你周围可能会发生的事情。

假如我现在突然转换话题，说猫头鹰的上义词是"议会"（a parliament of owls 是英语中约定俗成的说法），你一定会感到惊讶。因为每当事实与我们的预测不符时，我们就会产生"惊讶"的情绪。

愤怒给予我们对抗不公的能量，焦虑使我们有能力担心不确定的未来，并做好准备应对可能会出现的任何失误。羞耻感和内疚感确保我们的人际关系得以维持，以免承受孤独的痛苦。我们的所有情绪都有其目的，它们驱使我们采取必要的行动，让我们能够存活下来，并且活得很好。

如果现在有人砸碎玻璃，从你的窗户闯入，你肯定会跳起来。面对突如其来的危险，你的身体会产生恐惧反应，因为你的大脑并没有预测到这突如其来的威胁。

无论你身在何处，无论你在做什么，你的大脑都在不断地做出预测，你的情绪也会随之产生。[1] 但大脑是如何做预测的呢？下面我举个例子。想象一下这样的场景：你独自一人在家，现在是晚上，你听到外面有声音。

你的大脑开始预测接下来会发生的事情。最重要的一步是，为了做出预测，大脑会深入它的记忆库，而记忆库中存储的信息取决于你的身份、经历和学识，甚至是你读过的文章或看过的电影。它会搜索记忆库中与房屋、夜晚和碰撞声相关的信息，突然，它发现了一部你多年前看过的关于入室盗窃的恐怖电影。

"啊！我预测可能有窃贼闯入。"你的大脑说。这种预测会导致你的脑海中出现窃贼入室的模拟场景（心理图像）。那个窃贼也许是一个穿着条纹上衣、戴着眼罩的卡通人物，也许是一个挥舞着钢刀的连环杀手。你可能并没有意识到这个模拟过程的发生，但它会让你的所有感官都做出反应，就好像真的有窃贼闯入一样。

接下来，你似乎听到了更多的声音，你甚至感觉到有什么东西在移动，或者看到了窃贼。预测和模拟的影响有多强，由此可见一斑。在这种情况下，你的身体开始准备做出反应，或选择逃跑，或选择与窃贼战斗。

此时，你心跳加速，窃贼可能会出现，也可能不会出现。如果他真的出现了，你会立即采取行动，做出更多的预测，情绪和反应也会随之而来。

如果没有人出现——也许是因为本来就没什么，也许是因为一只猫打翻了什么东西——你的大脑则会弥合预测与事实之间的差异，更新你的记忆库，告诉你并非所有的声音都代表有窃贼，还有可能是猫或风雨。这时你的内心会感到如释重负，但你的身体仍然会感到紧张不安。

无论发生什么，你都有可能感到恐惧。恐惧并非来自环境，而是对大脑所做预测的反应。这个例子清楚地描述了可能发生危险时的情形。如果你把窃贼入室盗窃的场景换成晚上在森林里散步，听到灌木丛里沙沙作响的场景，大脑可能会预测有蛇，这会引起你同样的情绪反应：焦虑和恐惧。

或者，我们也可以设想一个更微妙的场景。假设你要做一个重要的演讲，并且根据你以前的经验和恐惧经历，你的大脑预测你将会遇到非常尴尬的情况。这时，你会怎么做？

假设你发现你的前女友给另一个男性的照片点了赞，并且你一直怀疑他们之间有暧昧，你的大脑可能会预测他们已经开始交往了。这时，你会怎么做？

假设你发现你的手机电量即将耗尽，你的大脑可能会预测在你手机没电的那一刻，你可能会遇到危险，比如迷路或发生紧急情况。这时，你会怎么做？有过类似经历的人可能都知道，预测没有手机可能导致的危险，会对我们造成很大的影响，而事实上这种预测往往都不会成真。

你也可以想象这样的场景，晚上你独自在家，听到了同样的声音，结果却完全不同。也许你听到了响声，但因为你正好在家里等你的朋友，当你的大脑预测即将发生的事情时，它可能会说"耶，他们来了！"，你感到很温暖，内心甚至还会涌起一股热流。

所以，这里的重点是：

- 我们的情绪反应并非基于真实的世界。
- 我们的情绪反应基于我们的预测。
- 我们的预测基于我们的个人经历。
- 我们的预测会启动模拟过程，引起身体反应，我们称之为情绪。
- 我们的预测并不一定是准确的，有时还会被夸大。
- 当我们获得新信息时，我们的大脑就会更新记忆库，以备下次做预测时使用。

此外，正如对羞愧感和内疚感的判断，我们的预测不仅是对未来做出判断，也是在对我们过去的行为和经历做出判断。这就是为什么我们总纠结于过去，并不停地问自己：我为什么会那样做？现在大家一定都很厌恶我。

羞愧与内疚

在经历了一些可能会影响人际关系的事情之后，我们的羞愧感和内疚感可能都会产生，然而，两者之间是有区别的。人们产生羞愧感，是因为他们认为"自己很糟糕"，而产生内疚感，是因为他们认为"自己做错了事"。

在我看来，比起羞愧感，内疚感更有用。羞愧感使我们像小孩子一样看待世界，小孩子的脑海中无法同时容纳好与坏的观念，在他们看来，一个人或一件事非好即坏。羞愧感会让我们误以为我们生命中的某一刻就能定义我们，但事实并非如此。

比如在某个晚上，你可能有点儿不够理智，过于聒噪或过于沉默，伤害了你的朋友，但这一刻并不能定义你。你是由无数个瞬间组成的，所有这些瞬间汇集在一起，才构成了丰富多彩的你。

当你下次感到羞愧或认为"自己很糟糕"时，请记住这一点。请将做错事情的那一刻或所犯的具体错误看作"人生的一个瞬间"，然后设法弥补你的错误。没有哪一个特定的时刻可以定义你是谁，所有人都会犯错，重要的是如何弥补过错。

有些威胁是真实的

在读这部分内容时，你可能会想：有时候我的预测并没有错，当我预感坏事即将来临的时候，它们真的发生了！我们的经验并不总是错的，换句话说，当你预感坏事即将来临的时候，你的预测可能是对的。

我们的生活中确实会发生许多可怕的事情，恃强凌弱、性别歧视、种族歧视、同性恋恐惧症、肥胖恐惧症和其他可怕的偏见无处不在。有时，你会遇到暗中陷害你的老板，他监控你的一举一动，毁了你一整天的心情；有时，"我们需要好好谈谈"这样的信息确实意味着大难临头。

有时，我们预测到这些不幸即将来临，比如有人可能会羞辱我们甚至伤害我们，而我们的真实经历也证实了我们的预测。

有时，我们并没有意识到痛苦即将来临，误以为我们和某人相处得非常融洽，却遭遇了突然的一击。他们可能会说或做一些出乎我们意料的事情，让我们备感震惊。请记住，震惊是当实际状况严重偏离我们的预期时，我们感受到的情绪。

有时，我们会高估自己面临的危险，但实际上没有遭遇任何危险，这让我们感到焦虑、愤怒、恐惧、羞愧和内疚。

另外，我们的大脑在接收到新信息之后会更新预测，但我们往往不会等到获取新信息之后再做预测。我们的反应基于我们的情绪，而我们的情绪基于我们对即将发生的事情做出的假设。比如，当我们感到别人的言语中带有一丝轻蔑时，我们不会思考自己的判断是否正确，而是会草率地下结论，甚至发起攻击。我们跟别人聊天，看到对方把目光移开或查看他们的手机时，我们会草率地认为，他们对我们和我们所说的话感到厌烦，而不会想别人这样做可能有别的原因。我们会因此感到无趣，不再说话。你最近有过类似的经历吗？有没有预测出错的时候？

人们在面临压力时，更有可能做出过度预测。因为压力不仅会让我们预测坏事即将来临，它还会告诉大脑，我们现在需要警惕更糟糕的事情发生。

速成练习：你是否曾高估威胁？

想想一年前你曾担心过的事情，或许是一项工作或学习任务，你曾担心自己能否顺利完成；或许是你的朋友或伴侣，你曾担心朋友会生你的气，伴侣要与你分道扬镳。结果如何？你预测的事情都发生了吗？如果没有发生，你是否对威胁预测过度？

如果你预测的事情真的发生了，结果是否真像你想象的那么糟糕？如果答案是否定的，就说明你对威胁做出了过度预测。

如果答案是肯定的……

现在一年过去了，那件事的结果是否仍像你想象的那样影响着你？这一点很重要，因为有时我们不仅高估了威胁，还常常高估该事件对我们的影响，同时却低估了我们的应对能力和时间的治愈能力。例如，有时我想"天哪，他们一定很生我的气"，但我很快就忘了，因为即使他们真的很生气，我也有机会弥补。

小妙招：如何判断你是否高估了威胁

在你感到担忧或愤怒时，可以像作家布林·布朗（Brené Brown）那样问问自己，"对此我的预测是什么？"这封"我们需要好好谈谈"的电子邮件意味着我的事业的终结，这条短信意味着我们感情的终结，或者"我在那个外出的夜晚的疯狂行为"意味着我的社交生活的终结。你要提醒自己，这只是你的预测，然后为你的预测寻找证据。你产生这种恐惧的证据是什么？有没有证据能推翻你的预测？如果出现了最坏的结果，有什么证据可以表明你能挺过来？你甚至可以和朋友一起看看你设置的"故事"。他们能够提供什么证据，以证实你的恐惧或推翻你的预测？当我们感到压力或忧虑时，就会用带有偏见的眼光看待周围的一切，这会影响我们的预测。相比之下，没有压力的朋友可能会提供不同的证据。

恐惧的根源

每个人对威胁的过度预测的程度不同，因为每个人的记忆库中存储的信息不同。有些体验可能会威胁到我们所有人，比如偏见、霸凌、分手、死亡、被孤立和孤独。有些体验可能会让所有人都心情愉悦，比如善良、同情、美食和睡个好觉（回报）。也有些体验对每个人的影响不同，具体取决于我们的经历和我们秉持的信念，比如我们从父母和朋友身上、从媒体中或整个社会中学到的判断是非的标准，以及我们经历过的快乐与痛苦。

在第一部分，我们讨论过全社会对完美的推崇，以及人们追求完美的原因。请记住，孩子追求完美，可能是为了避免受到惩罚或被遗弃，也可能是为了获得更多的关爱和赞美。他们可能会认为，如果自己表现得不够完美，比如成绩不好或做了一件令人尴尬的事情，他们可能就会被抛弃。因此，他们一生都在追求完美。

我们总以为自己知道别人的想法，认为别人一定会对我们评头论足。但事实上，这只是我们的猜测。由于我们的恐惧和担忧，我们会把对别人想法的猜测当作事实。

为防止遭受霸凌或排挤而努力打造"个人名片"或塑造"完美形象"的青少年可能会认为，任何影响他们的"个人名片"或"完美形象"的瑕疵，都会导致他们再次遭受霸凌或排挤。因此，他们要努力维护自己的完美形象，对他们来说，失去完美的形象就好像失去生命一样。

无论哪个年龄段的人，都可能会受到媒体的影响，认为只有自己完美了，才能被社会接受，被朋友和家人认可。他们可能会预测，如果自己不够"完美"，可能就会被抛弃，或者会像杂志里关于肥胖歧视和年龄歧视的文章中的人一样，因脂肪堆积和肚皮松弛等衰老迹象的出现而感到羞耻。他们也可能会预测，如果他们考试不及格或得不到升职加薪，别人就会认为他们很愚蠢（并疏远他们）。

如果我们过于看重完美，我们的大脑应对"不完美"的方式，可能就会像我们的祖先应对"家门口的老虎"一样。它的着眼点总是放在生活中不完美的事情上，仿佛我们的生活与完美无缘。它还会不断地预测和模拟灾难性后果。这种对完美的渴望导致我们在认为自己的表现不够完美时，感到焦虑、愤怒、恐惧、羞愧和内疚。

　　我们预测的后果越严重，我们感受到的情绪就越强烈。同样，这也解释了为什么我们在感觉自己趋近心目中的"完美自我"时，会感到高兴。在我们看来，这就意味着"足够好"或"很讨喜"。当我们听到有人说我们瘦了、长得像某个电影明星或前途无量时，我们会感到愉悦，虽然在内心深处我们已经不在乎这些事情了，但这些评论依然能使我们备受鼓舞。

　　就像我们的祖先一样，当预测到威胁时我们常常会改变自己的行为，试图阻止我们害怕的事情发生。我们可能永远不会让别人看到我们未精修的照片，也永远不会提交不够完美的作品——许多人宁愿让别人觉得他们考试不及格是因为他们不够努力，也不愿让别人知道，他们虽然已竭尽全力但仍然考得很差。

　　你是否也有过一些痛苦的经历，它们影响了你对世界的看法？你是受到了威胁，还是得到了回报？如果你曾有在学校被霸凌的经历，那么在你成年后，每当看到一群人说笑时，你的大脑很有可能会预测和模拟你遭遇霸凌的经历。不知不觉间，你好像回到了学生时代，再次受到了霸凌，你会觉得那群人是在嘲笑你。焦虑和恐惧随之而来，这时你会快速走过他们，尽快远离他们。

　　如果你小时候没能从周围的大人那里获得足够的安全感，在你成年后，每当看到周围有人面露不悦或提高嗓门时，你的大脑很可能就会预测和模拟你的童年经历。你会感觉你面前的人生气了，这时，你可能会选择沉默，或者像小时候那样做出回应。

　　如果你的前任曾经欺骗过你，那么在之后的恋爱关系中，每当你看到对方结交新朋友或有一两天没给你发短信时，你猜你的大脑会预测什么、模拟什么？你的大脑一定会预测：悲剧即将重演。

我想你现在应该明白了其中的缘由，我们害怕的事情往往是我们经历过的事情。如果你有社交焦虑，在离开上一个社交场合时，你感觉别人对你的印象很差，那么在进入下一个场合时，你可能会担心周围的人也觉得你无趣，甚至会嘲笑你。如果是这样，你可能会特别留意他们脸上的一些表情，比如他们一闪而过的笑容，并认为这些迹象都表明你很无聊，而事实上那些可能只是他们正常的面部表情。

或者，如果你对自己的体型或长相感到不太满意，在看到别人的某种肢体语言、情绪或表情时，就会误以为他们在嫌弃你的体型或长相。

过去的经历如同放电影一样，时常在我们脑海中浮现。如果有人指出我们身上有一些不讨喜的特征，或者我们感觉到了某种潜在的威胁，当我们面临压力时，我们就像戴上了一副"过滤"耳机，只能听到那些可能会加剧我们的恐惧感的信息和"证据"。这就解释了为什么我们总是无法忘却痛苦的经历，以及为什么在我们的日常生活中痛苦总会突然来临。

世界塑造了我们，教会我们相信什么、害怕什么、追求什么。我们又反过来塑造了这个世界，根据我们的经历、期望和恐惧，阐释自己的经历和他人的行为。

这也解释了为什么每个人对这个世界的体验都不同，以及为什么两个境遇相同的人，其中一个人在遇到可能会让他想起过去痛苦经历的事件时会陷入极度的焦虑，而另一个人则完全不受影响。

想想你最近一次有强烈情绪反应的情景，并回答以下问题。

我最近一次有强烈情绪反应是在：

_____

_____

_____

_____

我认为这种情绪是：

_____

_____

_____

在我看来，这种情绪之所以会产生，是因为我的大脑预测下述事件即将发生：

_____

_____

_____

（如果这个问题很难回答，那就问问你自己：你所处的境况让你想起了什么？以前是否发生过类似的事情？）

这告诉我，我可能会面临以下威胁：

_____

_____

_____

你的预测正确吗？你的预测是否与过去的恐惧记忆有关？如

> 果你预测的事情并没有发生，那就告诉自己：我现在已经知道，
> 情绪都是基于预测产生的，我的大脑只是在预测和模拟过去发生
> 的事情，但没关系，我不再是过去的我，我现在很好。

大脑有时还会对我们的内心世界做出预测

我们的大脑不仅会对接下来发生的事情做出预测，也会对我们的内心世界做出预测。大脑就像我们身上的扫描仪，观察我们内心的变化，并预测这些变化可能引发的情绪。

你有没有注意到，当新型冠状病毒感染首次出现在新闻中时，一旦你感到胸闷或呼吸急促，就会有那么一个瞬间让你觉得自己"感染了新冠"，因为你的大脑预测到了你感染后的感觉。或者你可能遇到过皮疹患者，之后，每当你感到皮肤刺痛或瘙痒，你就会特别焦虑，心想"我是不是也得了皮疹"。

上述感觉都与我们的大脑做出的预测有关，而且大脑预测的影响不止于此。如果你认为有些情绪（快乐或兴奋）是积极的，而有些情绪（愤怒、焦虑或悲伤）是消极或危险的，这将影响你对自己的感觉的判断。

我们的内部状态是不断变化的，但很少有人能意识到这一点。事实上，内部状态发生变化是非常正常的现象。比如，我们的心率有时会突然上升，然后又下降；我们的肌肉有时会紧绷，过一会儿又会放松下来；我们有时会觉得胃不舒服，过一会儿又一切如常。这样的情况一天可能会发生很多次。然而，如果我们对自己的情绪体验产生了恐惧，我们的大脑可能就会把这些正常的波动预测为可怕的事情。

如果你认为愤怒是不好的情绪，你的大脑可能就会将心跳加速或胸闷症状预测为愤怒的表现，虽然导致心跳加速或胸闷的因素有很多。这时，你脑海中会浮现出一个你非常愤怒的模拟画面，你似乎真的感

觉到自己的愤怒。

如果你为焦虑而担忧，你的大脑可能就会对上述症状（心跳加速或胸闷）做出完全不同的预测。它预测的不是愤怒，而是"惊恐发作"。这时，你的脑海中开始模拟惊恐发作的画面，不可思议的是，你似乎真的感觉到极度焦虑。

人们可能会因为对惊恐发作的过度担心而引起惊恐发作。这是反复惊恐发作的众多原因之一，因为人们对任何可能导致惊恐发作的迹象都变得高度警惕。然后，他们开始把身体的每一个变化都视为惊恐发作的证据（一些心理医生称之为"灾难性的误解"），这导致惊恐发作接踵而至，并迅速加剧。

别担心，这并不是说一旦患有惊恐发作，它就会伴随患者一生，也不是说只要你一想到惊恐发作，就会引起惊恐发作，而是说我们需要重新认识焦虑和惊恐，才能打破这种恶性循环。如果你此时在想：这个建议很好，但具体应该怎么做呢？请不要担心，下一章将更详细地讨论焦虑。

你对感觉和情绪的体验，取决于你对某种感觉或情绪是否正常、安全或得到认可的判断，而你的判断则受到你从小接受的教育的影响。

情绪没有好坏之分。仅在一天之中，我们可能就会经历很多不同的情绪，因为每天都会发生很多不同的事情。而现在我们接受的教育却告诉我们，幸福是我们唯一的目标。根据媒体关于精神疾病的负面描述，人们在初次体验到痛苦、悲伤或焦虑时，大脑就会感到不知所措，导致他们毁了自己或他人的生活，这就是新闻和影视作品中呈现的精神病患者的典型形象（正因为如此，原本精神健全的我在 18 岁经历第一次惊恐发作之后，精神状态一落千丈），但这种描述往往是不准确的。

人们看待情绪的态度并非一贯如此。16—17 世纪，忧郁是一种备受推崇的情绪，人们认为忧郁有助于成功。英国学者托马斯·埃利奥特（Thomas Elyot）曾在 1536 年写过一本医学著作《健康的城堡》（*The Castell of Health*），这本书深受读者喜爱，书中列举了一系列引起忧郁的原因，以说明这一情绪的合理性。

什么是次要情绪

我在本章讨论的大部分情绪体验都是首要情绪，即对你所预测的事情最先产生的情绪反应。比如，看到别人微笑，你会感到快乐；而面对不公，你会感到愤怒。

次要情绪是指我们对首要情绪的情绪反应。许多人在愤怒的同时会感到羞愧或恐惧，这通常是因为根据他们从小受到的教育，愤怒是一种不可接受的情绪。相反，许多人在脆弱、悲伤或焦虑时也会感到愤怒。

我有一位患者，他希望别人能理解他的愤怒。但我很快就发现，他的情绪并不是愤怒。在过去的一年中，他曾多次遭到拒绝，这使他感到悲伤和脆弱。但在他的家庭中，从未有人表现出悲伤和脆弱这两种情绪。更重要的是，他的父亲在镇上声名显赫、受人敬重，是那种别人"不敢招惹的人"。在他看来，他的家人会将悲伤和脆弱视为软弱的标志，但愤怒能"让你变得强大"。因此，每当他感到脆弱的时候，愤怒就会充当挡箭牌，以防别人看到他内心的真实感受。在这种情况下，愤怒是悲伤的守护者。

我们对首要情绪的理解以及我们对情绪做出的反应，与我们对情绪的认识有关。我们对情绪的认识，又与父母（照料者）、朋友和社会给予我们的影响和教育有关。你是如何认识自己的情绪的？你对情绪有什么认识？填写下面的表格，有助于你了解自己的真实感受。

我们对情绪的判断通常与我们小时候对情绪的认识有关，所以请认真回答以下问题：

在我小的时候，曾看到周围的大人表现出下列情绪：

_____

_____

_____

在我小的时候，周围的大人应对愤怒和悲伤的方法是：

_____

_____

_____

当我向周围的大人表达悲伤或愤怒时，他们（写下他们对你的情绪的反应：他们是否鼓励过你，并引导你走出悲伤或摆脱愤怒？）：

_____

_____

_____

在我小的时候，我从未看到下列情绪：

_____

_____

_____

现在想一想，你如何看待情绪？请认真回答下列问题。

我认为情绪是（你在阅读本章之前对情绪的想法）：

_____

_____

_____

我喜欢的情绪包括：

_____

_____

_____

我喜欢这些情绪是因为（比如这种情绪让我活力充沛，或者别人告诉我我应该拥有这些情绪）：

_____

_____

_____

当这些情绪出现时，我觉得（比如，我在做正确的事情）：

_____

_____

_____

当这些情绪出现时，我会（比如，去参加社交活动，或者其他适合这些情绪的活动）：

_____

_____

_____

我不喜欢的情绪包括：

_____

_____

_____

_____

我不喜欢这些情绪是因为（比如，我认为女性不应该有这种情绪，或者我小时候看到别人表现出这种情绪，让我对它心生恐惧）：

_____

_____

_____

当这些情绪出现时，我觉得（不知所措，想尽快摆脱它们）：

_____

_____

_____

当这些情绪出现时，我会（让自己忙起来，设法逃避，或者顺其自然）

_____

_____

_____

关于你对自己情绪的认知，这些答案提供了哪些启发？它们是否表明，你认为有些情绪是好的，而有些情绪是应该避免的？

它们是否表明你在尽量回避自己的真实感受？

　　你成年后认为可以表达的情绪与你小时候看到他人表现出的情绪是否有重合？你成年后认为不宜流露的情绪与你小时候从未看到的情绪，或者看到他人以极端的方式表现出的情绪是否有重合？你成年后感觉到的美好情绪与你小时候得到过认可的情绪是否有重合？你成年后感觉不好的情绪与你小时候曾经遭到否定的情绪是否有重合？如果你对上述任何一个问题的回答是肯定的，你就能更深刻地理解，为什么每个人都会以一种独特的方式体验自己的情绪。这还会引发我们对另外一些问题的进一步思考。

　　成年后我们是否善于表达自己的情绪，这与我们小时候别人对我们的情绪做出的反应有关。在我小的时候，每当我表现出愤怒或悲伤，照顾我的人都会（比如，他们是否曾设法安慰你？是否设法哄你开心，让你忘记愤怒或悲伤？或者认为你只是累了？）：

_____

_____

_____

_____

　　他们对待你的方式对你成年后的情绪表达有何影响？如果你小时候表达情感时感到害羞或胆怯，那么你在成年后表达情感时可能也会缺乏安全感。在你重新学习情绪的表达方式的过程中，不要对自己太苛刻。

情绪本该转瞬即逝

　　情绪的出现是为了帮你应对特定的情况，本该转瞬即逝，有时却会持续困扰着我们。

原因之一是，给我们带来痛苦的事件本身仍在持续，有待解决。霸凌、歧视或让你生活痛苦的混蛋老板，只要他们存在，痛苦就会持续下去。解决这些问题，需要采取一定的措施。假如遭遇霸凌和歧视，我们可以采取的措施包括：理解自己的情绪；向他人求助，以制止霸凌和歧视；与他人分享我们的经历，让自己不再感到孤独；联合一切可以联合的力量，争取从社会层面上去改变这种状况。假如遇到混蛋老板，我们可以采取的措施包括：在工作单位寻找支持你的盟友，把你的遭遇汇报给上层领导或人力资源部门，你也可以选择辞职。

原因之二是，这件事让我们极度痛苦，我们需要花费一定的时间才能从痛苦中走出来。比如，要从分手等其他悲伤的经历中走出来，需要花些时间，还需要各种情感支持。

有时某种情绪挥之不去，是因为我们总担心自己即将面临危险，但事实上没有任何危险。我们可能会钻牛角尖，不停地猜测自己可能会面临哪些危险。这时，你可以运用我们在前文中讲过的小妙招，测试你是否对威胁做出了过度预测；你也可以运用正念感知自己的情绪，但不要过度关注自己的情绪和想法，而是让它们自然消失。相较之下，我更推荐后一种方法。

还有些时候，情绪挥之不去，是因为我们误解了自己内心的体验，使得原本不太激烈的情绪演变成了恐慌或愤怒。对此，我们将在第7章做进一步的讨论。

对大多数人来说，没有人教过我们应该如何应对某种特定的情绪。那么，我们通常是怎么做的？我们要么试图推开让我们感到不舒服或不知所措的情绪，要么假装没有看到它们，要么让自己忙碌起来，要么找一些有趣的东西暂时分散自己的注意力，比如浏览社交网站或吃甜食。

偶尔这样做也不错，我们不必时时刻刻感受自己的所有情绪。然而，如果我们一直这样做，就会出现新的问题。我们把情绪赶走，就如同把一个水皮球按到水里一样，我们可以把它按在水下一段时间，但它肯定会浮上来，可能很快就会浮上来，可能几天后才浮上来，也可能从另一个地方浮上来。

> 我想以酒淹没我的痛，我的痛却学会了游泳。
>
> ——弗里达·卡罗（Frida Kahlo）

这并不是因为我们软弱或有什么缺陷，而是因为几千年来，情绪在人类的生活中扮演了重要角色，甚至关乎我们的生存。每种情绪的出现都有其目的，我们不应该忽略它们。无视它们，它们只会变得更猖狂。

忽略你的情绪，它就会一直困扰你；与它战斗，它就会反击你；接纳你的情绪，它就会远离你。

与情绪亲密接触

现在，将计时器设定为 1 分钟。闭上眼睛，把注意力集中在你的呼吸上。在你产生某种想法时，就对自己说"思考"，然后把注意力转回到呼吸上；在你出现某种感觉时，就对自己说"感觉"，然后把注意力转回到呼吸上。

你发现想法和感觉之间的区别了吗？你是否发现，如果不给自己的体验贴上带有价值判断的标签，它们很快就会自然消失，而不会一直萦绕在你的脑海中。

观察自己的想法和感觉时避免做出价值判断，可以使我们与自己的想法和感觉保持距离。通过不断地练习，我们就会更善于观察自己的体验，并学会如何放下各种情绪。

接下来，做一个常规的观察练习，每天 5 分钟就足够了。请你从头到脚观察自己的身体，当你的身体出现任何感觉或情绪时，问自己以下问题（这些问题都没有标准答案，纯粹是为了点燃你的好奇心，让你暂停思考，随着身体的感觉行动）：

- 我的身体的哪个部位产生了感觉？
- 这种感觉有多强烈？这种感觉是否有确切的范围（比如从胸部到肩部，或者全身）？
- 我觉得它是什么形状？
- 当我注意到它时，它有没有发生什么变化？
- 如果我慢慢地吸气和呼气，会怎么样？
- 如果我扩大关注范围，同时关注我的脚踩在地板上的感觉，会怎么样？
- 这种感觉叫什么？你可以给它取个名字。比如用出现这种感觉的身体部位命名，或者用这种感觉让你想到的天气类型命名，或者用某种情绪指代它。

　　如果这种感觉很强烈，请选择比较放松（或感觉不那么强烈）的身体部位，把注意力集中到那里，直到你的内心平静下来。然后，慢慢将注意力转回到感觉强烈的身体部位，再转到感觉不太强烈的身体部位。随着时间的推移，你就能够应对更难受的状况。

　　如果一直以来你都特别排斥自己的情绪，那么在刚开始做这个练习的时候，你可能没有任何感觉，这很正常，你不必感到惊讶。如果在某一刻，你产生了一种感觉，但就在你注意到它的时候，它又消失了，你也不要感到惊讶。如果你现在就有感觉，这说明你的心理很健康，也不缺乏安全感。同样，如果你还没有感觉，那也没关系。当感觉出现的时候，无论它是什么样的，都请接纳它；当它消失时，你也不需要去寻找它，更无须自责。你应该祝贺自己，因为你已经开始接纳各种情绪，要知道总有一天你会准备好欢迎它们的到来。

命名它，驯服它[2]

研究表明，给某种情绪贴上标签有助于情绪更快地消逝，因为这会减少大脑情绪中心的活动。因此，选择一个词来描述你在某个时刻的感觉，比如，"这种感觉是焦虑""这种感觉是羞耻"（或者，如果你没有找到一个具体的词来描述你的感受，那也没关系，你可以说"这种感觉很恶心"），这有助于缓解你的情绪体验，便于你做出下一步选择。

从今天开始，在手机上设置一个提醒，每天弹出2~3次。每次看到提醒，就开始观察自己的身体，用一个词来标记你身上出现的那种情绪，对它说"哦，我认识你，你是焦虑。欢迎你，焦虑"。

新规则

这些新规则可能需要你反复学习，因为要完全领悟它们，还需要一些时间。

• 情绪没有好坏之分。人类能够存活几千年，离不开情绪。虽然某些情绪能带给我们愉悦感，但所有情绪都同等重要。
• 情绪通常始于身体，因为它们的目的在于激励或阻止我们采取行动。

- 我们的意识无法控制情绪的产生。预测、模拟和做出反应的速度远远超出了意识的想象。因此，有时候你会突然感到不知所措，但不确定是什么原因，这是正常的。这意味着，有时情绪的产生可能完全基于我们对过去不幸经历的记忆，或者对未来危险的预测。

- 你的成长经历和你周围人的观念决定了你对情绪的认识和感知方式。如果有人曾教导我们，某些情绪是好的或值得骄傲的，这些情绪就会带给我们愉悦感；如果有人曾教导我们，某些情绪是不受欢迎或不可接受的，甚至是危险的，它们就会带给我们不愉快的感觉，比如羞耻感。

- 每个人对情绪的体验都有所不同。每个人都有各自不同的生活经历，对世界和情感也就有不同的认识。因此，在任何一个特定时刻，对于即将发生的事情，我们每个人都有不同的预测方式。此外，还记得我说过的关于大脑发育的事吗？由于我们的大脑发育环境不同、DNA（脱氧核糖核酸）不同，我们的情绪也会有所不同。你要知道，人与人之间，以及每个人的情绪之间都存在差异，这非常正常，与软弱、失败等消极评价无关。

- 我们可以同时体验多种情绪。面对某一种特定情况，多种不同的观念和记忆混杂在一起，我们的大脑就会模拟出多种场景，做出不同的反应。因此，我们的情绪才会带给我们如此复杂的感觉。

- 我们总是优先对威胁做出预测。对我们的祖先而言，对威胁保持高度警惕比对愉快的经历保持警惕，可能更有利于他们的生存。也就是说，我们可能会更多地关注威胁，而非快乐。因此，我们总是无法忘记"做错事"或挨批评之后的感觉，而别人对我们的赞美和肯定则会轻易溜走。为了改变这种消极心理，请你写下每天发生在你身上的让你开心的3件事（包括微不足道的小事，比如，今天街上有人对我微笑），以及你得到的赞扬。通过这种训练，你的大脑慢慢地就会开始专注于生活中的美好时刻。

• 我们要承认自己的情绪和想法，同时也要认识到，我们的情绪和想法有时是错的。预测就是猜测，有猜对的时候，也有猜错的时候。如果大脑在做预测时带有严重的负面倾向，并完全依赖过去的经历，往往就会出错。过去的经历会影响我们的预测，但基于过去经历的预测，也可能是错的。这意味着我们必须时刻关注我们的痛苦，安抚我们的情绪。此外，我们还必须时刻关注当下的状况，这样一来，我们的大脑就不会因为过度关注未来和过去而做出错误的预测。

最后一点解释了为什么心理医生都特别关注你的童年经历。他们知道，你的早年经历就是你观察世界的镜头，成年后你做出的所有预测都以此为基础。这也解释了正念为何如此重要，又如此有效。正念能够让你放慢脚步，观察此时此刻你正在经历的事情，无须立即做出反应。正念给你时间，让你专注于当下，关注此刻正在发生的事情，再决定下一步的行动。

现在，请花点儿时间思考一下。这其中有多少信息对你来说是新信息？在读到这一部分时，你的身体有什么反应？你有什么想法？

如果你从小就认为情绪是危险的，因为它们有时让你不知所措，有时会给别人带来负担，有时甚至会给别人造成伤害或给你带来极大的麻烦，那么在读这部分内容时，你可能会觉得奇怪，也可能不认同我的观点，这都没关系。因为这些对你来说都是陌生的内容，你不可能马上接受它们。反复阅读，慢慢地你就能理解了。

在你翻开下一页之前，跟着我说："所有情绪都是正常的，情绪没有好坏之分，它们都很重要。"

第 7 章

战斗 – 逃跑 – 冻结 – 取悦反应

压力、焦虑、恐慌（人们通常将其描述成"可怕"的感觉）及种种恐怖的想法，都是人们寻求心理治疗的主要原因。我们在上一章讨论过，无论什么时候，只要我们察觉到环境中有潜在的威胁（或只要我们的身体感受吓到了我们），我们就会感到焦虑、恐惧或愤怒。这些感觉与心理学家所说的"战斗–逃跑–冻结–取悦反应"有关，本章将会详细介绍这种反应。

可怕的感觉

焦虑是一种很糟糕的感觉，但如果没有它的陪伴，包括你和我在内的人类可能都已经灭绝了。

没有焦虑，我们的祖先就无法幸存。他们对未来事态发展的担忧有利于人类物种的延续，可以让我们随时保持高度警惕，以防出现可能毁灭我们的危险。

我们从祖先那里继承了应对潜在威胁的焦虑情绪和警惕性。事实上，就像我在前一章说的那样，我们现在仍需要它们，比如防范窃贼或现实生活中可能遭遇的其他危险。

轻度的压力和焦虑会让人不舒服，但也可能会发挥令人难以置信的作用。它们可以鞭策我们，让我们表现得更好、更高效。因为它们的存在，大家的行动增加了"我能"或"我必须"的主观能动性。这是一种神奇的力量，让我们在适度的自我关注下立即采取行动。

拖延症患者或临时抱佛脚的人（没错，我就是其中之一）可能对此深有体会，甚至你周围的朋友也不例外。你说过多少次这样的话？"这次绝对不会了。我要提前完成工作，这样后期就不会那么狼狈了。"日子一天天过去，截止日期很快就到了，可是你一个字都没写，演示文稿也没做。然后，你的焦虑瞬间达到了一个绝佳的程度，消除了你的拖延症，专注力随之而来，你会像往常一样在截止日期当天按下"发送"按钮，完成任务。[1]

然而，如果你在那个神奇而高效的时间段没有完成工作，那就不怎么愉快了。你开始肌肉紧张、浑身冒汗、双手颤抖，各种令人恐惧的想法接踵而至，恐慌感随之而来。

任何有过这种经历的人可能都会注意到，当这一切发生的时候，像"我能做"或"我必须做"这样的想法都消失不见了。相反，你的脑海中充斥着这样的想法："我永远都做不完了！""我这次完蛋了！天啊！我为什么会有胸闷的感觉？"这时候，焦虑没有任何好处，你甚至会因此无法正常工作。

突然间，你丧失了清晰的思考能力，取而代之的是铺天盖地的恐惧。你感觉越来越热，额头开始冒汗，呼吸越来越困难（如果是在电影中，主人公这会儿肯定会焦急地撕扯领带，或者解开衬衫最上面的纽扣）。即便是写一个刚才看起来还很简单的句子，或者口头表达一个简单的观点，似乎都比登天还难，因为你的每一种感觉或每一个想法都与即将到来的厄运相关。你只想逃离办公桌，彻底放弃。

如果手头的工作有最后期限，即使想一想空白的文档或未完成的演示文稿也会让你不知所措。但这种状况不仅局限于工作领域，它们随时随地都会出现。

一个极度焦虑的人可能会这样：他们外出活动的时候，比如和朋友去咖啡馆，前一刻，他们还在和朋友聊天，下一刻，他们的紧张情绪就会升级。突如其来的情绪变化迫使他们匆忙向朋友道歉："出现了意外状况，我得走了，对不起啊！"然后他们会快速冲向门口。他们上气不接下气地跑到外面后，甚至还会呜咽或抽泣。

如果恐慌达到高峰，你甚至会感觉自己心脏病发作了，或者快要疯了。这些状况我都经历过，我还经历过更多类似的状况。对没有这类体验的人来说，很难理解焦虑和恐慌有多可怕，有多耗费人们的精力。很难想象，焦虑会让人在本该泰然自若的时刻表现得无所适从。

如果用战斗-逃跑-冻结-取悦反应中的"战斗-逃跑"环节来解释，我们在焦虑和恐慌（或在经历压力、愤怒、嫉妒等与威胁相关的感觉）时经历的每一种症状都很容易理解。对任何一位饱受焦虑折磨的人来说，你至少没有死亡、没有窒息，也没有心脏病发作或丧失理智。

如果没有焦虑，会怎么样？

战斗还是逃跑？

让我们设想一下，如果你的身体准备参与战斗或奋力逃跑，它需要什么？比如，我们可以想象如果你偶遇了原始祖先一直试图躲避的老虎，会发生什么。你的身体会变得像蓄势待发的弹簧一样，压力陡然增加，这样你就会迅速做好准备，像从枪膛里射出的子弹一样，冲到安全的地方，或者奋力逃生。为了使这一切成为可能，你的心跳会加速，呼吸会变快，以收集身体所需的氧气和能量。随着血液在血管中的流动，能量被传送到胳膊和腿脚部位，供战斗或逃跑之用。你的肌肉做好了收缩的准备，你的视野也发生了变化，你放弃了周边视觉，只专注于眼前的危险。

在即将到来的战斗中，你会关闭任何一个不参与行动的身体部位，把所有能量都转移到必要的肌肉组织。血液会从体表流向战斗所需的主要器官，这也是为了减少割伤或其他伤害导致的失血量。你的目标只有一个：为了生命的存续而战斗或逃跑。

被老虎盯上的时候，这种反应十分有效。事实上，在任何生死关头，这样做都好处多多。你在路上走的时候，并没有留意四周的状况。在突然听到汽车的动静时，你的大脑会立即接管你的身体，让身体下意识地做出反应，快速跳离马路。当你看到有人被困在车里时，你的大脑也会自动接管你的身体，让你像超人一般帮助别人化险为夷。2012 年，22 岁的劳伦·科尔纳茨基（Lauren Kornacki）为了解救自己受困的父亲，徒手抬起了一辆宝马 525i 型汽车。[2] 还有汤姆·博伊尔（Tom Boyle），他在 2005 年托举起一辆雪佛兰大黄蜂（一种车身很大的汽车）。[3]

一旦你参与战斗或奋力逃跑并幸存下来，这个系统就会自动关闭，你将重新拿回行动的控制权。不过，我在前一章说过，大脑无法区分生死攸关的真实危险和我们认定的潜在威胁。也就是说，有时候根本没有必要战斗或逃跑，但战斗–逃跑反应也会出现。比如，在你的工作任务临期的时候，在你需要参与公众演讲活动的时候，在你和陌生人打交道的时候，或者在你遭到无礼评价的时候，等等。

如果你并没有实施逃跑或战斗行为，就不会有身体活动的突然爆发，自然无法向大脑传递信号，告诉它危险已经过去。也就是说，战斗–逃跑反应系统没有及时关闭。

它不但没有关闭，反而加强了。你的肌肉变得更紧绷，你感觉自己几乎无法呼吸（因为胸部肌肉收缩，试图向身体各处输送更多的氧气）。你开始出汗，机器只有在凉爽的状态下才能保持高效，所以你的身体需要冷却，这是一种自我保护机制。

你的脑海中充斥着各种未来有可能出现的可怕后果，并且不断回忆与眼前状况相似的可怕场景。这是为了帮助你解决问题，因为大脑试图通过这种方式寻找解决当前困境的线索。

此外，你会感觉自己的皮肤又冷又黏（因为血液已经流向其他身体部位），肠胃也不舒服，"就像很多蝴蝶在里面乱飞乱撞"，这是因为肠胃不是战斗或逃跑所需的器官，它们的血液和氧气供给被挪作他用了，于是产生了这种奇怪的感觉。而且，你会突然想上厕所。因为在你准备参与战斗或奋力逃跑时，你的肛门外括约肌也处于放松状态。

你很难找到合理的方式摆脱这些感觉，因为在战斗-逃跑模式下，你的额叶（大脑前部负责控制自己和处理眼前事物的部位）无法发挥作用，你进入了自动驾驶模式。这就是为什么人们很难"从某种情绪中走出来"。

并不是每个人都熟悉这些生理感受，所以大家可能会把战斗-逃跑反应出现时的身体症状解释为心脏病或其他疾病的征兆，把随之产生的可怕想法当作"神经错乱"的佐证。我要说的重点是，这种感觉很危险，会威胁我们的生存。如果大家都这样想，世界末日就不远了。没错，觉得自己处于危险之中的想法会导致恶性循环，加剧"战斗-逃跑"反应。

这种体验非常恐怖，一旦类似的体验有可能发生，我们就会开始害怕。我们可能会专注于预测惊恐何时再发作，或者查看自己在某个特定时刻是否处于放松状态。我们也许会检查自己的脉搏、血压，并把任何体征变化都当作"可怕体验即将重现"的征兆。

遗憾的是，反复核查和过度警惕并不能预防焦虑；事实上，这种做法反而会增加焦虑出现的可能性。我在上一章提过其中的一个原因：如果害怕某些情绪出现，我们就有可能把正常体验误读成"灾难性事件"，并误以为焦虑即将来袭，从而导致真正的焦虑。另一个原因我会在下一章详说，它与那些得不偿失的应对策略有关。

顺便说一下，即使你发现自己有反复核查或过于警惕的毛病，也不用担心。我们的祖先为了活命，都会尽力预测和预防危险！面对可怕的事情，大多数人都会这么做。这又是一把双刃剑：有时对威胁进行查验并保持警惕会让我们受益良多，有时它们又会成为我们前进路上的阻碍。同样，我们会在下一章详细讨论这个问题。

生活在焦虑和恐慌中，就像安装了有故障的警报系统，即使没有危险也会胡乱报警。

应对战斗-逃跑反应的首要步骤是，搞清楚即将出现的状况，明白自己的生理机能一切正常。也就是说，你知道自己很正常，你的每一种体验都是合理的存在。

焦虑和恐慌会让你担心自己是不是心脏病发作或丧失了理智。但事实并非如此，你的身体很健康。当焦虑和恐慌的感觉消失之后，你就会意识到这一点。

下一步就是学会如何在战斗或逃跑反应出现时将它关闭。本书第三部分介绍了完成这件事情的所有步骤。对现在立即需要帮助的读者来讲，情绪平复练习、呼吸练习和正念练习十分有效。但现在，你可以尝试以下技巧：

技巧 1：运动

　　战斗–逃跑反应系统的启动注定会伴随身体动作的爆发。大脑会收到信号，告诉它行动已经完成，你活下来了，战斗–逃跑反应系统现在可以关闭了。一旦你注意到自己的紧张情绪加剧，一定不要忘记：做一些能让自己心跳加速、浑身冒汗的事情，最好坚持 5 分钟。我过去常常把自己锁在浴室里，做一些星跳练习来缓解自己的焦虑情绪。这种方法很有效，强烈推荐大家试一试。

技巧 2：告诉自己我很健康

　　当焦虑（压力、愤怒、嫉妒或其他与威胁相关的情绪）导致胃部不适或胸闷时，告诉自己："从医学的角度讲，我很健康。这是我的身体准备逃跑或战斗的表现，仅此而已。"

技巧 3：追根究底

　　与压力或焦虑相关的典型想法之一是："如果……该怎么办？"比如，"如果我把事情弄得一团糟该怎么办？""如果我被人嘲笑该怎么办？""如果我受伤了该怎么办？""如果我在现场或网上当着大家的面丢人现眼了该怎么办？""如果我心脏病发作了该怎么办？""如果我丧失了理智该怎么办？"……

　　每当遇到这种状况，恐惧的惊涛骇浪就会扑面而来，我们随即会掉进一个情绪黑洞，心下腹诽："每个人都会对我评头论足，我应付不了，我要死了，我的生命就要结束了。"这样的想法层出不穷，我们却很少停下来问问自己："哦，太糟糕了！但说真的，如果这种事情发生了，我该怎么办？"

　　下一次当你冒出"如果……该怎么办？"的想法时，切记不要顺着思维定式进入错综复杂的"兔子洞"。让自己冷静一下，意识到这种想法只是焦虑的表现，然后问问自己："好吧，如果这是真的，我该怎么办？然后呢？"

给大家举个例子（其中的主人公自始至终都是同一个人）：

"如果我失败了，大家都会对我评头论足，该怎么办？"

好吧，如果这是真的，你该怎么办？

"我会觉得很可怕，想要放弃。事实会证明我的恐惧并非空穴来风。"

好吧，那你接下来该怎么办？

"哭吧，哭一个星期，或者更长时间。"

然后呢？

"也许我会振作起来，想一想下一步该做什么。向别人求助？或者再试一次？"

那你觉得这么做很可怕吗？

"很可怕。"

但你能解决问题吗？

"能解决。"

哇！太好了！

战斗-逃跑反应往往会让我们浑身处于戒备状态，肾上腺素分泌旺盛，并试图通过行动找到安全之路。然而，尽管有些时候我们预测到了危险或面临危险，却会陷入冻结反应。

冻结反应

冻结反应与战斗-逃跑反应相反，在这种反应下，"我能"的感觉常常会消失，取而代之的是"我不能"。如果遇到更极端的状况，我们的身体和大脑就会反应迟缓，达到（暂时性）身体瘫痪和心理麻木的程度。但这种现象也不会凭空出现。

面临生死攸关的威胁时，我们无法自主选择是做出冻结反应还是其他反应。这完全由大脑决定。你也许接受过正规的自卫训练，但如果遇到危险，你依然可能会原地呆住。

如果大脑评估后认为你眼前的危险无法逃脱，比如被攻击者或老虎困住，就会出现冻结反应。如果你被老虎困住，冻结反应会从以下几个方面使你受益：

你的呼吸会变慢，或者你会注意到自己屏住了呼吸。你的体温下降，并停止所有的动作。你有没有见过动物为了躲避潜在的捕食者而"装死"，或者因为恐惧而尽力躲藏？正是出于这个原因，以这种方式冻结可以让你幸存下来。

你的感觉开始变得麻木，眼前的一切都有可能突然失真，你甚至会觉得自己在看一部关于人被老虎困住的电影。如果装死无法阻止危险的降临，后备计划就成为重中之重，比如，你的疼痛阈值会增加，神志也处于游离状态（感觉完全脱离当前的时刻），让你对接下来可能发生的事情无动于衷。这种体验只会在真正危及生命的情况下出现。然而，在这些危急时刻以外，它同样有可能发生，尤其是冻结模式在过去发挥过作用、救过命的情况下。

我曾经接触过一位患者，但凡我们谈到他的过去，提及他的情感或任何让他感觉有压力的生活内容（比如和伴侣之间无法化解的激烈冲突），他的大脑就会"一片空白"。我们本来聊得很愉快，一旦触及这些话题，他就会目光呆滞，只会回答是或不是。

这位患者在幼年时期目睹过家庭暴力。他通过躲避危险的照料者或心理冻结等方式来防止自己受到伤害，并艰难地度过了那段时日。成年之后，只要想到或面对任何让他感觉有压力的事情，他都会迅速产生冻结反应。

如果你小时候习惯利用冻结反应去躲避不幸，你可能会注意到自己现在只要遇到压力，就会触发相关反应。此外，任何经历过焦虑或惊恐发作的人可能会注意到，冻结反应会相伴而至，并且加剧病情。

除非是危及生命的极端状况，否则冻结反应可能不会让你身体麻痹。与之相反，你可能会感觉自己的感官趋于封闭，大脑一片空白。你也许会发现自己很难开口说话或理解别人的话语。你可能会有不真实的感觉，仿佛这个世界变得混沌一片或毫无生气（心理医生称之为丧失现实感）。你可能会感到麻木、绝望、无助、沮丧甚至羞愧。这种体验可能只会瞬间出现，然后永远消失，也可能会循环往复地出现。

在应对焦虑问题时，与冻结反应相关的种种症状是我最讨厌的一部分。所以，如果你也有过这样的经历，我能理解你的感受。尽管它们很可怕，但你要知道你很安全，你可以使用本书推荐的方法和技巧帮助自己摆脱冻结反应。

取悦反应

大多数人都听说过战斗–逃跑–冻结反应，但很少有人听说过取悦反应。取悦反应就是为了取悦他人而对他人表现出奉承或喜爱之意。

我们大多数人都想取悦他人，让他人快乐，这很正常。然而，一旦我们遇到威胁且取悦反应被激活，情况就会发生变化。这意味着我们取悦、安抚或可能奉承他人的目的是避免对方伤害自己。

你们肯定在电影中看到过这样的场景：当某个角色的生命受到威胁时，一开始他会奋力反击。当反击不起作用时，他就会尝试逃跑。当逃跑也不起作用时，他就会开始恳求或讨好攻击者："求求你，无论你说什么，我都照做！"或者，他可能会采取更巧妙的方式，尝试与对方成为朋友并对其歌功颂德。

这也有助于解释我们在第 1 章讨论过的内容。还记得我说过的话吗？孩子们可能会在童年时期学会取悦别人，并以此作为获取安全感、与照料者保持亲密关系的适应方式。取悦反应正是其中一个深层次的原因。

如果在家面临很大的压力或危险，孩子们可能很清楚仅凭反抗、逃跑或躲避照料者并不能保证自身安全或远离麻烦，但他们发现奉承或讨好可以起到这样的作用。一旦孩子们察觉取悦反应非常有效，他们也许会在余生继续使用这种策略来保障自身安全，即使与家庭生活相关的危险已经不复存在。

这些案例都与高危因素相关，但取悦反应随时可能会出现。如果你注意到当自己焦虑时，就会产生不可抑制的冲动去取悦别人，现在你知道其中的原因了吧？这是我们的主要防御措施之一，是完全正常的反应。

至此，你已经了解了战斗–逃跑–冻结–取悦反应的全过程。如果你也有过上述经历，那你一定不好受，但你也要明白，这是一种生存反应，第三部分的情绪平复练习会引导你关注当下，摆脱过去的阴影。然而，如果你突然出现新的症状，务必要咨询医生，排除其他可能性；如果症状久久不能消除，就要求助于心理医生，他们能让你恢复平和的心态、提升专注力。

想法

尽管我还没有明确阐述想法的定义，但前面的内容已经从侧面给出了一些回答。想法是大脑为了表述它所做的预测、你所感受的情绪和经历的体验而构建的话语或图像。面对眼睛看到的一切和你所经历的一切，大脑会收集相关的话语和图像，这就是想法。

我们的想法只是对事实的描述，而非事实本身。

它们有可能涉及过去、现在、你喜欢谁、你爱谁、让你感觉良好的东西、让你感觉糟糕的事情、晚餐吃什么等，但通常情况下，它们会涉及未来会出现的问题。想法如果出现在最后一章，它们会是这样的："啊哈，这是一个窃贼！""哦，天哪，他们现在一定很恨我。"而在这一章，它们又会是这样的："天哪！我要疯了？""我一定行！""我不行！"

我们有时候可以选择自己的想法。比如，你会考虑这些问题："我中午吃什么？""我喜欢艾米什么？""我怎么修好这个自行车轮胎？"有时候，我们根本不用选择，我们的想法与自己的预测完全一致。这就是为什么我们要在第6章讨论如何判断你是否高估了威胁，以及为什么你要了解我们需要特别注意的常见思维误区。

常见思维误区

> **非黑即白的思维**：我们认为事情都很绝对，如果一件事情不完美，那它一定很可怕。但事实上，大多数事情既不是白色的，也不是黑色的，而是灰色的。
>
> **过滤**：我们往往忽略事物积极的一面，而只关注其消极的一面，然后妄下结论。尽管周遭世界具有很大的不可预测性，但我们仅凭自己获取的少量信息，就认为自己知道了事态的未来发展方向。
>
> **读心术**：如果别人不告诉你，你就不能了解别人的真实想法，但我们总认为自己知道。比如，"他们觉得我很滑稽！""他们很讨厌我！"人们觉得你可笑的原因有很多：也许是因为他们今天心情很糟糕，也许是因为他们今天没戴眼镜而不得不眯缝着眼睛！
>
> **情感推理**：我们认为自己感觉到了某件事，那它一定没错。

比如，"我觉得自己很笨，所以我一定很笨。"但事实并非如此！

过度概括：我们会把某件事的结论推广到所有事上，比如，"这样的事情总是会发生在我身上"，"没有人喜欢我"。

个人化：我们会把一切个人化，甚至在事态超出个人可控范围的情况下亦如此，比如，"一切都是我的错！"其实我们也可以"他人化"，比如，"这都是别人的错！"

灾难化：我们的担忧程度会升级，最终演变成可能出现的最坏后果，比如，"世界即将毁灭！"

忽略积极因素：事情进展顺利时，我们会将成功最小化，比如，"我表现好是偶发事件，纯属侥幸"。

你有过上述思维误区吗？在接下来的24小时内，留意自己的想法。你要特别关注自己的消极想法，然后回看上述内容。自我审视一下，看看你采取的可能是其中哪种思维方式，然后仔细斟酌一下自己在思考过程中有可能错过的证据。寻找更全面、更公允的想法。比如，你不要采取非黑即白的思维方式，而是告诉自己："这段经历并不完美，其中有很多值得挑战或学习的地方。但总而言之，我已经尽力了。"你也不要采取过度概括的思维方式，而可以对自己说："这次活动并不顺利，但并不是每次都会这样。"

有时我们的想法转瞬即逝，有时我们却会身陷其中，反复琢磨将来可能发生的事情。如你所知，有些想法会让人心烦意乱，但有时我们的想法也可能会十分恐怖，几乎到了骇人听闻的地步。

你有没有想过做一些非常可怕或危险的事情？你有没有过那种让你怀疑自己不是好人的时候？我有过这类想法，许多人都有过。但我们的想法并不等同于事实，明白这一点也不会削弱我们的经验的有效性。相反，这表明那些困扰、损害我们或使我们偏离轨道的想法需要进行检验、挑战和反思，以便更好地反映世界的真实性。

很多人站在火车站台上都会突发奇想，比如，"如果我跳下去，会怎么样？""如果我被推下去，该怎么办？""如果我把别人推下去，又会怎么样？"

许多手持刀具的人也会产生类似的想法，比如，"如果我用这把刀捅自己一下，会怎么样？""如果我捅了别人呢？"很多人在抱着孩子时也会产生一些天马行空的想法，比如，"倘若孩子掉到地上，该怎么办？""如果我把他扔了呢？"

人们之所以产生这类想法，不是因为他们是坏人，也不是因为在某种程度上他们是危险分子或他们想做这样的事情，事实恰恰相反。

正如你了解的那样，人类的大脑每天都会不断扫描周围环境，预测接下来会发生的事，得出无数种可能的结论。尽管很多事情的发生都会超出我们的意识，但有时大脑做出的预测会引起显著的情绪反应，接下来大脑会把它们通通塞进你的意识。

想想那个抱着婴儿的人，让我们假定他是一位新手家长或照料者。大多数新手照料者都有这样的认知：他们必须不惜一切代价地保护看护对象。当他们的大脑在预测或模拟所有可能阻碍他们完成看护任务的障碍时，其中之一就是"如果我伤害了他，该怎么办？"。

想想那个手持刀具的人。如果他的安全意识很强（大多数人都是这样），他的大脑就会扫描周围环境，寻找潜在的危险："刀有可能割伤皮肤，也有可能捅死人，如果……该怎么办？"

再想想火车站台上的人。我们的大脑能觉察到火车周围存在某些显而易见的危险，所以它有时会产生这样的想法也不足为奇："如果我跳下去，会怎么样？如果我把别人推下去，该怎么办？如果我被推下去，该怎么办？"

倘若我们当时已经有些焦虑，大脑就更有可能思考一些可怕的事情，因为这时它的危险探测器会更加灵敏，以此确保你的安全。

你不能把你与你的想法画等号。你可以随意放飞自己的想法，天马行空。即使某个想法涉及最可怕的犯罪行为，对你来说也毫无影响。对我们的品行起决定作用的是我们的行为，而不是那些时不时冒出来的恐怖想法。

有些想法就像浏览器上弹出的对话框，虽然很烦人，却对我们有益。它们向我们发出警告，告诉我们电脑出问题了——这是一种安全警报！有时它们确实有用，提示我们检查安全设置，但有时它们只是垃圾邮件，完全可以忽略。

大脑发送的垃圾邮件

每个地球人都会时不时产生一些奇怪的想法。有些人甚至没有注意到这些想法的存在，每当它们冒出头来，就会被人们下意识地抹去痕迹。有些人觉得它们很烦人，而有些人觉得它们很滑稽。

我刚刚成为一名心理医生时，对自己的职业前途一无所知。有一天，我在某个公共场所偶遇了自己接诊的一位患者。当时我突然想到："如果我在这里对着所有人大声说出他的秘密，会怎么样？"

我知道想法就只是想法，所以这种状况出现的时候，我并没有惊慌失措。想到自己的新烦恼，想到自己在人山人海的牛津广场扯着嗓子喊出别人的秘密，我忍不住咯咯笑了起来，随后我就离开了。如果我不了解想法的本质，我可能会为自己产生这样的想法而担忧，害怕自己做出一些可能会毁掉职业生涯的事情，恐慌也因此在我内心慢慢地累积。

我有可能产生两种差异极大的反应，这尤其重要。如果突然蹦出来的某个想法让你十分害怕，但你能意识到它只是你的大脑偶然想到一些可怕的事情而衍生的随机信息，那么一两分钟后你很可能就把它抛在脑后了。遗憾的是，通常情况下事实并非如此，特别是当你产生那些涉及暴力的恐怖想法时。这才是人们觉得棘手的问题。

从想法到问题

很少有人知道想法也会出错，或者想法往往基于预测。与此相反，他们认为自己的每一个想法都是精心选择的结果。因此，当某些令人担忧的想法浮现在他们的脑海中时，他们就会感到恐慌。即使是心理医生，也会产生焦虑或经历惊恐发作，甚至会产生可怕的想法！

我们回过头看育儿新手照看婴儿的例子。我们假设他们之前从未有过可怕的想法（或者至少从未意识到自己有过这种想法）。你能想象当他们想到自己要去伤害心爱的孩子时会有什么感受吗？我治疗过很多有过同样经历的人，所以我可以告诉你，他们的心路历程通常是这样的：

> 这种想法会突然出现。几秒钟之内，由于他们觉得自己对这种想法负有绝对责任，恐慌随之产生，同时冷汗直冒（战斗－逃跑－冻结－取悦反应加剧）。"我刚才是这么想的吗？什么?！我的天！如果我这么想了，就说明我想这么做。"随之而来的是内疚、恐惧和羞愧的感觉。

这不仅是因为他们相信自己的想法很快就会付诸行动，或者他们想要这样做，而是另有原因。许多人认为，想做坏事和做坏事在道德层面上应该受到同样的谴责，但在这里我要澄清一下，事实并非如此。

可怕的想法转变成实际问题的下一步是：他们会对自己进行评估，比如"我有问题"或"我很危险"。得出这样的结论并不意外，因为许多人面对这种情况时，唯一的参照点就是新闻或影视剧对"疯狂行为"和"坏行为"采取的评判标准。

许多人还会采取其他两项行动，致使这种想法不仅挥之不去，还会越来越强烈。第一，他们选择不告诉任何人，永远不告诉。他们害怕倾诉对象会看到自己的阴暗面，还有可能因此被送进监狱。在治疗过程中，患者经常告诉我，他们真的很害怕如果向我坦白了他们的侵入性想法，我会立即报警。

第二，他们会把自己的想法推开（心理医生称之为"抑制想法"）。如果有过类似的经历，你就很清楚这一点：每次你把侵入性想法（甚至是令人心烦意乱的想法）推开后，它总会卷土重来，新一波的恐慌和惊惧浪潮也会随之而来。这会让新手照料者更加确信他们自己有问题："如果我不想这么做，为什么这种想法会反复浮现呢？"

你想知道，为什么这种想法会卷土重来吗？你有没有试过不去想某些事情？我们现在就试试吧：无论你做什么，都不要想你最喜欢的那只狗……

> 你现在想那只狗了吗？
>
> 不要想你最喜欢的那只狗，千万不要！
>
> 连"狗"这个字都不要想。
>
> 结果呢？
>
> 你根本不可能不去想那只狗。

对我来讲，和狗在一起的经历非常美好。但对大多数人来说，我们试图避免的想法通常极其烦人，它们就是侵入性想法。

你越想避开某个想法，你的脑海中就会更多地浮现出那个想法。你给这个想法贴上了危险的标签，你的大脑会说："咦，看看这个！太危险了！注意！立即解决这个问题！"对任何一位有过侵入性想法或正在经历侵入性想法的读者来说，这就是为什么他们的想法会变得越来越糟糕。这种现象的出现并不是因为你确实要把想法付诸行动，也不是因为你的内心很危险，而是因为压抑某种想法反而会导致它的反弹。想想看：你第一次产生这种侵入性想法时，你的反应是什么？很可能是心神不宁的担忧或铺天盖地的恐惧。

我之所以反复强调这一点，是因为我接诊过很多患者，他们无法摆脱侵入性想法，这些想法困扰了他们很多年，但他们从来没有告诉过任何人，他们会因为恐惧而全身僵硬，感觉自己非常孤独。那些令人不安的想法不能作为评判人们品行的依据，你也不会因此改变自己的本性，突然变成坏人或危险分子。但这些想法让你产生的不只是担心，还有为这种想法负责的担当感，于是它们就成了挥之不去的心魔。

如果你因为有过这样的想法而背负着恐惧和羞耻感前行，那你一定要相信一点：你的本性并没有改变，你既不邪恶也不危险。

你是否愿意将某种可怕的想法付诸实践与该想法出现的次数无关。

与你的想法保持距离

无论你的想法是否可怕，都要尝试着与它们保持一定的距离。下面介绍了接受与承诺疗法所倡导的方法，路斯·哈里斯（Russ Harris）在《幸福的陷阱》一书中也有提及。

（1）重复你想远离的那个想法，并加上这样的开头："我注意到自己有这样的想法……"

（2）配上能让你发笑的曲调把自己的想法唱出来。看看这样做能不能改变你对该想法的感受。

（3）用滑稽的声音重复这个想法。

事实上，你可以立即尝试一下。你刚才是怎么想的？比如，"是不是……？这种想法简直太愚蠢了。"如果是这样，继续跟着我念："我注意到自己有这样的想法，它简直太愚蠢了！"现在，用《铃儿响叮当》的曲调把它唱出来。你练习的次数越多，效果就会越好。在手机上设个闹钟，每天提醒自己多练几遍。久而久之，它的作用就会越来越明显。这个练习不是让你轻视自己的感觉或想法，而是为了帮你远离可怕的想法。

遭受侵入性想法困扰的人最好能做到以下几点：

（1）不要回避这些想法。当它们出现时，可以使用上面推荐的方法。本书在第 8 章会详细讨论逃避行为的影响，附录部分还会帮你制订克服侵入性想法的计划。

（2）重复一条"咒语"："嗨，我看见你了，我的想法。我知道你只是一个想法。我知道你很想让我相信你对我的很多看法，但你失败了。我是好人，我不是危险分子。我还是我，一点儿都没变。"

（3）参考第三部分的内容，学着平复自己的情绪，触发放松反应，做正念练习。

（4）如果侵入性想法对你造成的压力太大，就要积极寻求帮助。心理医生很擅长处理这方面的问题。

侵入性想法可能会演变成强迫症

侵入性想法最初只是某件令人烦恼的事情，但随着对其关注程度的增加，我们开始不堪重负，它也就演变成心理医生所说的强迫症（OCD）。不要让"感觉很愚蠢"的想法成为你尝试某种应对策略的绊脚石，没准儿它真的对你有用。

本书不会过多地讨论强迫症的诊断方法，但我在这里要特别强调一下，因为人们提到强迫症的时候，通常都会想到这样的情景：反复洗手，核查门有没有锁、灯有没有关，或者反复整理东西。尽管像清洁、检查或把所有物品"照原样"摆放等行为可能是强迫症的具体表现，但事实上它的表现形式并不局限于此。

谈及侵入性想法和强迫症时，我们建议的应对措施包括：

- 抛开这种想法。
- 通过某种方式中和它，比如重复某个特别的词语。
- 当它出现时，分散你的注意力。
- 回避任何可能诱发这种想法的事情。比如，倘若人们担心自己有可能伤害孩子，他们就不要去抱孩子。他们可能会把刀具锁在抽屉里，或者在家只使用钝刀具。他们可能会避开火车站台，因为那里容易让人们产生"推人"、"被推"或"跳下去"的想法。

人们有时会把这类行为称为"纯O型"强迫症，因为你无法用肉眼对它进行分辨。想要消除这种强迫症，我们通常会采取认知行为疗法（见第18章）。该疗法可以通过第11章和第12章介绍的情绪平息策略和呼吸技巧缓解焦虑，采取多种方法让患者逐渐获得安全感，与那些可怕的想法和平共处，最终摆脱强迫性行为。

与这种强迫症相关的常见可怕想法包括：

- 伤害自己或他人。
- 不相信自己的性取向。
- 对他人产生与性相关的想法，包括婴儿、儿童或成人。这是人们最害怕谈及的话题。

如果你存在这类问题，并且它们已经妨碍了你的正常生活，请尽快求助于专业人士。你不知道的是，当你终于鼓起勇气向别人讲出自己的想法和感受，他们反过来安慰你说"你很正常，你很安全，我们会解决你的问题"时，你的周身会感觉多么舒畅！事实上，心理专家对强迫症的研究很深入，治疗效果也不错。

- 所有的情感体验都有迹可循。它们处于失控状态时非常可怕，但感觉焦虑并不意味着你"要疯了"或"要死了"。每一种与焦虑、愤怒、嫉妒、恐惧或其他让你感到危险的感觉相关的反应都在情理之中。

- 当大脑认为它在你的环境中检测到危险时，"战斗–逃跑–冻结–取悦"反应系统就会被激活。你的反应强度取决于大脑预测到的危险类型，比如危险的紧迫程度、消除危险的难度系数，以及你过去应对这类危险情境的经验是否丰富等。如果危险迫在眉睫，大脑会立即做出反应，速度非常快，以至于你都没注意到事情的原委。比如，你的手部触摸到滚烫的表面之后，肯定会迅速弹开。但如果危险发生得没那么快，或者周围环境中有什么物体让你感觉踏实、安全，你的反应过程就会缓慢一些。要么威胁消失，战斗–逃跑反应结束，要么触发放松反应或通过呼吸练习平复情绪，否则你就会一直处于高度警觉或焦虑的状态。问题是：你所预感的危险不一定客观存在，它可能只是让你担心的某种虚拟危险，甚至是焦虑本身。

- 在战斗–逃跑反应之后进行适度锻炼。这是应对压力的优选策略，但这并不是说战斗–逃跑反应一定要通过身体活动的爆发来终结。这是因为运动可以简单有效地对神经系统起到镇定作用，燃烧人体内产生的神经能量，代谢（分解）过多的压力激素。压力激素水平较低，意味着身体、情绪反应都较为正常。

- 你仍然可以天马行空地放飞自己的思绪，但我们需要想办法与自己的想法保持距离，避免它们控制我们的生活，尤其是在它们非常可怕的时候。

- 我要重申一点：产生可怕的想法并不意味着你是个可怕或邪

恶的人。我十分确信这一点。有时我在诊所一坐就是几个小时，连续接诊经历过这些事情的患者。他们可能刚才还在用梦呓般的声音向我倾诉有暴力色彩的想法，比如："如果我用刀捅了我妹妹，该怎么办？如果我想在蕾哈娜的《雨伞》或比吉斯的《活着》的旋律中提刀刺向我妹妹，该怎么办？"在他们的讲述过程中，我有时会感觉自己仿佛置身于他们家厨房，目睹他们手里拿着锋利的菜刀，做着他们讲述的事情。这听起来很诡异，但我们说得越多，患者接触这种想法或恐惧的机会就越多，也就能更快地领悟这种想法只是一串文字。当下次面对这种恐惧时，焦虑才会趋于缓解。

- 如果你对此忧虑已久，并且想了解更多信息，不妨看一看罗丝·卡特赖特（Rose Cartwright）的著作《纯洁强迫症》，或者刷一刷第四频道根据该书改编的电视剧。对有过类似经历的人来说，看一看别人的经历并找出问题的症结，对改变自己的生活具有很大的参考价值：你可以亲历别人遭受某种想法的折磨，熬过艰难岁月，而后茁壮成长的过程。《纯洁强迫症》的作者本人就是一名强迫症患者，她的这本书提供了很多关于侵入性想法的切身体验。电视剧预告片的第一句台词是："我有点儿不对劲。就像第六感，但我看到的不是死人，而是浑身赤裸的人。"背景画面与台词相呼应：一辆公交车缓缓停到叙述者身旁，车门打开时，观众可以看到司机没穿衣服。其实这就是侵入性想法有可能产生的效果。

- 向你信任的人倾诉自己的想法。如果你不确定他们会有什么反应，你可以先让他们读一读这一章的内容，然后假装若无其事地和他们交流一下。"这些内容是不是很有趣呢？你以前知道这些吗？它们对我来说很有意义，你觉得呢？"如果进展顺利，你再跟他们或心理医生说一说你的想法或恐惧。

- 如果有人向你讲述他们受到侵入性想法的困扰，请你帮帮他们。一定要认真倾听并告诉他们，你知道他们本质上没有发生任何改变。然后让他们看一看这一章的内容，并向他们介绍情绪平复技巧和呼吸练习。如果他们已经做好准备，就委婉地建议他们大声唱出自己的想法，反复多唱几遍，或者帮助他们寻找合适的心理医生。

- 记住，你的行为方式决定了你的好坏。大多数怀有可怕想法的人都很清楚，他们宁愿伤害自己，也不愿意伤害别人。这充分说明虽然你害怕自己变成坏人，但实际上并不会。

- 你是个普通人，也就是说，你会经历各种情感体验，它们都是合情合理的存在。你不必假装自己一直很开心。

- 同时，如果你长时间感觉糟糕或害怕，务必第一时间寻求心理医生的帮助。我之所以这么说，并不意味着"我觉得你疯了"，而是因为我知道训练有素的心理医生在这方面比较有经验。他们可以帮你重新站起来，相较于独自承担这种压力，他们的帮助会让你更快地重获安全感。还有一个原因是我知道这种感觉有多糟糕，毕竟我也经历过。因此，虽然我们素昧平生，但我知道你应该找人倾诉一下。

致读者：

你好！

书读得怎么样了？你现在是否有一种感觉：人类注定会经历各种复杂的情感体验，产生各种杞人忧天的想法？你能否领悟到一点：世界塑造了我们，我们又反过来塑造了世界？因为我们通过自己的视角对它进行了独特的解读。现在，我们终于要着手应对这些问题了。

从你降生的那一刻起，你就一直在努力应对。婴儿时期的你为了应对生活中那些崭新而可怕的经历，会通过啼哭吸引照料者，让自己过得舒适一些；你会与你爱的人待在一起，让他们确保你的安全，帮助你活下去；之后你按照媒体宣扬的标准和理念塑造自己，努力做到"足够好"，由此获得归属感。

很多人在感觉自己的应对策略失效时，就会选择接受心理治疗。比如，当他们再也无法抑制痛苦或其他负面情绪时，或者当他们看透一直以来都在遵循的保护机制时。因此，让多数人陷入困境的并不是应对技巧的缺失，而是应对技巧的失效和升级。我的任务就是帮你认识到这一点，并为你指引前进的方向。

索菲医生

第8章

调节情绪的应对策略

应对策略是我们用来调节情绪状态的行为或行动。在日常生活中，我们往往会采取某些行动，让自己感觉更理智、更"正常"、更安全，在面对压力的时候尤其如此。

你现在可以回想一下自己在日常生活中为了保持专注力所做的种种努力：

- 工作间隙抽空喝杯咖啡小憩一下——借机放空大脑，恢复体力，或许还能摆脱工作带来的乏味感。
- 为了排解孤独或打发时间频繁地刷照片墙、查看短信。
- 播放自己喜爱的音乐，在房间里跳舞，借此摆脱一天的压力和负担。或者伴随音乐做瑜伽，调整呼吸，并配合深度冥想。
- 通过看电影、喝酒来麻痹自己或缓解焦虑。这些都是很常见的应对策略，不同的人有不同的应对方式。

大多数相关的杂志或网络文章都会谈及应对策略，但我认为在高明和拙劣的应对机制之间不存在清晰明确、一成不变的差异。我觉得但凡谈到"应对策略"，就没有"完美"之说。

有时候，应对策略是突然大哭，瘫倒在地，双手捂着眼睛，泪水透过指缝浸湿衣衫。有时候，应对策略是直接关灯或在午餐时罢工，钻进被窝，蒙头睡到第二天早上。应对策略还有可能是呼吸练习和结构冥想。尽管后两种应对策略得到了专业人士的普遍认可，但前两种应对策略也没问题。

根据我的个人经验，大多数不尽如人意的应对策略都可以归入以下两类：

> 一类是痛苦出现之前的预防策略。比如，有些人会通过各种方式竭力掌控自己面对的状况，其中包括：避开曾经让自己经历痛苦的地点或人物，谎报自己曾经做过或没有做过的事情，或者采取防御姿态（"问题出在你身上，跟我没有关系"）。
>
> 另一类是痛苦出现之后的回避策略。比如，有些人会用酒精麻痹自己，用电视节目或其他有趣的活动分散注意力，或者干脆否认自己内心的痛苦。

这样的话，问题也会随之产生。一旦我们的应对策略仅出于预防、回避某些情绪等目的，我们就会自讨苦吃。

下面列举了我接诊过的患者常常用来预防或回避痛苦的几种策略。

掌控力

就我们的个人幸福而言，拥有"一切尽在掌控中"的感觉必不可少。倘若我们觉得自己只是生活的过客，对影响未来生活的种种因素一无所知，那我们一定会感觉心烦意乱。

如果我们确信自己可以掌控生活中的主动，影响和改变未来，那么我们不仅会感觉自己很强大，能够掌控生活，比如我们会这样想："如果努力工作，我就能心想事成；即使前路艰难，我也能咬牙坚持，最后获得成功"，我们还能在面对突发事件时拥有更强的自我恢复能力。[1]

我相信你现在已经想象了无数个类似的场景：尽管场面混乱不堪，让人十分恼火，但你对全局的掌控力还是会让自己受益良多。即使像列出待办事项清单这样简单的策略，也可以在你处于劣势或面对不确定因素时收到立竿见影的效果。

恰恰是在面对某些艰难抉择时，你才有可能重获对生活的掌控权，让自己充满力量，勇往直前。比如，你有一位相处很久的恋人，但他一直不给你任何承诺，也不承认你们的恋爱关系，只会说"我还没有考虑清楚"。最关键的一点是，目前没有任何迹象表明你们俩的关系会有所进展。于是，你决定和他分手，这个应对策略实施起来一定很难，但它的确是一种解脱。

本书的目的就是让你更好地掌控自己的生活，为你提供了解自我所需的秘诀和技巧，帮助你最大限度地发挥个人潜力、实现人生目标。从某种程度上讲，掌控力对你十分有益。

人们往往会努力掌控每一天的每一分钟，掌控自己的计划、所处的环境和生活，借此获得生活的安全感或内心的平和。但如果发生意料之外的事情，问题就会随之产生。我很遗憾地告诉大家，意外的事情随时会发生。世界本身就是无法预测的，人生也是无法预测的，因此我们的确没有办法全方位掌控自己的生活。

2020 年新冠感染疫情的暴发就是一个典型的例子，可以充分证明世界的不可预测性。在那之前，我们都在井然有序地过着各自的生活：

随意出门，喝咖啡，外出工作，听音乐会，在顾客爆满的饭店用餐，坐火车，乘飞机，拥抱，亲吻。而在那之后，一切都变了。世界各地的死亡病例数量不断攀升，空气中弥漫着恐慌和不确定性，我们熟知的生活以无法想象的方式被颠覆了。

回顾 2020 这一年，你是否觉得身心疲惫？我相信大多数人都有这样的感受。不确定性会触发我们的威胁反应机制，也就是说，我们会很快耗尽自己的情感资源，处于筋疲力尽的状态。在那些把掌控力作为主要应对策略的人看来，这无异于一场焚烧自己神经系统的熊熊烈火。

一旦你的主要应对策略失效，无论替代策略是什么，你都会丧失安全感（如果有人把水取走，你该如何灭火呢？）。你一直试图回避或从未经历过的情绪一股脑儿都涌了出来，焦虑无处不在。每一个念头，每一次呼吸，每一下（加快的）心跳，都伴随着无尽的焦虑。这就是我们总要准备多种应对策略的原因。

虽然别人劝你"顺其自然"的话有点儿烦人，但他们的建议不无道理。如果面对生活抛来的难题，我们能找到接受并适应它们的方法，我们最终感受到的快乐就会更多。不过，这往往说起来容易做起来难。

如果你感觉拥有掌控力是你唯一的应对策略，而且你正在寻求突破的方法，不妨尝试一下我的建议：

• 短期策略。选择一个你在生活中能够完全掌控的领域，然后放弃对它的掌控，看看事情的发展态势如何。如果你平时在家习惯承担所有的家务，就试着要求别人做一次饭，尽管他可能会把厨房弄得一团糟。强调一下，这么做并不是为了让你获得良好的感觉，你甚至会觉得它是一个馊主意。但我希望你明白一点：即使出现这种状况，日子也能过下去！我想让你的大脑明白一点：即使是在丧失掌控力的情况下，你也能应对它所预测的一切，而不一定要用与过去相同的应对策略。所以，你需要更新记忆库！

- 长期策略。把正念练习（见第 13 章）加入自己的应对策略列表，它可以帮助你学会接受现状并顺其自然。反复练习放弃掌控力，一次改变一点儿。这么做的目的不是让你完全放弃掌控力，而是学会灵活应变，即使生活中出现意外，你也有多种方法去应对，这是一种良好的感觉。

完美主义

一旦感觉压力已超出你的应对能力，你就会陷入痛苦。你掌握的应对策略越多，压力给你带来的痛苦就会越少。

完美主义是一种常见的掌控策略，也是人们引以为豪的应对技巧。完美主义者常常抱有这样的想法：如果他们能掌控自己关注的一切，比如工作、计划、社交媒体、各种场合的谈吐和表现，他们就能预防可怕事件（如求爱被拒等）的发生，或者确保好运的降临（如获得尊重、喜爱或爱慕等）。

完美主义有很多类型：

- 自我导向型完美主义——对自己高标准、严要求，如果没有达到标准，就会进行自我评判和批评。
- 他人导向型完美主义——对他人高标准、严要求，如果没有达到标准，就会对他人进行评判和批评。
- 社会规定型完美主义——你认为他人和社会对你的要求很高，但事实上就像我们在第 3 章说的那样，你的自我价值可能被媒体宣扬的社会期望绑架了。

你有没有上述几种完美主义的特征？如果我们的完美主义倾向只针对自我（自我导向型或社会规定型），那么只要自身足够"完美"，我们就会觉得"一切尽在掌控"。但如果我们无法达到自己的期望值，就会出现问题。

完美主义者常常动力十足。他们可能会因为长期专注于追求"完美"而鹤立鸡群于某个领域。然而，一旦他们意识到"完美"根本不存在，他们可能达不到自己的预期，这种驱动力就会让他们陷入焦虑或疲惫的状态。

不幸的是，生活和万物都不完美。完美主义者拥有特殊的"错误检测系统"：他们能在一英里①之外准确地定位潜在的缺陷，他们甚至可以在别人觉得完美无瑕的物品上找出瑕疵。如果你是完美主义者，或者你有朋友是完美主义者，那么你会对此感同身受。

"这篇得到九成好评的论文不是还有一成差评吗？"

"这可真是一桌佳肴，嗯，可是意大利面没有嚼劲儿。"

"那套衣服确实漂亮！但你看到我裙摆上的折痕了吗？"

你知道，人们很难对工作或对自己感到满意，因为总会有几件本来应该完成却没有完成的事情让人觉得遗憾。完美主义者在获得奖励、加薪，或者达成其他阶段性目标之后，会为自己设定新的标准，而且会越来越高、越来越难。

有些人永远无法放弃自己所做的事情，他们只会说："你知道吗？这本来就很好。"这样的人更容易陷入倦怠状态。一旦精力耗尽，完美主义者就几乎无法继续工作，随之而来的是更强烈的焦虑。

---

① 1 英里≈1.6 千米。——编者注

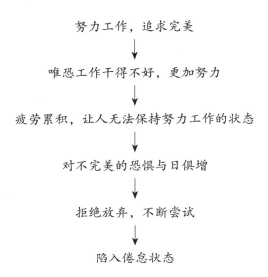

努力工作，追求完美

↓

唯恐工作干得不好，更加努力

↓

疲劳累积，让人无法保持努力工作的状态

↓

对不完美的恐惧与日俱增

↓

拒绝放弃，不断尝试

↓

陷入倦怠状态

即使你现在恰好处于这种状态，也不要担心。包括我在内的很多人都经历过，好好休息吧。

完美状态是一种不可企及的境界，你完全没有必要刻意追求它——你已经非常出色了！付出越来越多的努力去实现越来越多的目标是一种很不划算的策略。休息一下，保持心理和生理的双重健康，才是我们获得前进力量的正确方式。

如果我们把完美主义的标准套用到别人身上，最终可能会把那些无意追求完美的人拒之门外。我们也许会发现自己一边接管别人的任务，一边腹诽："我最懂行，我只是想让他们看看正确的做事流程。"在小范围内，这可能是事实。但如果这种状况频繁出现，我们可能就不是在向别人展示"更好的做事方法"，而是向他们表明我们不信任他们的能力，或者更糟糕的是我们不信任他们。久而久之，这不仅会破坏我们的人际关系，还会导致别人的工作能力下降，因为我们的做法会逐渐破坏他们的自信心。这太可怕了！

一个很有趣的现象是，很多自我导向型完美主义者会把自己描述成矛盾综合体。他们说："太可笑了，我总是在某些方面追求完美，全身心投入。而在其他方面，我又会浅尝辄止。"其实这两者并不矛盾。大多数完美主义者都无法容忍自己在某些方面的无能，他们会觉得这种状况很危险，并立即选择放弃。如果我们无法确定自己能否完美驾驭即将到来的变化，我们也许会不惜一切代价地阻止它们的发生。

我有一位朋友，他经营着一家非常成功的企业，管理才能卓著。我曾经带他去上过一节萨尔萨舞蹈课，跳了没几分钟，他就噘起了嘴。紧接着，噘嘴演变成沮丧，最后变成了（略显滑稽的）敌意。"这太愚蠢了。"他嘟囔着，跺着脚离开了舞池（他的愤怒几乎无法掩饰他的脆弱）。从那以后，他再也没有跳过萨尔萨舞。

他在烹饪、语言和其他技能方面也有过类似的经历。别人认为这些事情很简单，但他觉得简直是煎熬。这不是选择性完美主义，而是对不完美主义的零容忍！

我不想做过多评判，因为人们对威胁的感知并不是主动选择的结果。这种危险的感觉可能意味着大脑预测、模拟了某种危险，并唤醒了人们在完美主义形成初期所经历的种种痛苦或羞辱。

如果你觉得自己的完美主义倾向令你沮丧，并且正在积极寻求突破的方法，那你可以听听我的建议：

• 短期策略。敷衍地做一件事，看看会发生什么。就像这一章提到的其他建议一样，这么做有两个目的：一是为了让你明白，即使摒弃完美主义，你也能活下去；二是让你的大脑明白，无论它预测到你的不完美表现会导致什么结果，一切都在可控范围之内，你未来无须使用同样的策略。如果你在做饭时是个完美主义者，那你可以试着把培根煎煳一点（不要告诉家人你是有意为之）。如果你在工作中是个完美主义者，那就给同事发邮件时刻意打错一个字。如果你对自己的外表很在意，那就试着穿一身不太好看的衣服。如果你平时总会要求别人十全十美，那就故意和你经常批评的人分享自己的糗事。

- 长期策略。正念练习（见第 13 章）和自我关怀（见第 15 章）会成为你的好朋友，每天都去做几件不完美的事情，这会使你受益匪浅。事实上，说到朋友，我有一个绝佳的建议，那就是多接触那些不怕犯错的人。他们往往性格外向，勇于承认："虽然我不完美，但我觉得这样挺好。"

取悦他人

与追求完美相比，取悦他人的行为（尽可能地满足他人的需求）没有多高的认可度。很少有人会因为擅长取悦别人而自豪，但许多人会把取悦别人当作一种安全策略。让别人感觉良好或向他们表达你的关心是一件很棒的事情。如果你能让别人开心，那你一定能给世界带来善意和活力。

因为人类是社会性动物，试图取悦他人的行为并非坏事，几乎每个人都很在乎别人的想法，我们天生如此。如果你觉得自己很擅长取悦别人，那就理直气壮地保持下去吧！

然而，取悦他人的行为也有可能带来问题。比如，我们可能为了获得别人的喜爱而不惜一切代价，以至于超出了应有的限度。再比如，假设别人不喜欢我们，我们就会觉得自己活不下去了。

这种感觉可能让人难以承受，所以那些把取悦他人当作应对策略的人很难拒绝别人，即使碰到自己不喜欢的事情也会勉为其难地接受。更有甚者，即使他们没有时间做某件事情，他们也很难说"不"。他们认为说"不"会让别人不愉快，导致自己被边缘化或发生其他更糟糕的事。

说"是"也许会缓解焦虑，但这么做的结果往好里说就是累死人（你的日程安排中充斥着别人优先的标记）、烦死人（参与一些自己非常讨厌的活动），往坏里说则有可能极其危险（比如，你没能拒绝参与非法活动的要求）。

有些人为了避免令他人不快，会采用另一种策略：随时关注别人的情绪变化，一旦看到别人不开心就会感到内疚，然后尽可能地进行弥补。

你是不是也有过类似的经历？你身处聚会现场，却无法彻底放松，因为你的精力都消耗在同伴身上，时刻关注他们玩得是否开心。你有没有注意到，总是顾忌别人的感受有可能影响你一整晚的心情，甚至毁掉你对聚会的整体观感？你会不会因为别人的失职或失误而道歉或自责？

久而久之，由于常常优先考虑他人的感受，这类人群反而越来越不确定自己的真实需求，因为他们长期忽略自己内心的情感和欲望。他们付出了所有的时间和精力，却无暇顾及自己。他们可能会因此愤愤不平："为什么别人从来不问我的意见？我感觉怎么样？我想要什么？"人们很少注意到他们的这一面。

那些习惯取悦他人的读者看到这里，是否产生了共鸣？随着时间的推移，长期扮演次要角色的经历会让人筋疲力尽，并对此习以为常。值得注意的是，一旦我们习惯了别人优先，比如常常询问别人想要什么、急需什么，或者我们总是把话题从自己身上扯开，别人可能就会得到这样的信息，即我们永远不想或不需要谈论自己。

如果意识不到这一点，我们就会觉得别人不太关心我们想要什么或需要什么。其实，我们更需要学会表达自己。只有这样，别人才会知道我们和他们一样，也有正常的需求和需要。比如，这样的表达就是一个很好的开始："我今天过得太糟糕了，我们能谈谈吗？"你可能会觉得这样做有点儿可怕，但它确实是个不错的方法。

讽刺的是，不断取悦他人并不会增加我们的受欢迎程度。想想那些你崇拜的偶像，他们是那种能满足你所有愿望的人，还是那种只在意自己的想法、有点儿自我的人？也许我们应该放弃取悦他人的应对策略，尝试全新的方法。如果你觉得取悦他人的做法令你沮丧，并且正在寻找突破的方法，我的建议是：

- 短期策略。确定本周你要拒绝的一件小事。也许你可以把朋友们召集在一起，成立一个"说不"俱乐部（如果你觉得"说不"这个名字有些突兀，那你可以换成"不，谢谢"）。这两周尽可能多地说"不"，让大家各司其职、各尽其责，看看会发生什么。
- 长期策略。我强烈建议大家增加自我关怀（见第 15 章），并抽点儿时间梳理一下你平时真正珍视的东西（见第 16 章）。只有这样，你才会搞清楚自己想做什么，并且在这个过程中善待自己。

避开让你触景生情的地方或活动

有时候，一旦无法阻止某种情绪或感觉的肆意蔓延，我们就会刻意避开初次经历痛苦的地方或事情。这也是一种明智的做法。

我们无法掌控生活的方方面面，也不可能事事做到完美，更不可能取悦所有人。幸好，我们可以不必如此。

被狮子或毒蛇咬伤的人绝对不会再次靠近狮子的老窝或毒蛇的巢穴。同样，遭到虐待的人，也会不惜一切代价避开施暴者。有时候，回避似乎是个不错的办法，但正如我们在第 7 章介绍侵入性想法时讨论的那样，事实可能会证明这种策略不具有可持续性。

如果你在当众发言、人际交往或参与户外活动时感到惊慌失措或产生了其他不太愉快的感受，你可能就会选择远离职场、放弃社交机会（因为你预测会出现更糟糕的状况），你甚至连家门都不愿意出了。但你也会因此错过很多有趣、快乐的时光。

问题在于，你越逃避某件事情，就越会觉得它危险。但事实上，消除恐惧的方法恰恰是尝试下一次当众发言，或者抓住新的社交机会。

你有没有因为一项工作颇具挑战或难度太大而一拖再拖？你一分一分地拖、一秒一秒地耗，直至无法再拖下去。最后你终于开始行动了，感觉似乎也不糟吧？

这里有一个现成的例子：我 18 岁时在伦敦地铁上经历过惊恐发作。从那以后，每当我想到地铁，我（我的大脑）就会做出预判：只要我乘坐地铁，惊恐就会再次发作。因此，我那段时间再也没有坐过地铁。

惊恐发作就像世界末日一样恐怖，避开那个曾经让你经历痛苦的地方似乎很明智，对吧？对，但也不对。避开地铁就等于消除了惊恐发作的后患，我当时感觉好多了，但问题随之产生：以前只需乘坐地铁就能到达的地方，现在需要步行和骑自行车前往。有时候，我不得不在路上多花几个小时。这还不算什么，更大的问题是我的焦虑并未因此消除，它变得更严重了，并且开始向其他领域蔓延。为什么呢？

回避引起惊恐发作的场景会让大脑产生这样的认知：我之所以能在这种状况下幸存，是因为我避开了当时的场景。别忘了，我们的大脑只考虑生死存亡的问题，一旦生命受到威胁，焦虑就会产生。

我的大脑并不知道地铁上是否存在真正威胁我生命的东西；它也不知道如果我的惊恐发作，我是否还能活命；它更不知道我在掌握了正确的应对策略之后，还会不会惊恐发作。

就这样，伦敦地铁在我的脑海里被打上了"野战区"的标签——一个我无论如何都要避开的地方。更糟糕的是，它提升了大脑给焦虑和惊恐设定的危险级别。只要体内出现任何与焦虑相关的潜在症状，大脑的恐惧都会加剧。很快，任何轻微的心跳加速或身体产生的陌生感觉（可能源于正常的身体变化），以及有关火车旅行的谈话，都会引起惊恐发作。

和大多数有过类似经历的患者一样，随着焦虑的加剧，我扩大了逃避策略的适用范围。我的生活圈子开始萎缩，直到我几乎无处可去，因为到处都有需要回避的潜在焦虑诱因。惊恐就像野火一样四处蔓延，我的大脑不断高呼"危险又来了！"，而我则在尖叫"我受不了了！"。

为了解决这个问题，我开始接受治疗。我的心理医生教我如何平复情绪，让我在诱发惊恐发作的地方重新获得安全感。我逐渐开始接纳自己之前试图逃避的恐惧情绪，现在我可以去自己想去的任何地方。

记住，逃避策略的一个常见的消极影响是，它可能会让我们恐惧的东西或情境看起来很真实。比如，你有社交恐惧症，担心人们不喜欢你，你也许会通过拒绝参加派对及其他社交活动来管理情绪。这种做法可能会让你暂时感觉好些，但如果你一直这样，就会给别人传递这样的信息："我对你们的派对不感兴趣。"如此一来，他们就不会再邀请你参加活动了（他们认为这是正确的做法）。你的大脑会如何解读他们的行为？它肯定会把这当作别人不喜欢你的证据，否则的话，他们肯定还会邀请你。

前文中说过，一旦应对策略使用不当，我们就会自食其果！如果你觉得逃避行为令你沮丧，并且你正在寻求突破的方法，我的建议是：

• 短期策略。尝试一项你一直以来都在逃避的事，一件小事即可。如果你有拖延症，就把它当作你今天放下本书后要完成的头等大事。如果时间太晚了，那就明早完成。顺便测试一下大脑的预测机制，看看完成这项任务的结果是不是像大脑预测得那么糟糕。如果你有社交焦虑，那就主动给朋友发短信，问问他们最近怎么样。如果你身受惊恐发作的折磨，现在仍然回避那些既不是蛇洞，也不是狮穴，又不能给你带来任何实质性伤害的地方，那你今天的任务不是探访那个地方，而是练习第 11 章介绍的 54321 策略和第 12 章介绍的呼吸方法。学会了这些技能，你才能逐步靠近那个地方。

• 长期策略。本书第三部分涉及的自我平复、呼吸调整、自我关怀等内容会帮助你找到克服逃避行为的方法。慢慢来，善待自己。对于那些因逃避行为导致正常生活受到了严重影响的人，要尽快求助于心理医生（详见第18章的建议）。如果你不能或不想这么做，也可以参考附录中的分步计划。

寻求认同

当遇到令人焦虑的事情时，我们可能就会急于得到别人的肯定。我们会用诸如此类的问题表达焦虑："你怎么看？""是这样吗？""有什么不对吗？""你喜欢我的衣服吗？""你喜欢我的新约会对象吗？""你喜欢我的新工作吗？""我的表现怎么样？""你喜欢我做的食物吗？""你喜欢我吗？""你爱我吗？""你会留下来吗？""你确定吗？""不，说真的，你能确定吗？""我会好起来吗？""一切都会好起来吗？"

你有过类似的经历吗？当然有，我们都有。这种做法很明智。我们生来就是社会性动物，向别人寻求建议和帮助是人类的本性。

> 在生活中慢慢接触那些让我们恐惧的事物，是我们应对恐惧的最佳方法。

然而，一旦寻求认同成为我们必备的应对策略，我们就会陷入越来越深的恐慌。具有讽刺意味的是，随着时间的推移，我们也许会注意到，越想寻求认同，事情的不确定性就会越大。其根本原因依然在于我们的大脑，我们的一言一行影响了大脑的决定。

当我们寻求认同时，大脑认为获得安全感的唯一保障就是有人帮助我们，为我们提供建议。它根本不知道是否真的存在危险，也不知道我们能否依靠自己渡过难关。长此以往，大脑就会认定我们需要别人来保证自己的安全，我们无法依靠自己应对焦虑和做出决定。

由于大脑认为我们无法独自应对一切，当不确定事件再次出现时，它就会切换到警戒模式，向我们发出警告："注意！注意！糟糕的事情就要发生了。我需要别人的帮助，我一个人应付不了！"情绪的惊涛骇浪再次席卷而来，如果周围没有人认同我们，它就会一发不可收，寻求认同的需要也会呈指数增长。

与寻求认同类似的应对策略是反复确认。即使你已经检查过了，而且你知道自己绝对不会忘记，也要反复确认家门是否锁上、煤气或灯是否关上。你频繁问候家人或确认他们是否安全，即使他们几分钟前才离家，或者你当天已经给他们打过多次电话。为了追求完美，你会反复斟酌在办公室说的每一句话，以防自己被批评或被挑刺。对那些有过惊恐发作经历的人来讲，最常见的确认方式就是把两根手指搭在脉搏上，查看心跳是否加快、血压是否升高。

确认得越多，我们就越觉得有再次确认的必要：

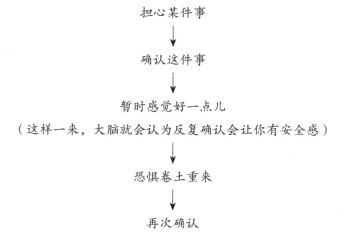

这个循环周而复始。我们之所以要反复确认或寻求认同，原因可能在于我们早就习惯了不相信自己或遵从他人的想法，焦虑和需要认同的模式已经在我们内心生根发芽。我们反复确认一切只是担心犯错或得到负面评价。如果你觉得反复确认或寻求认同令你沮丧，并且正在寻求突破的方法，我的建议是：

- 短期策略。选择一件事，强迫自己不再反复确认。你可能担心自己的着装？担心自己的选择？担心别人对自己的看法？那么，接下来不要询问任何人的意见。我知道这听起来很可怕，但我只想让你慢慢转变自己的做法。仅凭自己的判断行事，看看事态会如何发展。
- 长期策略。面对令人焦虑的事情，你往往一边想要寻求认同或反复确认，一边拼命抵制这样的念头，焦虑也会因此加剧。这时候，你可以借助情绪平复、调整呼吸、自我关怀等应对策略来调节焦虑。倘若你发现这种行为已经开始支配你的生活，你根本无法摆脱它们对你的控制（比如你每天都会花上个把小时检查门锁或天然气阀门），就需要求助于心理医生了（详见第 22 章的相关建议）。

自我麻痹

我们时不时就会陷入自我麻痹状态——看网飞电视剧，吃令人身心放松的食物，全身心投入工作——彻底忘却生活压力。有时候，我们会喝上一杯，狂欢一下。有时候，大脑会自作主张地开启自我麻痹模式，当我们处于震惊状态或大脑死机时就是如此。与人们普遍的看法不同，情感麻痹状态并不意味着我们没有情感，事实恰恰相反。我们正是因为感知到太多的情绪，才会自我麻痹。这是一种反应模式，而不是反应的缺失。

然而，自我麻痹可能会由暂时的缓解方式转变成习惯性的应对策略。有时它会使人感觉良好，但有时也会出现问题。

酒精会快速麻痹你的精神状态，它们可以缓解焦虑、羞愧和孤独感，让你无限接近理想状态：无拘无束，神清气爽，自由自在。突然之间，这个世界在你眼中变得可以忍受，甚至令人兴奋。如果你失去了对自己来说很重要的人、想到了可怕的事情、害怕社交或正在经历某些令人沮丧的事情，酒精可能就是你苦苦找寻的解脱方式。

问题是这种解脱感转瞬即逝，犹如昙花一现，只余宿醉或沮丧。随后，整个世界似乎变得更加灰暗了，还有可能伴随着末日即将来临的绝望。如果这种恶性循环的影响过于强烈，那你可能需要用更多的麻醉剂来麻痹自己。

类似的恶性循环也可能会导致心理依赖，这是你需要应对的另一个大麻烦。如果这种状况长期持续，你的大脑就会发生改变，即我们通常所说的上瘾。

上瘾的原因

我们的大脑总想保持平静，它不喜欢情绪的大起大落。我们喝酒或摄入其他物质（如咖啡因、尼古丁等）时，会引起神经性化学活动的激增（通常是强烈的快感或放松的感觉）。如果你长期摄入这类物质，大脑就会发生变化，大脑活动也很难出现高低起伏的变化。

如果你摄入一些让人兴奋的物质（如尼古丁、咖啡因、兴奋剂等），大脑就会减少分泌让你感到清醒、兴奋的化学物质，因为它不希望脑部活动达到峰值。在这种情况下，若你想要维持大脑的正常运作，就需要香烟、咖啡的帮助。随着时间的推移，你需要不断加大摄入量，这就是现在我手里总是端着咖啡杯的原因。

同样，如果你摄入一些所谓的"松弛药"（如酒精或像安定一样的镇静剂），大脑也会减少分泌能让你情绪平稳的化学物质。随着时间的推移，你需要摄入更多的酒精或镇静剂来稳定情绪。

如果这种状况不断持续，你自然就会饮酒过量。但如果你不喝酒，焦虑、颤抖或更糟糕的症状就会出现，因为你的大脑无法生成足够的"松弛药"来阻止这种状况的发生。这正是人们在戒除某种积习前需要咨询医生的原因。

不管你对什么上瘾，彻底戒除都需要一个过程，不管是咖啡因、酒精还是社交媒体。除此之外，你可能还需要专业人士的帮助。对此，你没必要觉得羞耻。

我说这些不是要吓唬你们，而是因为人们普遍认为喝酒或其他形式的自我麻痹是一种"麻烦"。他们把自我麻痹看作孤立的问题，实则不然。通常情况下，自我麻痹刚开始只是一种应对策略，之后就生根发芽了。我们只有了解了这一点，才能客观公正地谈论饮酒或其他形式的自我麻痹策略。这样一来，当人们想要改变这些行为时，就能得到适当的帮助。

如果一个人的应对能力被剥夺，会出现什么状况呢？问题的源头就会喷涌而出。因此，如果你想摆脱某种自我麻痹的行为，并确保自己不会故态重萌，就需要弄清楚隐藏在自我麻痹行为背后的深层恐惧到底是什么。如果你能在减轻酗酒程度或戒酒方面得到正确的指导，并学会应对潜在痛苦的策略，你肯定会逐步摆脱上瘾行为。

探究应对策略的本质

你的自我麻痹是为了避免悲伤的折磨吗？你避开某个地方的目的

是防止惊恐发作吗？你即使锁好了房门也忍不住反复确认，是想摆脱那种没锁门的恐惧感吗？你想确保一切完美，是不是害怕别人会发现你的缺点？你试图掌控一切，是不是因为你觉得如果不这样世界就会崩溃？或者，你之所以会这样，只是因为你喜欢做这些事情？

你对上述问题的回答很重要。如果你的回避情绪很严重，那你在放弃这项应对策略之前，就要搞清楚自己身上的其他问题，以便采取更妥善的处理方法。

我们要应对的某些问题通常不局限于本章所列的类别，而是有可能五花八门。食物就是其中一例。很少有人意识到这一点，但食物确实不仅仅是食物。我们吃东西不单单是为了不饿肚子，我们还可以通过食物控制情绪。

人们常常变换饮食方式，希望能在喧嚣纷乱的时刻获得掌控感，或者在受到忽略时获得自我安慰，或者在狼吞虎咽时暂且忘却痛苦。这种做法很明智。

食物通常代表了爱、欢乐、喜庆、传统，以及生活中的许多温馨时刻和美好回忆。食物可以唤醒我们儿时的幸福感和安全感，让我们想起祖母烹制的美食，想起父母为我们准备的生日大餐和蛋糕，内心涌起一股暖流。即使没有这样的经历，我们也会把食物和爱联系在一起，我们几乎都见过朋友或影视作品中的角色有这样的经历，我们自然也渴望拥有。

食物还可以填饱肚子，让我们感觉到它们就在我们体内，与意识无关，也与乱七八糟的想法无关。它们让我们产生活在当下的现实感，是我们感觉不好时必备的良药。但问题是，饮食文化对食物的诋毁很深，以至于食物常常成为耻辱、罪恶或惩罚的代名词。也就是说，我们在成长过程中与食物之间的关系很复杂（至少可以这样说）。我们也许会通过进食抚慰自己，但之后又会感到羞耻，进而吃得更多，或者通过减少食物摄入量来惩罚自己。这似乎成为一个永无休止的死循环：

抚慰，惩罚，抚慰，惩罚……与此同时，你的自我批评会越发强烈。

在我的诊所，很多患者会自诉他们讨厌自己的进食方式，为自己的大食量或在不饿的时候吃东西感到羞愧。通过他们的讲述，我们可以了解他们与食物、身体之间的关系。

我们一起记录食物对他们的全部意义，包括所有与饮食及身体有关的美好回忆和糟糕时光。我们描绘出这种模式创造安全感的方式，梳理这种模式如何发挥积极作用，如何产生负面效应。当然，你也可以反思一下自己目前使用的某种应对策略，把这些都写在一张大纸上。我们也可以讨论一下情绪问题：如何感知、在哪里感知，或者如何才能感知不到、在哪里才能感知不到。说到底，我们探究的是某种深度痛苦或创伤的根源，而不是食物。

随着时间的推移，人们会慢慢意识到即使在没有外力介入的情况下，他们也能做出一些明智的举动。他们的羞耻感逐渐消失，如果他们愿意，我们会寻找适当的方法去满足他们的日常需求，尽力打破这种恶性循环。此外，如果进食对他们恢复创伤有益，我们也会予以考虑。

我们必须消除他们内心的恐惧、悲伤、惊恐、不确定性和自卑。方法有很多：可以参考本章所提的建议，学习后文中将要讨论的应对策略，也可以让所爱之人帮忙分担痛苦，还可以求助于专业治疗机构。

如果你想改掉某个习惯，而它恰恰是你的常用应对策略，那你可能会受到不良情绪或创伤的伤害，并且需要更强大的依托帮你渡过难关。所以，你一定要常常问自己，你的应对策略对你到底有什么用。

接下来，你可以寻找一种新的方法来满足这种需求。一步一个脚印，去不断尝试新的东西。

> 我常常听到人们把多种行为判定为"糟糕的生活方式"，比如情绪化饮食、酗酒；但实际上它们并不是"糟糕的生活方式"，而是大家在缺乏其他有效应对策略的情况下被迫采用的应对策略。

重蹈覆辙也无妨

即使你已经成功摆脱了以往的应对策略，你也不要因为下面这种状况的出现而感到惊讶或担心：面对压力时，重蹈覆辙的冲动和欲望会在瞬间变得汹涌澎湃。这很正常，因为在我们感觉到危险的时候，大脑会切换到它熟悉的方式，来帮助你渡过难关。

新冠感染疫情就是一个很好的例子。很多人在疫情暴发前已经摆脱了暴食暴饮、酗酒的恶习，彻底掌控了自己的生活，但他们发现疫情暴发后自己又重拾过去的恶习。重拾旧习的原因并不在于他们自身，而是世界发生了变化。

当你遇到这样的状况时，千万不要担心。跟你自己讲这很正常，是压力过大的标志，然后用以前的方法抚慰自己，并远离那些恶习。如果你忘记了以前的方法，就好好研究一下本书第三部分，找一种适合自己的方法。

既然你以前成功过，那你这次肯定也能做到，我相信你。

新规则

- 情绪就像波浪，来来去去、起起伏伏。即使是最糟糕的情绪，最终也会消失。如果我们采取堵截的方式应对糟糕情绪，就如同堵截汹涌的波涛。事实上，堵截既无法阻止波涛的前进，也不能减弱波涛的力量。换句话说，你无须时刻警惕每一种情绪的变化，有时候你需要卸下心理防线，（通过本书末尾提到的应对技能）让情绪肆意流淌。这种做法有助于管理那些如海啸般猛烈的情绪，让它们自然消失。

• 世界上没有完美的应对策略，该混乱时就让它混乱吧。

• 搞清楚你要应对什么。问问自己，你想要回避或逃避什么。

• 如果你想摆脱以前的应对策略，一定要慢慢来，不要急于求成。一步一步往前走，稳扎稳打，只有在你确信自己有大量应对策略时，你的步伐才能加大。

• 你要清楚一点：以前的应对策略总会反复出现，这不是什么大问题。一旦大脑判断你现在身处险境，它就会挖空心思去寻找过去对你有用的方法，而不管它们现在是否奏效。所以，即使你现在已经有所改变，也要做好准备去应对原有策略的回归。

• 做一个应对策略"存储罐"。我们不能总是依靠那些"有科学依据的应对策略"来帮我们渡过难关。大多数的日常压力都可以通过一些简单的小技巧来化解，它们可以让你保持良好的状态、感觉安全、恢复活力，或者将你从可能的恐惧中拯救出来。我在亲朋好友中进行了广泛的咨询，征集了他们每天都在用并让他们感觉良好的小秘诀，这些技巧在心理学书籍中可找不到！为了方便大家查看，我把它们总结后做成了表格。你可以把它们复印在一张纸上，逐条剪开、折好，再放到存储罐里。有需要的时候，你就可以把手伸进去，看看你拿出来的是什么。然后，按照纸条上的策略去做。你可以适当添加一些你认为对你或你的朋友有帮助的方法，也许会有意外之喜。如果你购买的不是纸质书，没有办法阅读纸条，你也可以使用手机或其他设备，用语音消息的形式录制一个策略汇总。如果有需要，你可以快进语音消息，遇到合适的策略就停下来，然后播放，收听，照着做！

• 大声喊！ • 如果条件不允许，就把头埋进枕头里喊	到你所在的街区或就近的公园散步。尽量放慢速度，注意自己的身体变化，倾听周围的声音	做10个星跳。如果你无法完成这个动作，就做一些能让你心跳加速的运动	罗列一个反映你的真实或理想情绪状态的歌曲清单
• 向别人求助	把音乐调到最大声，随着音乐摇摆身体	给别人发条短信，附上诸如此类的话语："嗨！我刚刚还在想你，我觉得你真棒，我最喜欢你_____ （此处填上你最喜欢他什么）	用日记记录你的感受，即使只写一个句子。 重新阅读日记，聆听自己的声音，把日记撕掉，彻底忘却
• 将全身包裹严实，躺5分钟。裹紧一点儿，让自己感觉仿佛被人紧紧抱在怀里。你可以裹上羽绒被、毯子，也可以裹上毛巾	看一看蓝色、绿色或开花的东西，比如天空、大海、植物	玩玩泥巴，打理花园，赤脚在草地上走一走。当我们的皮肤与泥土接触时，土壤中的细菌会刺激大脑释放血清素，这是一种让人感觉良好的激素	仔细聆听房间里的某种声音，或者其他地方的声音。你可能会听到孩子的笑声，或者你可能会从收音机播放的歌曲中听出不一样的味道
• 画点儿什么或做涂色练习，不一定要多美观	在家度过一个闲适的夜晚，只做与放松有关的事情。把零食放在手边，看喜欢的书、电视剧或电影	烹制美食或享用美食能让你想起你爱的人，你还记得祖父母或其他你爱的人曾经为你烹制的食物吗？	策划一次聚会，和你喜欢或爱的人待在一起

让树木加速生长的法宝不是主人对它指手画脚，而是主人对它的悉心照料。你的成长也是一样。

——让·哈迪（Jenn Hardy）博士

"你做得还不够好。"

"瞧你这副德性，还想干那个！"

"你真是个笑话。"

"现在看起来一切都很顺利，但之后就不好说了。"

这些话是不是听起来很熟悉？内在批评之所以让人痛苦不堪，是因为它与我们如影相随，时时刻刻对我们发出灵魂拷问。它听起来就像我们自己的声音，也就是说，大多数人都会相信它说的每一个字。

你是如何质问自己的？你的内心的声音发出了什么样的灵魂拷问？它是只关注了你生活的某个方面，还是对你的生活做了全面评价？是不是它的关注点有时在你的外表上，有时在你的言行上，有时在别人对待你的方式上，有时又在你的工作上？你是不是会有这样的疑问：内在批评到底是什么？

如何识别内在批评

有些人非常了解内在批评，而其他人只是听说过，但不一定能分辨出来。如果你属于后者中的一员，可以通过下列迹象判断自己的内在批评是否存在。

隐匿在你内心深处的那位批评家说话通常十分绝对——非黑即白，没有灰色地带。在它眼里，你就是"失败者""白痴""笨蛋"，你很"无聊"，也很"乏味"。它的批评没有任何克制，没有细微差别，不做深入探究，也没有例外。它总是倾向消极的一面。它很喜欢使用"应该"这个词，比如，它会说你应该更优秀、更聪明、更富有或更性感等，可你为什么做不到呢？

如果它是一名法官，那么它在量刑时总是偏重。比如，你考试不及格，尽管这是一个客观存在的事实，但它并不能证明你是一个失败者。然而，你的内在批评可能会这样讲：这对你来说太正常了，你注定是个失败者。

我们的内在批评常常会贬低我们的价值，指出我们犯下的所有错误，但它从来不会为我们提供有用的建议，也不提供改进或提升的方法。

塔拉·莫尔（Tara Mohr）在《她力量》（*Playing Big*）一书中揭示了内在批评的另一面，那就是它习惯于连环出击：先是侮辱你，然后是让你因为一开始就产生某些想法而感到羞愧。比如，萌生"我真是个失败者"想法之后，紧接着就会想："我应该比现在更优秀、更强大，我为什么要这样做？我敢保证，其他人绝对不用担心这种事，我到底怎么了？世界上还有人在挨饿，我居然会担心这个……"一波又一波的羞愧感此起彼伏。有时人活着就很累，不是吗？我们往往会被个人需求绑架，不得不践行非人道的做人标准。

内在批评的来源

就像所有的想法一样，内在批评主要有以下这些来源：

我们如何理解别人对待我们的方式或态度。比如，这样的想法很常见："他们很好，所以我一定很糟。""如果我表现得好一点儿，我就会得到更好的对待。""如果我的表现没那么糟糕，他们就不会走了。"对很多人来说，他们生平第一次经历的内在批评可能是："如果我不是这样，他们就会更爱我。"

别人对我们的评价，尤其是负面评价或批评。比如，"不要那样做。""太糟糕了！""真懒！""你为什么要这样？""你到底怎么了？""太不道德了！"如果你被人欺负或辱骂，施暴者的话语可能会持续对你产生影响。虽然施暴者离开了，施暴行为却没有随之消失。

社会、媒体、个人信仰或其他权力机构发布的相关信息，关乎我们如何做人、行动、生活或打扮。比如，"照片上的这些人可敬又可爱。我看起来和他们差别好大，所以我很失败。""手淫多恶心啊！而我总想这么做，我真是一个罪人。""脂肪和赘肉很可恶，所以我的肥胖身躯让人恶心。"然而，这些想法都与事实不符。

总的来说，内在批评是他人言语及反应的综合体，更确切地讲，是别人嘴里的我们。它是大脑记录的尴尬时刻的集锦：哎呀，我又错了！

即使你的成长环境很宽松，你也难免会接触到这类信息。如果你周围的人对你很关心也很宽容，但他们对自己的表现吹毛求疵，他们消极的内心评价和自我批评可能就会对你产生影响。比如，许多人曾经目睹父母对衰老或肥胖的恐惧，他们可能会注意到当他们也开始变老或变胖时，就会受到内在批评的攻击。这种状况甚至有可能提早出现。

大人通常会用一些话语激励孩子，比如，"再努力一点儿。""你会让自己失望的。""别偷懒！""不要那样做，集中注意力！"这些话语的本意是为孩子着想，但对我们中的一部分人来说，它们最终会演变成一种消极评价："别偷懒了，你到底怎么回事儿？"

孩子们在成长过程中，都会承受来自同龄人的压力。比如，"那是懦夫行为。""只有胆小鬼才会害怕！""如果你能帮我……，我肯定会更喜欢你。"这种压力导致的结果是，当你想要反对别人的提议时，总会担心自己的拒绝招致他人不悦，并因此萌生羞愧感。

斯塔凡·埃德（Staffan Ehde）曾在他的TED（技术、娱乐、设计）演讲（《你的想法由谁决定？不是你……》）中提到，孩子在长大到18岁前大约会听到14.8万次"不"、"不能"或"不要"一类的否定性话语，每天平均为23次。即使我们成长于温暖有爱的环境，这种消极或否定的话语也可能会随时出现，试图阻止我们的行为，即使成年之后依然如此。

这并不一定意味着我们没救了，事实恰恰相反，这意味着我们终于意识到内在批评无法反映当下的真实状况，也无法反映我们应该相信什么、遵从什么。也就是说，我们可以直接跟它说："嘿，我看到你了，批评家！但我还要想一想要不要认同你的观点！"

速成练习：了解你的内在批评

在接下来的48小时内密切关注你的自我评价，把你对自己的正面评价和负面评价写下来。随身带几张纸和一支笔，或者用手机的记事本功能将你的自我评价记录下来。48小时后，把它们填写在下面的空白处。

你对自己的正面评价：

_____

_____

_____

_____

你对自己的负面评价：

_____

_____

_____

_____

两者之间的区别大吗？你在 48 小时内产生的正面评价多还是负面评价多？你对此感到惊讶吗？

接下来，回顾一下所有的负面评价。它们的主题是什么？它们的重点是"你不够好"吗，是"你需要改变"吗，是你在某些方面"很坏"吗，还是"你需要更努力"？这些负面评价听起来像谁的口吻？过去有人对你说过类似的话吗？你第一次产生这类负面评价是在什么时候？仔细想一想，这些负面评价是否与你的照料者或你认为比你强大的人说过的话语相似？

回顾一下本书第一部分和第二部分的内容，列出你对自己各方面的期望，再列出别人给你的三条最难听的评价。两者之间有重叠的部分吗？即使有也很正常，这证明我们的内在批评非常主观。

内在批评产生的原因

虽然内在批评的关注点因人而异，但大多数人的内在批评的主题都很相似："你的表现还不够好"，"你一点儿都不可爱"，"你在某些方面的表现很糟糕"。

为什么会这样呢？没有人喜欢谈论这个话题，但就像羞愧感一样，内在批评也有可能是我们主动选择的产物，可以让我们获得安全感。

如果你对内在批评的反应是"什么？保护我？内在批评只会带给

我伤害!",我完全能够理解你的心情,但请你耐心一点儿,听我把话说完。想一想你遭遇过的内在批评,它什么时候会提高声调,什么时候把嗓门儿扯到最大?是在你离开舒适区还是即将离开舒适区的时候?是在你已经涉险还是准备涉险的时候?比如,"不要做那件事,你只会把它搞砸,你曾经犯过的错就能证明这一点"。或者,是在你注意到自己身上的某些东西可能会影响别人对你的评价的时候吗?是在你对别人说了一些让你后悔莫及的话的时候吗?比如,"既然他们认为你是个傻瓜,你为什么要说出来?他们也许会因此痛恨你!"又或者,是在幼年的你背着大人做了一些不被他们认可的事情的时候?比如,"只有懒汉才会整天躺在床上,你太懒了,这辈子终将一事无成"。

每当我们的内在批评认为我们面临危险的时候,它就会大声地指责我们。现在回顾一下我们在第1章讨论过的危险之一,即做某些事情会让我们最终失去照料者或所爱之人的喜爱。

在我们成长的过程中,大脑会内化并总结所有相关信息,让我们明白什么样的孩子才是"理想的孩子"。这为我们提供了一个模板,它告诉我们"应该"成为什么样的人,必须遵循什么样的道德标准,才能成为父母和世人眼中的"完美小孩"。

一旦我们偏离"完美小孩"模式,内在批评就会用苛刻的语言鞭挞你,让你回到正确的轨道上。这就是为什么那些长期遭到训斥或忽略的群体往往会产生比较极端的自我评价。

内在批评就像一双洞悉万物的眼睛,集警察、法官、陪审团成员和刽子手的职能于一体。它为了保证你能得到别人的认可而时刻保持警惕,并随时提醒你去获得他人的良好评价。

它意在让你远离羞愧感,避免产生"我很糟糕"的想法。但问题是,内在批评往往会采取比较激烈的方式。顺便说一下,内在批评之所以会出现,也许并不是因为我们会惹上麻烦、遭遇失败或让爱人不快，而是因为激烈的语言可以更有效地影响我们的行为、抑制我们的冲动，年少时尤其如此。

想想看，你可能会伸手去拿父母禁止你吃的食物（父母认为吃这些食物会让你发胖，他们每次见你吃这些食物的时候就会喊你"胖子"），你可能会放声大哭，把痛苦转嫁到父母身上（他们曾经明确地告诉你放声大哭是"娘娘腔"的行为），你一边听着自己的哭喊声一边想："天哪！居然感觉好多了！不管你们让不让，我都要大哭一场。"

但内在批评还是会攻击你，批判你，惩罚你。它得出的结论是：你太糟糕了，你是个坏孩子。这些以激发你的羞愧感为目的的语言可能会成为你真正的噩梦。

我们痛恨这样的感受，也不清楚如何抑制它们，所以我们会试图消除导致这些情绪出现的情境，或者拼命改变内在批评指涉的因素。这样一来，内在批评就胜利了。你也许会因此逐渐远离饼干，或者在你特别想吃饼干时感到十分羞愧。你也许会压抑放声大哭的冲动，或者每次想要大哭，就会感到无比羞愧。

等到我们知道了自己的理想状态是什么样，并获得了专属的自我保护系统后，却又不得不面对新状况。我们很可能会抛弃世俗不能接受的那部分自我，而且这种情况会一直持续到成年阶段。

举个例子，如果你从小接受的是"好女孩"教育，那你可能会尽力消除自己身上潜在的"坏女孩"特质。作为一个成年人，你有时候可能会想："管它呢，我要放纵一下。"你当天的确玩得很开心，但第二天你的内在批评就会发声："你居然去那里了！好女孩绝对不会这么做。你脑子进水了？别忘了你是个成年人。你活得真失败，现在这件事尽人皆知。"于是，你发誓再也不去夜店了。

而等你下次再去的时候，誓言不攻自破。这种循环可能会呈如下模式：

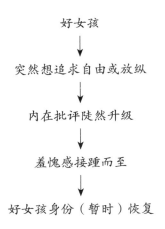

好女孩

↓

突然想追求自由或放纵

↓

内在批评陡然升级

↓

羞愧感接踵而至

↓

好女孩身份（暂时）恢复

事实上，对很多经历过类似循环的"好女孩"来讲，她们内心深处渴望更自由、更自我的生活，而且这样的渴望可能持续终生。但每当她们随心所欲、放纵自己时，内在批评的声音就会越来越大（而且听起来常常像家长或其他权威人物在讲话）。

她们并没有意识到，努力遵从内在批评的引导、回避那些自由或"狂野"的冲动，只会增加叛逆行为再次发生的可能性。如果这部分内容与你的状况吻合，那就尝试走出这个怪圈。解决办法并不是远离自由的时光，而是认识到一点：内在批评可能是父母（或任何试图把你教导成"好女孩"的人）的内化，这种声音一直在强化它留在你心目中的印象。在它眼里，你仍需朝着成为"好女孩"的方向努力。

但你现在不需要做个"好女孩"，你已经成年了，需要在很多领域进行自我探索。多么令人兴奋啊！这是一种默许，你可以不用因为照料者或脑海中的其他声音而刻意表现自己，他们很可能不在你身边监视你了，尽情去享受那些"离经叛道"的美好时光吧！

如果你的家人信仰宗教，你可能还接受过这样的教育：要保持"贞洁"，不要"犯罪"。这样一来，你的内在批评就会敦促你在家人、宗教领袖或神眼中保持"正派"形象。你要遵循关于性、手淫、异性恋的相关约束。但你有时也会"不慎出错"。你有了性行为，事后你羞愧难当，赶忙去洗澡，恨不得把自己搓掉一层皮。与此同时，你的内在批评唠叨个没完："你是个罪人，你会下地狱，洗澡水不足以洗去你的罪恶。"所以，你保证再也不会那样做了。但是，你也知道接下来会发生什么。

如果你也有这种情况，那你一定要记住，手淫或其他性行为并不可耻。你是个堂堂正正的人，不需要净化身心，除非你真的很邋遢。

如果你已经被培养成了一个"真正的男人"或"大男子主义者"，不会轻易流露真情实感，习惯处于主导地位，那你可能会排斥自己情绪化或感性的一面。一旦悲伤或恐惧出现，你的内在批评就会跳出来说："你太脆弱了，你要忍耐！"但是，这种被压抑并藏匿起来的情绪迟早会爆发。

倘若别人在知识积累或技能训练方面超过你，你的内在批评就会警告你："你算什么男人？太差劲了！"于是，你会自我调整一番，用其他方式彰显你的能力和智慧。

对那些在成长过程中习惯了男优女劣、男强女弱的人来讲，情况尤其如此。无论什么时候，但凡有女性谈到某个话题，这类男性就会跳出来显摆，还有可能把她们刚刚谈论的话题重新阐释一遍！这类男性的内在批评一贯支持迂腐的大男子主义，但如果他们能认识到问题所在，也是可以克服的。

由此可见，我们的内在批评常常会想方设法地帮助我们，只不过采取的方法参差不齐，时不时就会把我们惹毛！

内在批评的目的

问问自己："我的内在批评到底想干什么？"我知道大多数人都会不假思索地回答："它想毁掉我。"下面，我给大家介绍一下杰伊·厄雷（Jay Earley）博士和临床社工邦妮·韦斯（Bonnie Weiss）在他们的著作《激活内心赞赏而不是内在批评》中提出的 7 种内在批评。

你可以从中圈出与你的情况相似的内在批评，然后问问你自己：这样做有用吗？

<u>完美型</u>。担心如果自己的表现不完美，就会遭到别人的批评、拒绝或抛弃。这种类型的内在批评绝对不会让你觉得自己完成了某项工作或其他任务。它会不断吹毛求疵，并认为只有这样才会让你获得安全感。

<u>内控型</u>。担心自己失控或放纵，并因此遭到社会的排斥。这种类型的内在批评试图通过抑制冲动（如饮酒、吃喝、做爱等）让你融入社会。在它看来，只有严厉的谴责才能使放纵者对自己的行为加以控制。

<u>监工型</u>。这种内在批评担心你在别人眼里成为懒惰、平庸或失败的人，所以它不断敦促你排除万难向前走。一旦你想放弃或休息，它就会让你感到羞愧不已。

<u>破坏型</u>。这种内在批评会因为你的失败而担心你被别人批评，怀疑你无法应对一切。它会不断打压你的自信与自尊，让你不要去冒任何风险。

<u>内疚型</u>。这种内在批评担心你重犯过去的错误，它倾向于把你拉回过去，提醒你牢记自己犯下的错误，而且永远不会原谅你。

<u>墨守成规型</u>。这种内在批评担心你太自由、太叛逆、太自我，以致无法达到家人的要求。每当你试图展现真我、抛弃陈规，它就会鞭策你，让你循规蹈矩。

<u>毁灭型</u>。按照专家的说法，这是"最打击人的内在批评"，

通常来自童年的创伤或父母的忽略。这种内在批评奉行"降低存在感才会更安全"的原则，它不断打压你的自信，反复强调你不值得别人尊重或理解。如果你对此也有共鸣，本书恐怕解决不了你的问题，请寻求专业人士的帮助，因为毁灭型自我批评带来的痛苦极大。专业人士可以帮你封存并摆脱这样的痛苦，让你明白你存在的价值和意义。

你的内在批评属于上面哪种类型？你或许只是其中一种，或许是几种兼具，种类的多少取决于你自己的想法。

内在批评能改变吗？

答案是肯定的。随着年龄的增长，我们的内在批评似乎并不会变得更成熟，也不会改变对我们的看法。它可能会一直用主观的眼光看待一切，把问题都归结到我们身上，让我们感觉发生在自己身上的一切都是我们的错。但事实上，我们完全有能力改变内在批评，从以下几个方面提升自己：

- 密切观察，不要作茧自缚，尝试本书介绍的正念疗法，以及远离你的想法的技巧。
- 内在批评往往非黑即白，注意其中可能遗漏的因素。
- 我们现在已经掌握了生活的控制权，不需要继续在意别人的看法。
- 相信自己的声音——那些不属于内在批评的声音，不要怀疑我们对世界和自己看法的真实性（第 16 章会尽力帮你找到自己的价值）。
- 关爱自己，这是应对内在批评的有效手段，详见本书第 15 章。

倘若我们可以做到这几点，就能学会珍惜那些在生活中对我们至关重要的东西。我们可以睡个懒觉，或者请一天假。即使内在批评这时候跳出来指责我们太懒，我们也不会像以前那样附和它："你说得对！"与之相反，我们会停下来、深呼吸，让自己牢记做事的初衷，然后告诉它："我需要休息一下，我有休息的权利。"

我们可以培养新的爱好，也可以犯错误，当它批评我们愚不可及时，我们可以这样反驳它："事实上，犯错是最好的学习方式之一。"那些自认为很"乖"的女孩，也能去酒吧消遣。其间，内在批评可能会突然发难，但她可以坦然应答："谢谢你的提醒，我明白你的意思，但我现在做的事情对我也不无好处。"

信教人士也可以找到平衡宗教信仰和个人价值的方法。当他们在约会的路上受到内在批评的指责时，他们完全能够理解内在批评是想让他们变得"更优秀"，也知道内在批评既对他们自身有利，也对宗教信仰有益。于是，他们带着自信的微笑去迎接他们的约会对象。

那些习惯时刻隐藏情绪、彰显性别优势、居于领导地位的男人，也会意识到他们并不认同那些过时的观念，他们受到内在批评的指责后会这样答复："我觉得，我的男子气概不会因为情感、知识、能力或主导地位受到挑战而改变。我已经是个真正的男人了。"

善待自己

我接诊过一位患者，他的正念练习做得非常好，并能觉察到自己情绪的起起伏伏（他观察自己的情绪，就像仰望天空中飘过的白云，心里清楚它们只是短暂的过客）。然而，一旦涉及他的内在批评，正念练习就没有效果了。我们对他进行研究之后，发现是一些隐匿的想法在作怪。就像我认识的很多人一样，这位患者也认为他需要内在批评的声音，这样一来，他就可以在别人指责他之前进行自我批评，以此激励自己达到最佳状态。

他们认为放弃内在批评意味着停滞不前，还会增加别人窥知他们的"真我"（那个不够优秀或不值得别人关注的自己）的风险。你有这种感觉吗？你是否认为内在批评可以防止别人看到你身上的缺点？你是否觉得如果没有内在批评，往好了说你就会停滞不前，而往坏了说你则会遭遇失败？

我以前也有过这样的想法。我鞭策自己追求完美，却因此陷入疲态，痛苦不堪，即便是这样，我依然坚信这是一种自我救赎。如果想要克服内在批评带来的痛苦，我们就必须面对、质疑并消除这样的想法。否则的话，哪怕学会再多远离或克服内在批评的方法，也不会有什么实质性的差别，因为你内心相信你需要内在批评的陪伴。

既然这样，就让我们审视一下这种想法。内在批评真的有用吗？假设有个孩子在学骑自行车。起初，他不知道怎么骑。他跨坐在自行车上，尝试前行。设想一下，每当他犯错，你都会冲他大喊："你这个笨蛋，不能那样做。你彻底搞错了。笨蛋！笨蛋！笨蛋！你为什么从一开始就觉得自己能学会呢?!"

你知道接下来会发生什么吗？你觉得这样的大喊大叫和苛刻指责有助于孩子学会骑自行车吗？答案当然是否定的。原因在于：第一，你的所作所为仅仅指出了他的问题，却没有说清楚他到底应该怎么做。第二，持续不断的批评会让孩子越来越焦虑，每当他想到自行车或做任何与骑车相关的事情，焦虑就会随之产生。之后，他只会试图逃离、抵制这种情境，因为这种情境可能会导致他全身瘫软，既不能思考也无法行动。

我们重新做个假设。这一次，你意识到孩子需要经过循序渐进的练习才能学会骑自行车，所以你没有批评他并留意到孩子需要改进的地方。当孩子进展顺利的时候，你会给予他微笑、激励和表扬，而对需要改进的地方，则给他中肯的建议，并鼓励他加油。你觉得现在的状况与之前相比会有什么不同呢？

你批判自己的样子活脱脱就是第一个假设中的家长。你既没有第一时间鼓励孩子，也没有帮他寻找需要改进的地方，然后给出建设性意见。你逐渐让自己陷入焦虑，你的任务以失败告终。

你需要一个更有说服力的实例吗？别着急，我这里有很多。不过，仅凭一个例子绝对不可能改变你的那些根深蒂固的想法。设想一下，你在工作中犯了一个大错，会给其他同事带来麻烦。你需要采取一些措施才能解决这个问题。你不仅担心自己犯的错，也担忧事态的走向。假如你有两名上司，他们的工作能力都很强。其中，甲上司喜怒无常、为人苛刻。乙上司很有界限感，不会胡乱骂人。就解决这件事情而言，后者给出的意见更具有建设性。

你很清楚，如果你去找甲上司，他一定会冲你大喊大叫。他还会厉声指责你，就像你的内在批评所做的那样："你这个笨蛋！你怎么能犯这种错误？你把它彻底搞砸了。补救！立刻补救！……"你俩的交流结束后，你会感到焦虑、悲伤或羞愧，但仍然不知道如何改进。即使你想提高工作效率也做不到，因为你根本无法集中注意力。

你也可以选择去找乙上司。他也很生气，毕竟你确实把事情搞砸了。然而，他会这样跟你讲："这事情真糟糕，太糟糕了！不过，我们需要好好梳理一下。我们可以花几分钟时间找出问题的症结，然后解决。让我们想想办法，只有这样才可能解决问题。"

如果你想解决问题，乙上司显然是个理想的求助对象。因为他能注意到问题的症结所在，自己有同理心，也能为你提供帮助。尽管你可能仍然会感到焦虑、悲伤或羞愧，但相对于和甲上司的交谈而言，与乙上司的交谈会让你更舒服些，而且你能从中获得方法和帮助。

重新认识内在批评

内在批评会影响我们的成长，也会阻碍我们实现自己的目标，但我们往往认为它是达成目标的必要条件。也许你已经注意到自己不愿意出去找工作或造访陌生场所，因为你的内在批评曾经告诫过你："你在想什么呢？那里一点儿都不适合你。"或者你注意到当你想到要去健身这件事的时候，你的内在声音总会嫌你懒惰："你为什么还不去呢？天哪！你怎么了？"如此一来，你去的次数可能就会越来越少。

那么，有备选方案吗？一般来说，人们通常认为如果对自己不够挑剔，就无法达成预期目标。这是典型的"全有或全无"思维模式，它与"非好即坏"的思维模式很像。

"全有或全无"思维模式是指在某种状况下，你只能采取两种态度，分别是：第一，极力谴责；第二，对自己过度纵容、溺爱或采取保护性姿态。但事实上，你有很多选择。

上文那个案例中的乙上司并没有采取以上两种态度。他对待错误的态度严肃、诚实，但同时他又能看清事情的本质——所有人都有可能犯错。然后，他竭力接受了错误已经发生的事实，并努力找到了改进的方法。

对于内在批评，你应该选择什么样的态度呢？花点儿时间想一想这个问题。这个过程很难，绝对不是选择新观念和接受新观念那么简单。它需要时间，也需要练习。

　　善待自己、接受自我不等于放弃自我或停滞不前；恰恰相反，它让你有机会摆脱自我鞭笞的负担，享受丰富多彩的生活。

这里有一个新"咒语"，你可以尝试一下。我经常把它分享给我的患者（我自己也用过很多次）：

　　我逐渐明白了，内在批评似乎任何时候都对我有益，但实际上它会让我陷入焦虑，无法完成自己想要或需要完成的任务。因此，内在批评也许并不像我想的那么重要。也许让内在批评闭上嘴巴更重要，然后花点儿时间让自己冷静下来，并制订一个继续前行的计划。

试一试吧！把这段话写在你随时可以看到的地方。多读几遍，并测试一下。看看你读这段话的时候会发生什么。看看你按照新观念列出的步骤去做时又会发生什么。你觉得有变化吗？

克服内在批评的小妙招

（1）一旦你觉察到内在批评开始高谈阔论，就要问问自己："我会用这样的方式跟朋友说话吗？"如果你的回答是斩钉截铁的"不！"（答案通常是否定的，可能还会加上一句："如果我用这样的方式跟他们说话，我早就是孤家寡人了！"），那你可以想象一下：你的朋友正在经历你所经历的情境，担心你所担心的状况。这时你会对你的朋友说些什么？你想怎么安慰他们？你是想给他们泡杯茶，给他们一个拥抱，还是跟他们讲，他们有这样的感觉合情合理？你想清楚要对他们说什么、做什么之后，就把这些话讲给自己听，像对待朋友那样对待自己。

（2）给你的内在批评起个名字。让你和你自己的内在批评保持一定的距离，问问自己，如果它是脱离你的三维实体，你应该叫它什么，它看起来像什么，它听起来像什么，它会以什么形式呈现。我知道有一些人的内在批评就像《坏女孩》（*Mean Girls*）里的少女雷吉娜·乔治（Regina George）一样尖刻恶毒，她内心的不安全感和羞耻感驱使她去欺负、伤害别人。我知道还有一些人把他们的内在批评看作斯坦利·库布里克（Stanley Kubrick）拍摄的电影《全金属夹克》（*Full Metal Jacket*）中的教练员，整天大喊着:"傻瓜,你是不是有毛病?"有些人感觉他们的内在批评就像一层迷雾或一抹清影,声音越大、波及范围越广、颜色就越深。我一直把自己的内在批评想象成最丑陋的自己。它长得像我,说话也像我,但缺乏细微的变化,没有同理心或好奇心。我把它叫作"那个女孩"。当你的内在批评出现时,记得想起它。然后(运用前文中提到的技巧),大声说出你的想法,但要用内在批评特有的语气。

(3)谁是你内心的啦啦队队长?在前文中,我曾经让你考虑能够给你提供帮助和安全感的人(或宠物,或地方),还有关键时刻能救你命的人或物。在本书第一部分和第二部分,我曾经让你写下别人对你的3个最积极的评价、你生活中最重要的3个人(或物),以及他们给你的直观感觉。你内心的啦啦队队长是其中之一吗?还是他们的混合体?它有没有说这些人的好话?或者它只是一个虚拟的角色?你可以随意选择。当你的内在批评冒出来时,把注意力转向你内心的啦啦队队长,看看它会如何回应。

如果你多年来一直处于懊恼的状态,消极的内在批评会让你感觉像在家一样安全、稳定。改变这一切则可能会让你产生恐惧感、陌生感,甚至让你觉得人生充满了变数。

阶段性目标和内在批评

每当我们错过生命的某个"阶段性目标",我们就很容易受到内在批评的攻击:"我已经20岁了,我应该知道如何过好自己的生活了。我已经25岁了,我应该振作起来了。我已经30岁了,我应该买房子、存钱了。"

（顺便说一下，我已经30多岁了，但我觉得自己还没有处理好这些事！）

在前文中，我曾经让你记录下你认为每个人生阶段应该达到的高度。人生阶段和人生规划都很重要，它们能让我们集中精力去做那些对我们而言很重要的事情。

不可控的奋斗目标

我们从小接受的教育告诉我们：目标很容易实现，只要我们全力以赴，就一定会实现自己的抱负。然而，事实并非如此。我们无法掌控自己会在什么时候遇见什么人、和谁更合拍，但人们通常认为我们应该在二三十岁时去约会、谈恋爱。我们无法掌控或预知自己能否受孕或顺利分娩，但在许多人眼里，我们应该或必须生孩子。

在工作方面，我们可能竭尽所能，但我们无法掌控面试官对我们的看法，也无法掌控世界经济的走向。有时我们会应聘成功，有时则会失败；有时命运垂青我们，有时则不会。生活中有不少事情都需要倚仗运气和特权，我们却常因为事态的发展超出自己掌控的范围而自责不已，比如突发的疾病、事故或社会事件。

你在不同年龄段遭受的歧视

我们可能听过别人用"剩女""熟女""淑女"等字眼评价女性，诸如此类的说法让我们觉得她们的行为必须匹配相应的年龄段。我觉得第一种说法存在严重的性别歧视，而且明显对男性更有利。年龄歧视的后果很严重，它不仅会伤害我们的自尊，而且根深蒂固的年龄段划分会让很多人觉得自己一直很失败。

虽然我们生活的某些方面确实存在时间限制，但许多人认为这些限制的出现要比实际情况早。比如，随着女性卵子数量和质量的下降，生育能力的确会降低，无形中增强了寻找理想伴侣的竞争。

日本人三浦雄一郎（Yuichiro Miura）在80岁时登顶珠穆朗玛

峰。参加过诺曼底登陆的英国老兵查尔斯·贝蒂（Charles Betty）在95 岁时获得了历史学博士学位。在本书撰写之际，英国人乔治·科比（George，103 岁）和多伦·科比（Dorren Kirby，91 岁）成为史上"最年长的新婚夫妇"。另一位参加过诺曼底登陆的老兵帕特里夏·戴维斯（Patricia Davis）在 90 多岁时做了变性手术！

为别人的理想而奋斗

每当我听到有人说"我应该做……"，我总会问他："谁说你应该去做这些？"但媒体或社会常常大肆宣扬某些理念，比如，"你应该去健身房减减肥"，"你每周都要设定一个新的阶段性目标"。

我有一位患者，他花了 6 年时间去考医学院，但每年都会因为面试失败而自责不已。直到有一天，他突然意识到他追求的并不是自己的真实梦想，而是他父亲的雄心壮志。正因为如此，他从来没有全力以赴对待医学院的面试。

一旦我们按照媒体的宣传套路接受"什么人生阶段该干什么事"的理念，并据此设定目标、衡量价值，我们的幸福就很难保证了，因为我们的理性框架源自不确定或根本不存在的生活事件。我已经好几年都没有制订过阶段性的人生规划了，我目前唯一的时间规划就是同事和公司给我设定的任务期限。

然而，如果没有个人规划，人们该如何安排自己的时间和精力呢？你可以朝着价值导向型人生努力，我迫不及待地想和你讨论这个问题（详见第 16 章）。

结婚、买房、找一份体面的工作、赚一辈子都花不完的钱，甚至购置游艇，或许都很好，但它们无法让你提升自我，也不能反映你的真实价值。

翻看你之前制订的人生规划。

（1）你觉得完成不同的阶段性目标能够体现你的个人价值吗？

（2）你有什么阶段性目标没有实现？如果有，你是否因此批评过自己？

（3）你有没有哪些阶段性目标是通过内在批评实现的？

（4）你的哪些阶段性目标可能会受到不可控因素的影响？

（5）在完成每件事的时候，是谁告诉你"应该"达成这些阶段性目标的？这是谁的决定？如果不是你的决定，你还想实现这些目标吗？

（6）你是否认为一旦过了某个年龄，完成某些阶段性目标或尝试新鲜事物就为时已晚了？谁告诉你这样做太晚了？

小妙招：要想在时间规划方面另辟蹊径，你可以读一读第16章的内容，重新构建你的价值观。

• 孩提时期，你的内在批评是一种自我"表现"、受到认可的方式。在你长大之后，它的理念已经过时，所以你不需要样样遵从。假如你内心的这个声音不再对你指手画脚，你想成为什么样的人？你会成为什么样的人？你会跳槽吗？你会去试镜吗？你会更狂野吗？你会追求更多的性快感吗？你会去进行冒险活动吗？你到底会怎么做？

• 每当觉察到自己的内在批评出现时，你就翻到这一页，努力想象自己的内在批评长什么样子，用愚蠢的声音重复它要说的话。你可以说"嗨"，向它点头示意，感谢它尽力保护你的人身安全，然后想象自己从它身边走开，它的身影逐渐淡出画面。或者你想象将它搁置一旁，把注意力重新集中在工作上。你还可以采取我最喜欢的方式：想象你内心的啦啦队队长及其善意的话语，把这些话牢牢记在心里。

- 短期内，如果你觉得自己内心充斥着负面的自我评价，那就联系你的朋友，向他倾诉你的感受，并做呼吸练习或正念练习。你可以选择本书第三部分提到的任何一种方法，对你有用就行。

- 从长远来看，你需要配制一剂解药来消除内在批评带给你的痛苦。你要怜惜自己，扶植内心的啦啦队队长，让它为你摇旗呐喊。如果自我关怀对你来讲很难做到，就回顾一下前文提到的各种克服内在批评的方法，找出适合自己的那一种，行动起来吧！

- 但在练习起效之前，内在批评有时可能会呈现出更猛烈的势头。我们在寻找自己的声音、确立自己的价值体系、以自己想要的方式采取行动的过程中，内在批评可能会更频繁地攻击我们。不要太在意这种情况，没关系，我们只需要继续练习。

- 无论你做什么，都不要和内在批评发生正面冲突。吵架的时候，大家的嗓门儿会更大。别忘了，吵架可不是一种"理智的行为"，内在批评在这种时候会更加冷酷无情。

- 无论你的内在批评说什么都不要理会，你要坚信你比自己想象得更具多面性、更加出色。朋友们称赞你的时候，你要坦然接受，毕竟他们是最了解你的人，你也可以听一听他们的建议。

- 如果你的内在批评像个施虐者，及时告诉你的心理医生或你特别信任的人。对于那些曾经受虐的人，施虐者的影子在他们脑海中似乎无处不在。如果你存在这种情况，把它告诉给那些能够帮助你渡过难关的人（比如心理医生），因为他们知道如何帮助你摆脱这种痛苦。你可以在第 18 章了解到更多相关信息，其中的"内部家庭系统疗法"可能非常适合你。

• 每当你觉得自己"应该"完成某件人生大事时，你就问问自己："谁说我应该这样做？"然后，把这句话中的"应该"换成"可以"。这样一来，我们就会切换到一种自主选择的状态，自然而然地感受到更多的力量。相较于"我应该去健身房"的说法，"我可以去健身房"的说法让你拥有更大的选择权，确保你可以做你想做的事情，而不是迫于别人的压力才去做。

• 很多人都会批评自己没有进行"持续的自我提升"，但正如珍妮·奥德尔（Jenny Odell）在她的著作《无所事事：抵制注意力经济》中所说："从健康和生物学的角度看，不受任何限制疯狂生长的东西通常会被视为寄生虫或癌细胞。然而，我们身处的社会非常重视新生事物，珍视基于周期性和再生性而发展壮大的事物。我们评估生产力先进与否的前提是新事物的诞生；同理，我们也不会把维修和护理当作新的产出。"无论你是否达成了阶段性目标，你都无须刻意改变自己。

• 自我关怀是消除负面的自我评价和内在批评的良药。本书第 15 章将会详细讨论这个问题。如果你觉得"自我关怀"一词对你来说过于空洞，你可以选择另一种说法，比如，我把它叫作"怎样才能避免用混蛋的方式对待自己"。

致读者：

你好！

本书的第二部分即将结束。

在第 1 章，我们谈到了人际关系——那些我们无法自主选择却左右着我们人生道路的东西。现在我们又回到了原点，开始讨论人际关系。但我们这一次谈论的是可以自主选择的人际关系——恋爱和爱情。下一章将从现代约会方式讲起，之后还会讲到影响我们的情感状态（单身、约会或恋爱）的因素。

这一章到此为止。

现代爱情模式

对爱情的憧憬，也许是人类最典型的特征之一。在我的诊所，很多患者都会自诉他们曾经在寻找爱情的过程中陷入困境。

"约会太痛苦了。难道是哪里搞错了吗？"

"我的恋爱关系越来越糟糕。我努力向前走，对方却极力往后退。"

"我是不是太独立了，不适合谈恋爱？"

"爱情到底是什么？"

每个人都会遇到上述问题，包括那些沉浸在热恋中的人、发誓不再谈恋爱的人、刚刚确定恋爱关系的人或相恋多年的人。

本章会谈论以下三方面的内容，帮你清除恋爱过程中常见的绊脚石，分别是：约会软件的各种陷阱，依恋模式如何影响恋爱关系，如何探寻真爱的意义。

恋爱交友平台和软件

约会从来没有像现在这样易如反掌。如果你午饭时分突然想和别人约会，下载一个交友软件，晚上你就可以和你的约会对象一起吃饭了。

交友平台既有可能帮你找到真爱，也有可能让你焦虑、无助、不知所措。千万当心！

约会提供了一个彼此交往的机会，约会双方可以借此了解自己能给对方的生活带来多少欢乐。但你是否有过这样的经历？约会伊始，你非常兴奋，急于了解对方的情况，但没过多久（或几次约会之后），你就突然从"我对这个人感兴趣吗？"转向了其他问题，比如，"对方能看上我吗？""对方对我感兴趣吗？""我对他有吸引力吗？""我需要做些什么来证明我是对方的唯一选择？"

你是否常常在约会过程中忘记了解对方的情况，而只关注他们是否对你感兴趣？如果答案是肯定的，你也不用担心，你的做法并非个例。这种状况之所以会出现，并不是因为我们"没有安全感、神经质"——很多人都会用这种不友好（也不准确）的方式描述自己。

我们约会（以及谈恋爱）的感觉是多种因素综合作用的结果。比如，我们以往的约会经历（假如有人欺骗或伤害过你，你可能会在下次约会时异常谨慎）；上一章谈到的阶段性人生目标，让我们担心自己没有足够的时间寻找那个对的人；我们的情感状态是否与自己的个人价值相匹配（如果你也有这样的担忧，务必记住你的个人价值与情感状态没有关系，你已经很棒了）；本章提到的其他因素（如交友平台），等等。

市面上的交友平台减小了约会的难度，但同时增加了约会的复杂性。登录交友平台后，你对配对成功的期望值很高。在"滑动屏幕谈恋爱"这个交友平台上，"滑动"和"匹配"类似于社交平台上的"点赞"和"分享"。另一种同伴评价系统则会让一些人痛苦万分，因为他们很容易把系统给出的"分数"当作自己的个人价值。因此，频繁出现的多巴胺高峰和低谷可能会让我们对交友平台上瘾。

虽然交友平台很吸引人，但你不应该因此上瘾。研究表明，频繁使用交友平台可能会导致以下状况：对身体的满意度下降，而对身体的关注度上升；对社会攀比的期待值提高，在媒体的宣扬之下，人人都希望自己能成为社会认同的理想伴侣。[1]

与直觉相反的是，交友平台提供了一种"选择悖论"，导致很多人不太可能找到自己的理想伴侣。也许那个适合他的人已经被他一指头滑走了，因为他觉得再滑几下可能会找到更好的！

选择面变宽未必是件好事，这似乎与我们的想象大相径庭。我每次去饭店吃饭，面对菜单上列出的上百种食物，常常不知道该如何选择。我本来打算吃意大利面，同行的人却说他们想吃牛排，我一下子就会变得犹豫不决——到底哪种选择更好呢？万一选错了怎么办？

从众多的食物品类中做出选择虽然很困难，但这个决定对我们的影响很小，持续不了一个小时，与漫长的一生相比更是不足为道。你想一下，交友平台提供的无数选择会对我们的决定产生什么影响？重要的是，这个决定很可能影响我们一生！

交友平台上的潜在交友对象就像大海里的鱼一样多。如果你和那个人素昧平生，为什么要劳神费力地和他交往呢？没准儿下一个人选才能让你的内心燃起熊熊爱火。如果彼此发生冲突，你为什么要竭尽全力去化解呢？没准儿下一个人选才与你的三观一致。问题在于，对我们来说，恋爱关系的确立并不是一蹴而就的事情，需要双方共同努力并做出理智的决定。

选择悖论也存在这样的风险：软件用户感觉自己的价值被贬低，

因为他们随时有可能被别人代替。许多用户声称他们在使用交友平台时会产生被别人抛弃的感觉，他们把居高不下的匹配失败率归咎于用户的外貌、个性和社交技能，却没有意识到即使在正常情况下，也不是每个人都能和他遇到的陌生人相处融洽的。再加上选择悖论的影响，这意味着许多人很难在交友平台上找到合适的交往对象。

交友平台用户还可以列出详细的交友标准，订购符合要求的交往对象。比如，"我想找一个喜欢户外活动的红发女人"，"我想找一个对政治感兴趣的娇小金发女郎"。然而，我们认为自己想要的交往对象可能并不是我们真正想要的，甚至不是我们真正需要的。

有时候，我们很难判断什么样的人会点燃自己内心的激情。你遇到的人也许不符合你的既定标准，比如金发披肩、玲珑有致，高大、英俊、皮肤呈现健康的小麦色，但出于某种无法解释的原因，你可能只想和他携手一生。你也可能会遇到一个完全符合你的既定标准的人，但你对他却毫无感觉。也许你更喜欢户外活动或政治活动，但如果一个对其他领域感兴趣的人能让你很快乐，你又该如何选择呢？

很多人都没有意识到，我们所熟悉的人或事往往会在不知不觉间吸引我们的目光。如果你发现真正让你动心的是那些能够唤起你童年记忆的人，千万不要惊讶。顺便说一下，这很正常，对那些童年时期家庭关系和谐的人来说，这绝对是件好事。但对那些在童年时期经历过糟糕亲子关系的人来讲，则需要时刻保持清醒。有时候那些乍看起来与我们父母迥异的人很容易吸引我们的目光，然后在相处的过程中，我们会突然产生和小时候一模一样的感觉。假如你就是这样的人，回想一下，你在交友过程中有没有遭遇这样的状况。如果有，你就要反思一下，交友对象在疏远、谩骂或凌辱你之前有没有什么劣迹。交友时尽量避开这些特征，同时请求朋友的帮助，让他们帮你多留意对方的表现。

交友与购物不同。当你看到一双鞋的图片时，你瞬间就能知道自己喜不喜欢；只要把脚伸进鞋里试一试，你瞬间就能判断它合不合脚。但交友不一样，真正的交往需要你投入大量的时间和精力去了解对方，学会接受那些经常让你望而生畏的事情。

当遇到苦苦寻找真爱的患者时，我会引导他们分辨自己的依恋模式，了解和他们的父母很像的人约会是什么感觉。不仅如此，我还会让他们了解选择悖论，明白在交友过程中感觉自己被抛弃并不意味着他们很"失败"。提前了解这些会让他们受益匪浅：

- 你期待对方用什么样的方式对待你，你就要在约会时多留意这方面的信息。
- 搞清楚你的交友禁忌，知道什么时候应该果断离开。
- 要严格规定各种软件的使用时间，比如，什么时候查看软件，什么时候远离它（一项调查表明，人们每天花在交友平台上的时间多达90分钟，也就是说，人们在这上面耗费了大量的时间和精力）。
- 面对交友过程中出现的起起伏伏，如何做到自我关怀（见第15章）。

同样，了解你对伴侣长相、共同爱好和生活目标等方面的期望也很重要。这样一来，你就可以适时调整你的期望值。此外，向那些可能带给你惊喜的人敞开心扉，也是一个重要的策略。

约会——虚拟时空之旅

无论你的约会对象来自哪里，都要注意一件事。我们喜欢一个人时，大脑会依据眼前这个人的极少量信息，凭借想象力填补空白，由此创造出一种幻象。你有没有过这样的经历？尽管你只见过某人一两次，你却感觉和他似曾相识；之后通过交谈发现你们俩志趣相投，然后你就对他念念不忘了。"我喜欢露营！我喜欢大自然！我喜欢坐在公园的长椅上畅饮果酒！我也喜欢小众的德国极简技术！天哪！看来我们俩的关系有进一步发展的可能！"

接下来，你就会无视眼前的这个大活人，而开始和你脑海中的那个虚拟对象进入约会状态，完全陷入对未来的幻想。比如，你会幻想你们一起出国旅行，同吃一盘意大利面，像电影《小姐和流浪汉》中的人物那样接吻，你也会幻想你喜欢或期待的其他桥段。

即使我的描述与你的情况完全吻合，也很正常！但我们必须努力意识到这种状况，因为真正吸引我们的不是当下的现实和眼前的这个大活人，而是你脑海中的幻象和假设。也就是说，我们忽视了正在发生的事情，忘记了需要尽力去挖掘眼前这个人的更多信息，而是仅凭主观臆测做出了判断。

假如眼前这个人不符合我们的预期，或者他与你志不同道不合，或者他回短信的速度有点儿慢，我们就会心烦意乱。在这样的关系终结之后，我们不仅会感到痛苦，还会因为失去对未来的希望而悲伤。痛苦的根源不在于和你终结关系的人，而是你脑海中的幻象。

我既当过别人的幻想对象，也对别人产生过幻想，还在和别人约会时忘记了他是陌生人。我的思绪早就飞到了九霄云外，迷失在幻想之中，过于乐观地估计了我们的恋爱关系，不断感慨彼此有"命中注定"的缘分。唉，都是果酒和公园长椅惹的祸！

我也和那些"潜力股"约过会，试图把他们塑造成我心目中的理想伴侣，与他们开启理想的恋爱之旅。这是非常可怕的举动，不但让我很痛苦，对他们也不公平。我几乎不了解这些人，却一直试图改变他们。我以为自己在帮他们，但事实恰恰相反。我也曾经和那些对我心存幻想的人交往过，他们在无限放大的希冀中迷失了方向，从一开始就把我捧上了神坛。自此之后，我就不断地让他们失望。这种感觉简直糟透了！

我们常常以为自己很了解别人，其实不然。与别人交往时，我们务必要牢记对方是陌生人，这一点虽然很简单，却很重要。

小妙招：和你交往的是眼前的他，而不是未来的他

• 约会时，你既要让自己保持适度的兴奋，也要不断提醒自己，你们还处在慢慢了解对方的阶段。

• 你的判断依据不是幻想他未来可能会成为什么样的人，而是你现在对他的实际状况的了解。提醒你自己，和你约会的是眼前这个人，而不是未来的某个人。

依恋模式

就约会而言，一个人的依恋模式有可能预示着他进入或走出一段感情的速度，也有可能预示着人们对交友平台的使用方式。研究表明，与回避型依恋人格相比，焦虑型依恋人格在滑动型交友平台（如Tinder）上花费的时间更多。说到长期恋爱关系，依恋模式还可能会预示着你如何回应争吵，以及你与另一半的亲密程度。

我在第 1 章提到，我们早期的人际关系构建了未来人际关系的雏形，比如我们对别人所做的预测，人际交往给我们带来的焦虑感或安全感，以及我们对上述状况的应对方式。这些经历会让我们形成某种依恋模式，也就是我们与别人交往、与自己相处的方式。而且，这种模式将会伴随我们一生。

各种类型的依恋人格具体如下：

- 安全型依恋人格的人在咿呀学语之时，就知道有人会陪伴在他们左右，这种关系很可靠。因此，他们更容易从人际关系中获得安全感、舒适感和价值感，他们能够坦然提供或接受关爱。如果你是安全型依恋人格的人，你可能体会不到我在上文中描述的焦虑感。
- 回避型依恋人格的人知道人们可能会排斥或疏远自己，他们往往通过自力更生来适应这种状况。因此，他们表现得非常独立，常以这种方式彰显自我。他们想跟别人交往，但又不想离别人太近，因为"距离太近"有可能触发他们潜在的焦虑感或恐惧感（害怕别人不能或不愿陪伴他们）。
- 焦虑型依恋人格的人知道别人可能会时不时地满足他们的需求（如果别人高兴了就会满足他们，否则就不一定了）。这意味着他们知道为了防止身边的人离开，他们必须向前靠拢，主动抓住任何与他人联系的机会（这也是非常聪明的做法）。他们可能会用"很黏人"或"随时需要帮助"等词语来描述自己，如果你也是这样，请不要因为这些做法而进行自我批评。因为这不是缺点，它只是一种生存技能，可以让你在孩提时代的需求得到最大限度的满足。

安全型依恋人格的约会模式

如果安全型依恋人格的人没有经历过灾难性事件，他们在人际交往中往往就会有很强的安全感，能够保持冷静。如果你是这种类型的人，你肯定相信别人会随时陪伴你，你值得被关爱。这不是自负，而是一种淡定的自信。

对你来讲，交友与约会都很容易。你可能会认为别人的行为并不能证明你的价值（非常聪明的认知！）。你可能不会玩弄感情，也不会在恋爱中表现得忽冷忽热，因为你不焦虑，也就不用采取必要的手段安抚自己的神经系统。交友时，你可能很快就会配对成功，也很容易确定恋爱关系。

如果你不是安全型依恋人格，在人际交往时你可能会具有完全不同的体验。你可能会感到焦虑或压抑，每当遇到新朋友或恋爱关系出现任何不确定因素时，你的战斗-逃跑-冻结-取悦反应系统就会被激活。

回避型依恋人格的约会模式

回避型依恋人格的约会模式非常有趣。如果你是这类人，你的大脑为了保护你，会警告你与别人保持适度距离，以防遭到拒绝。它会挑挑拣拣，找各种理由拒绝一段感情，这就是为什么你在约会时会突然对对方失去兴趣。

约会之初，你也许真心想找一个伴侣，但你逐渐发现总会有一些因素阻碍你的恋情顺利发展。你可能会认为只有性才是安全的交往方式，因此忽略了彼此恋爱关系的经营。

随着时间的推移，有人可能会跟你讲，你把自己封闭得太紧，或者你在情感方面很淡漠。他们可能也会说，你所表现出来的就是一种"推拉"行为：上一刻，你主动与某人接触，真心实意追求他；而下一刻，当他开始向你靠近、试图和你建立亲密关系或对你说些真挚的情话时，你就会感到焦虑，一下子把他推开，让他感到困惑不解。其实，这种推拉行为也不是那么难以捉摸。

和回避型依恋人格的人交往时，你可以通过以下几种方式判断对方是否存在类似的推拉行为。睡觉前，回避型依恋人格的人会深情款款地看着你的眼睛，夸赞你很了不起。"你太了解我了，你真厉害！我每分每秒都在想你，为什么我们不一起做些妙不可言的事情呢？"一觉醒来后，你发现那个人瞬间将情绪封闭起来，这种疏离感可能会持续数天，而昨晚的激情好像从未发生过。

如果这种行为真的归咎于回避型依恋人格（而不是他们有意在扰乱你的生活），那么这个人会在他的依恋系统（在心理学上指人们对人际交往做出的情感反应）回归稳定后与你保持距离。之后，他又会对你关爱有加，但一旦他感觉你们俩的关系过于亲密，就会又一次与你保持距离。

有回避型依恋人格的你认为其他人会剥夺你的独立性，因此，你会下意识地寻找那种不想与你保持长期联系的人。当你和中意你的人交往时，如果对方能够容忍你与他保持一定的距离，或者容忍你在他身边时而出现、时而消失，你就会觉得这是一段可控的感情。但如果对方很依赖你，你可能就会有束手束脚的感觉。你也许会选择暂时逃避或结束这段关系，你认为这一切都证实了自己一贯秉承的信念，那就是千万不能约会，因为除了你以外的其他个体都很黏人，和他们交往纯属浪费时间。你不知道自己真正的恐惧其实源自别人的遗弃、漠视，以及与别人密切交往后将会发生的一切。

你的内在批评会大力支持你的想法，并放大你的恐惧。它可能会这么讲："你的生活不需要别人的介入。不能信任别人，只能相信自己。保护好自己，否则你会受伤。"它可能还会说："别人不会对你负责。"或者反过来说："他们会剥夺你的独立性。"你的内在批评有可能说得不对，但它在用自己的方式尽力保护你。然而，这种做法也许会让你感觉自己无法与别人深入交往，并产生孤独感。

此外，如果你跟别人发生争执，你可能会记住对方的所有缺点。没错儿，一个试图通过逃避来保持安全感的大脑会不断减少你与别人建立亲密关系的机会。如果你恰好属于这种情况，一定要有意识地提醒自己多去关注别人的优点。这样一来，你就不会一直受到大脑的怂恿，总是否定别人了。

你和别人分手后，已被激活的依恋系统就会回归平静，换句话说，大脑不需要再通过不断强调对方的缺点来保护你。这也有可能意味着你看待前任的方式突然有了变化，让你想起了彼此相恋的所有美好瞬间，并希望挽回这段感情。如果回避型依恋人格的人跟安全型依恋人格的人交往，前者的依恋模式就会趋于安全型，因为后者允许前者的反复"推拉",但不会参与其中。

了解以上这些内容，再加上跟安全型依恋人格的人交往，对我帮助很大。回避型依恋人格意味着当我与别人长期交往时，会不由自主地玩一把"失联游戏"——我会独自去旅行，或者参与一些不需要结伴而行的活动。与以往不同的是，我现在了解了自己的回避型倾向，我很清楚自己在做什么，不会不做任何解释就失联。我会向对方说明我的想法，并制订计划去满足对方和我自己的双重需求。有时候他需要我每天打电话或发短信报平安，有时候他要求我不要平白无故地玩失踪。

面对推拉行为，要懂得适度让步

尽管社会上只有一小部分人拥有回避型依恋人格，但在单身群体中，这种依恋人格的占比最高。这是因为他们经常开始或结束一段恋爱关系，循环往复。[2] 也就是说，他们会定期上演与不同对象约会的戏码。所以，如果你不是回避型依恋人格，但你发现你的交往对象有"推拉"行为，那他可能就拥有回避型依恋人格！在这种情况下，你不一定要选择离开他，但你一定要想清楚自己想从约会中得到什么。如果他能满足你的需求，就再好不过了；如果不能，你就要果断离开他。

焦虑型依恋人格的约会模式

如果你是焦虑型依恋人格，你可能会认为浪漫的爱情很少见，但你会一直被新恋情填满。原因很简单：大脑在你幼年时为了保护你的安全，会让你时时刻刻想着你的父母。

你可能会在遇到的每一个人身上看到他最好的一面："哇，他太不可思议了。我迫不及待地想要告诉你关于他的一切。我太兴奋了！"看到别人的优点是一件好事，但这同时可能意味着几乎所有人都会让你失望，因为你从一开始的期望就太高了。

你可能会注意到，你随时随地都能预感到别人会抛弃你、拒绝你，你甚至还会过度解读别人的信息。当你因为感觉到有人试图离你而去而焦虑时，你就会想方设法和他修复关系："哦，他可能会喜欢我带来的这本书，它很像我们曾经谈论过的那本。我觉得我应该把这本书寄给他。其实我并不想引起他的注意，只是做一件好事。"

事实上，焦虑型依恋人格的人可能会表现得像一个兴奋（或过度热情）的园丁，偶尔会对新恋情的萌芽过分关注。新恋情的萌芽让他兴奋不已，倾注了所有的注意力（浇水）。当对方想抽身离开时，他会靠得更近（浇更多的水）："你需要更多的水吗？你需要更多的阳光吗？要不要列一个帮助你成长的物资清单？我肯定能胜任这份工作。"如果你的约会对象对此感到很满意，你（焦虑型依恋人格）也喜欢他，你就会注意到自己的情绪渐趋平静，一边和他保持联系，一边减少对方的关注程度（不再过量浇水）。然而，当他漠视你的关注或试图与你保持距离时，你的焦虑就会飙升，愤怒也会爆棚。你可能觉得自己需要表达这种情绪，让对方明白你的感受，让自己得到安慰。或者，你可能觉得自己不能这样做，怕把对方吓跑。问题是，这种感觉会变得非常强烈并爆发出来，你最终会在愤怒与请求原谅、关爱之间摇摆不定。

你的内在批评也会支持你的恐惧和信念，所以你一定要小心。比如，"你太黏人了，难怪他们不想跟你在一起"，"很明显他们对你丧失兴趣了。如果他们真的爱你，他们就会……"当出现这种情况时，与想法保持距离的做法（第 7 章）和自我关怀练习（第 15 章）可以帮到你。

好消息：假如你具有焦虑型依恋人格，当有人明确告诉你他会一直和你在一起时，你的警钟就会关闭，真正感受到宽慰和关爱，并准备开启一段亲密无间的恋爱之旅。

坏消息：如果你的约会对象具有回避型依恋人格，你可能会发现自己变得更焦虑了，他的回避型倾向也会加剧。你向前一步，他就会后退一步；你越向前，他就越往后，也许还会彻底消失。你需要和他亲近才能获得安全感，而他则需要与你保持距离。这是一种矛盾的关系。双方只有就彼此的需求进行有效沟通，才能继续交往下去。

我们很难判断恋爱关系中一方的抽离是因为他不感兴趣还是刻意逃避，最简单的方法就是直接询问对方："你对我感兴趣吗？"

成年人如何建立更安全的依恋模式

成年人的依恋模式相对稳定，但也有可能发生变化——或者朝好的方向，或者朝坏的方向。你原本是安全型依恋人格，但如果有人伤透了你的心或破坏了你在人际交往方面的信念体系，那你可能会不由自主地变成不安全型依恋模式，有可能是短期行为，有可能是长期状态，还有可能需要接受治疗。同样，安全型依恋人格的人可以帮助治愈不安全型依恋人格的人，让后者有足够的安全感去降低其戒备心，并关闭自我保护机制。

想想你的人际交往经历。总有一些人或一些地方让你感觉很安全、很放松。比如，你可能觉得柏拉图式的爱情比浪漫的爱情更可靠；你可能对某些同事没有信心，对老板却信心十足。然而，在面对压力的时候（约会就属于这种情况），我们通常会回归最初的依恋模式。

改变依恋模式的方法

（1）确定自己的依恋模式。了解能让你的感觉和行为回归正常的特殊方式，可以通过形式多样的在线测试进行评估。

（2）把安全型依恋人格的人当作榜样。整理一下你的朋友中有多少人属于安全型依恋人格，他们会让人际关系顺其自然地发展，既不会"过度浇水"，也不会疏远别人。他们对朋友如此，对同事或家人亦如此。想一想他们的说话方式、行事风格，搞清楚为什么他们能让你和其他人很快平静下来，并做到彼此心意相通。想一想他们是如何处理人际关系，如何对待你或其他人的。他们可靠吗？他们能敏锐地察觉到别人的需求吗？他们很擅长与他人沟通吗？他们是在帮助别人还是向别人妥协？他们在人际交往中重视什么，忽略什么？他们是否使用了有效的沟通方式？当你和他们在一起的时候，你的感觉如何？你想学习他们的哪些做法？把这些问题的答案全部写下来，在你与他人交往的过程中，努力学习他们的待人接物的方式。

（3）列出你的恋爱经历。阿米尔·莱文（Amir Levine）和雷切尔·海勒（Rachel Heller）写过一本关于依恋和爱情的书，很有创意。[3]他们建议人们做一个表格，分成七栏。在第一栏，列出你的前任和现任。在第二栏，写下你对这几段恋爱经历的主要印象。在第三栏，重点关注每段恋爱经历中让你感到危险和焦虑，或者安慰和心意相通的特定时刻。在第四栏，记录你在这些时刻的具体反应。你有情绪反应吗？你是否惩罚了对方，希望借此让他们靠近或疏远你？在第五栏，探寻这些行为的原因——与焦虑型依恋人格相关还是与回避型依恋人格相关。在第六栏，写下这些行为对你的影响——你的得与失。现在，浏览一下你在表格中列出的内容。某种依恋模式有没有呼之欲出？你在前进的过程中需要注意什么？最后，设想一下你的安全型依恋人格榜样面对此情此景将会如何应对，完成第七栏。学习这些新的反应方式，想象一下，你在现实生活中这样做会发生什么。通过练习，你会发现将这些方式内化为本能反应也没有那么困难。

（4）谈恋爱时，寻找安全型依恋人格的人或者与自己的依恋模式相反的人。要知道，不安全型依恋模式的人通常会相互吸引，因为我们很多人会把依恋系统的激活状态与激情或爱情混为一谈。有时候，那种对性欲的渴望实际上只是焦虑的表现形式之一。思考一下这个严肃的问题："我到底是性欲萌发还是焦虑累积？"相反，如果遇到既不会激活你的依恋系统也不会让你焦虑的人，我们则可能会把焦虑的消除与吸引力的缺失混淆起来。所以，你们要给彼此提供相互了解的时间与空间。如果你遇到了在其他方面让你快乐的人，恰巧你也对他感兴趣，这种感觉就有可能发展成深刻而亲密的恋爱关系。

（5）学会表达自己的需求。我们很多人都听过这样的说法：只要我们遇到合适的人，他们自然就会明白我们想要什么或需要什么。但这种说法未必正确。尽管他们可能与我们保持同步，但他们毕竟不是我们肚里的蛔虫。如果你因为某件事而焦虑，一定要告诉你的约会对象，问问他是否可以和你一起解决这个问题。比如，倘若你想让对方经常给你发短信，那就叫他多给你发短信。倘若你需要空间定期独处，也要向对方说明。这样一来，你就可以给对方一个等你的机会，你也能更准确地判断自己是否想和他成为恋人。

此外，当你受到伤害时，也要学会正确表达，否则你就会实施某种报复性行为。举个有趣的例子：我的文稿代理人阿比盖尔养了一只（漂亮的）意大利灰狗，它名叫卢卡。每当阿比盖尔离开，卢卡就烦躁不安。但当阿比盖尔回来时，卢卡却不理她；它在其他人周围嗅来嗅去，紧紧地依偎在他们身边，却瞧都不瞧阿比盖尔一眼。这是一种教科书式的报复行为，我们时不时也会这样做。通过采取某些行为来惩罚对方，而不是直接说出我们需要什么或想要什么。

（6）对自己好一些！记住，你的依恋模式肯定有其源头，比如你的焦虑状态、逃避行为等，所以一定要善待自己。切记要远离那些像老虎机一样反复无常的约会对象。他们起初一切正常，然后突然消失，又在你快要放弃他们的时候联系你。尽管主动联系你是对方应该做的最起码的事情，但你却觉得自己好似中了头奖，你兴奋不已，然后他们又消失了。其实这种行为可能不仅仅源自对方的回避型依恋模式，他们可能根本没有向你表白，却让你等待了很长时间。如果是这样，你必须要求他们随时与你保持联系，表现得更加可靠。倘若状况没有任何改善，你就要果断离开他们。

要学会告诉别人我们在恋爱过程中的各种需求，也要学会适时舍弃恋爱对象，离开那些对我们不好且屡教不改的人。

做一下自我状态评估：你有什么想法？你现在感觉怎么样？如果你需要平复一下心情，等以后再说，那我随时等你做好准备，你所需要的一切都在这里。如果你想给朋友发短信问个好，证明自己并不孤独，立刻就去做吧！

爱情到底是什么？

我们从小就开始探究爱。
无论我们的家庭是幸福还是悲凄，是正常还是异常，
那里都是我们认识爱的第一所学校。

——贝尔·胡克斯（Bell Hooks）

难怪约会和谈恋爱如此困难，原来背后有多重因素在起作用。现代社会的约会尤其如此，无论你处在约会的哪个阶段，我都想问你一个深奥难解的问题：爱情到底是什么？

你对这个问题的回答将会影响你在恋爱关系中的行为表现。如果你认为爱情是身体的原始冲动，那你可能需要让你的身体来判断是否开始一段恋情。一旦身体冲动消失，你可能就会认为你的爱情也随之消失了。

如果你觉得爱情是一种占有，那你可能会把恋爱对象的某些行为理解成真爱，比如，他嫉妒你与别人之间的正常联系，他企图掌握你的日常社交轨迹。

如果你认为爱情是一个狂野、失控、充满激情的过程，你可能会把龙卷风式的情绪爆发和歇斯底里的争吵当作爱情的助燃剂。

如果你认为"爱情是枷锁""爱情是伤害""爱情会让人变得无比脆弱"，或者别人曾经打着"我这么做都是因为我爱你"的幌子伤害过你，你也许会觉得谈恋爱是一个痛苦的过程。

如果你认为爱情是一种对服务的索取，而你值得对方为你提供服务，那你可能会期待这种生活：你悠哉地安坐在一旁，而你的伴侣忙着做家务，给你提供你想要或需要的一切。当然，如果你认为自己一旦坠入爱河，就会心甘情愿地为对方提供服务，情况可能正好相反。

如果你看过迪士尼的电影，坚信男主应该把女主从贫穷、卑微、不自由的生活中解救出来，那你可能会对爱情持有不切实际的想法。

我们对爱情的看法源自我们对爱情的理解。你父母之间的爱情是什么样子？他们是在共同经营这段感情吗？他们对彼此深情款款吗？无论发生什么，他们都会情比金坚吗？如果是这样，那你觉得自己的爱情应该是什么样子？你是否会从影视剧中习得某种标准？我们可能都会。你对这些问题的回答会对你目前的爱情观产生什么样的影响？

我在工作中遇到过这样一个群体，他们"非常向往爱情，想要寻找真爱"。然而，他们往往会陷入某种模式而无法自拔。每当开始一段成功率很高的恋爱，他们就会突然"想抽身而出"。或者与此相反，他们发现自己的约会对象属于"永远的单身汉"，后者的心永远不会安定下来。

我会把这种状况拿出来和他们一起探讨，很快他们就会意识到：从表面上看，他们把迪士尼式的爱情当成了模板，认为那才是他们苦苦寻找的爱情。但在心底里，他们的信念往往处于相互矛盾的状态，因为他们在家里目睹过父母之间充满矛盾的爱情。对他们来说，"爱情"不但不友善，还令人痛苦。

随着双方约会的顺利进行，他们即将成为恋人。而这时原先的恐惧将会再次浮现，他们开始把对方往外推，内心则无比纠结："我喜欢你，也想和你在一起，但请你不要离我太近，我不想重复父母曾经的感情经历。"也就是说，他们的约会对象只能是那些永远不会对他们做出承诺的人——"哎呀，危险解除了，他们不会让我陷入险境。"

像很多人一样，这些患者需要摆脱以前的想法，重新理解爱情。我最喜欢 M. 斯科特·派克（M. Scott Peck）对爱情的描述，他说爱情可以"延伸自我的意志，促进自己或别人的精神成长"。

爱就要行动起来

谈恋爱是每时每刻都可以着手去做的事情，它会使恋爱双方或其他人从中受益。如果你认为爱情可以滋养自己或别人的精神、人格、灵魂，它是否也让你发生了一些改变？对我来讲确实如此，我接诊的患者也是这样。它让烦琐的概念变得简单，让人领悟到谈恋爱就是一件彼此建立联系并获得滋养的事情，是一段美妙的旅程，每一刻你都有新的表达爱意的机会。

在谈恋爱的过程中，我会不断思考：我该如何让眼前的这个人满意？我该如何与他交往，让他知道我会伴其左右？随后我意识到一个问题，那就是与其劳神费力地解读他们的想法，不如直接问一问他们想要什么、需要什么。它让我获得了最真切的体验：我一直希望自己能够找到爱情，创造爱情。

最后一组新规则

　　人们常常会问：为什么要刻意对约会或谈恋爱做出规划呢？难道不能顺其自然吗？如果你能顺其自然地与他人约会，那就太棒了！但我们很多人都会陷入老套的陷阱：我们常常混淆焦虑与欲望或爱恋；我们追逐推开自己的人，或者推开追逐自己的人。所以，我们必须做好规划！以下就是你需要遵循的新规则：

- 一见钟情并不能说明他们就是你"命中注定的那个人"，它可能只意味着你的依恋系统被激活了。
- 恋爱对象没有所谓的"唯一"，你可能会遇见很多个"唯一"。
- 约会的时候，不要凭空想象。随着时间的推移，探究对方是什么样的人其实是约会的乐趣之一，不要让你过往的经历和你的幻想毁掉美妙的约会时光。
- 你可以深入了解自己的童年经历（自始至终都是本书的关注点），探究它在你谈恋爱的过程中对你的感受和行为产生了什么影响。你也可以做正念练习，留意自己原有的依恋模式，最终彻底摆脱它，"获得"安全型依恋人格。
- 约会是一个双向选择的过程。你的目标不是探究自己能否得到那份工作，或者通过展现实力让对方感觉他应该选择你。你也要了解对方，看看他到底是什么样的人。
- 几次约会后，即使你发现自己不怎么喜欢对方，也不要"玩失踪"。我知道，跟别人说"我不太喜欢你"有点儿困难，但躲着对方也很痛苦，而且没有必要。如果你不想再见到对方，不妨给他发个短消息："嗨，很高兴认识你。虽然我喜欢听你讲笑话，但在约会期间，我们并没有擦出我一直以来都在苦苦追寻的爱情火花，我想你也有同感。你还是很厉害的！祝你前途似锦。"另外，定期约会可能有点儿累人，所以约会时尽量善待你自己。就算有一次约会失败了，过程不那么完美，也没关系。

- 约会时，如果你觉得对方不喜欢你，就去读一读诗人维恩·阿玛·图尔托（Vean Ima Torto）的名句："倘若你不是他们钟爱的茶杯，即使把自己改造成咖啡杯也不会得到他们的青睐。保持纯真，活出自我。"

- 在约会期间，你要处理好各种事务之间的关系，否则你可能会把精力都放在谈恋爱上，导致生活偏离正轨。如果你能平衡各方面的关系并关注有助于自我成长的各个环节，就会变得更加理性。其实，最酷的事情莫过于清楚地知道自己喜欢什么。

- 谈恋爱需要双方共同付出时间和关怀。如果你不付出任何努力，你的恋爱关系注定会失败。然而，这并不是说所有的恋爱关系都很难维系，或者常常让人精疲力竭、辗转难眠。

- 我们都有各自不同的经历，它们会影响我们对爱情的期待、理解和希望。问问对方，他们对爱情有什么期望，以及他们在成长过程中经历了什么。此外，还有一条必须遵守的法则：占有欲或嫉妒心并不能"证明"对方真的喜欢你。如果你想深入探究爱的意义，就一定要读一读贝尔·胡克斯的著作《关于爱的一切》。

- "一生一世一双人"并不是爱情存续的唯一方式，你可以自由选择恋爱模式。但最重要的是，你和你的伴侣要从中获得快乐，以及情感上的安全感。

- 欲望会消退，但这并不意味着恋情即将结束。如果你在恋爱过程中遇到这种情况，可以尝试再努力一把。沟通是关键，和你的伴侣谈一谈你的想法，并做出相应的规划。你也可以和你的伴侣尝试性爱、抚触或其他形式的身体接触，看看进展如何。如想获得具体的指导，请参阅卡伦·格尼写作的《当心分歧》（*Mind the Gap*）一书。

- 我们都不会读心术，所以你在恋爱过程中要坦白说出自己想要什么、需要什么。倘若我们不告诉对方自己想要什么或需要什么，希望得到什么样的关心和帮助，他们又怎么会知道呢？很多人会因为对方不知道如何帮助自己而恼怒，但他们又不是我们肚里的蛔虫，所以我们必须把自己的想法表达出来！

- 一段恋情的结束并不意味着恋情的失败。有人会说他们的"婚姻失败了"，或者因为一段恋情的结束而感到羞愧。如果这段感情曾经很圆满，尽管最终破裂了，但双方都觉得挺美好，这种情况又该做何评价呢？在我接诊的患者中，恰恰是那些经历过婚姻但最终离婚的人，体验过最刻骨铭心、最深刻的恋情。也许他们意识到媒体肆意宣扬的"从此幸福地生活在一起"并不适合他们，于是他们开始寻找更加真实的生活，这也没什么不好的！

- 人们总会成长或改变。也就是说，曾经的恋人有可能渐行渐远，这很正常。

- 了解恋爱过程中的危险信号和预警信号，比如，那些曾经发生过的事情，让你意识到恋爱对象即将触发你的依恋模式或让你感到空虚。把这些讲给你的朋友听，让他们帮助你对危险的依恋模式保持警惕。一旦发现对你不利的依恋模式，就立即中断恋爱关系。就算你没有注意到这些信号，也不要自责。这种情况时有发生，人非圣贤，孰能无过。

- 记住，你的价值并非取决于你恋爱与否，单身也可以活得很精彩。

最重要的是，你值得所有的爱，你也一直拥有爱。

记得关爱自己

就像M.斯科特·派克说的那样，把"爱"理解成一个动词，互联网上那些自恋的帖子就能说得通了。

"只爱自己。"

"我简直爱上了……我自己！"

"买它吧，宝贝。"

这些说法看上去可能很假，也很消极，甚至很夸张，但实际上它们都包含了些许真实成分，那就是爱（包括自爱）在任何时候都有可能，而且你可以自由选择。

对很多人来讲，他们不可能每时每刻都感受到对自己的爱。然而，倘若我们把爱当作一种机会而不是感觉，我们就不会总觉得自己缺少爱了。对我来讲，这意味着在我感觉不舒服、不确定、不开心、生气、自我批评的时候，我知道自己还有机会获得爱。我不会这样问："我怎么了？为什么会有这种感觉？"而是会问："我现在需要什么？这一刻我怎么才能平静下来，是喝杯茶、散散步、和朋友聊聊天、洗个澡、大声尖叫、写日记发泄一下，还是去打拳击？"无论我在那一刻的需求是什么，我都会用实际行动关心自己，或者让自己静静地待一会儿。

你也可以这样做。面对"我现在需要什么？"这个问题，如果你的回答是"我不知道"，那么你可以把手伸进应对策略百宝箱中，我们在第8章谈过它。

我们出生之时，没有办法选择由谁来抚养我们，或者他们应如何抚养我们。我们使出浑身解数吸引他们，包括天真可爱地傻笑。然而，我们无法决定他们是否会以我们想要的方式满足我们的需求。成年之后，我们也许还会忆起幼年时的无奈，依然无法控制别人对待我们的方式。

虽然大家普遍认为，我们需要的是别人的爱，而不是自己的爱，但事实上，无论我们现在感受如何，我们都值得被爱。

- 我们可以主动享受自己应得的那份爱。你值得被爱！
- 和自己喜欢的人在一起，我们知道他们是关心我们的。
- 主动询问对方，搞清楚他们希望我们以什么样的方式关爱他们，这样一来，我们就可以采取他们满意的方式向他们表达爱。
- 我们可以主动向自己关心的人表达我们的愿望和需要，我们可以留在那些愿意陪伴我们的人身边。

每当我们受到焦虑、失败、悲伤或其他负面情绪困扰时，我们就可以像小时候那样在别人的帮助下进行自我调整，与朋友们待在一起，找个肩膀靠一靠，端起茶杯把眼泪往肚里咽（英国人的典型应对策略），我们完全可以成为自己的坚强后盾。从我们第一次自主呼吸开始，我们就能给予自己所需的安慰和关爱。

致读者：

你已经把本书的前两部分看完了！你现在对自己以及你的人生经验的了解比大多数人一辈子了解的都要多。你有没有觉得有些内容简直就是对你的生活的真实写照？你有没有发现自己有时候在想"人们会那么做吗？"或者"她在说什么？那都不是事儿！"。

我觉得这三种情况可能都存在。告诉你一个小秘密：直到最近，我才相信童年经历会影响我们现在的生活，并意识到探讨这个问题的重要性。往事不堪回首，可是为什么心理治疗师对人们的过去如此着迷呢？

多年以来，我花费大量时间研读了相关的研究论文和著作，并在本书中分享了我的研究成果。大家可以看到我和其他作者从回顾过去的点点滴滴中获得的诸多收益，我们由此意识到自己不是怪物，无论产生什么样的感受都很正常。我则从中意识到，重温过去、追忆往昔的痛苦并不是"令人沮丧"的事情，也不会让人止步不前。与我之前的认知恰恰相反，它能让人产生如释重负的感觉。

因此，如果这里有什么内容有助于你提升自我，那么它一定也帮助过我。这是好事一桩！也许有一天你会突然想到："我在那本书里读到的内容不就和我目前的状况高度吻合吗？"你可能会因此中止你正在做的蠢事。本书的写作初衷就是让你获得自己真正需要的东西，让你的生活更有意义。但凡需要，你随时都可以翻翻这本书。

在进入下一章内容之前，我想用几句话总结一下这部分内容。生活中有很多事情都会对我们产生影响：我们儿时的家庭，青少年时期影响我们个性发展的个体与学校，我们每天接触的媒体，影响我们日常生活的理论、偏见和信念，突如其来的人生大事，等等。上述每一件事都会影响我们的内心体验、情感、思想、应对策略、自我评价方式、自我期望以及约会或恋爱方式。它们也会影响我们对他人行为的诠释方式和我们对待别人的方式，从而在我们周围引发连锁反应。

大脑喜欢让我们处于自动驾驶状态，所以大多数人在日常生活中并没有意识到这些影响。有些人在生活中几乎处于梦游状态，即使他们已经意识到自己需要专业的心理学指导，他们也想根据自己的想法而非别人灌输的想法改变自己，但大部分人都无法接触到这样的专业指导。

然而，你也没有必要在梦游状态下度过一生。你有选择的余地，工具就在你的手中。现在大量信息都唾手可得，你接下来有什么打算？你打算把书放下，到外面的世界去闯一闯吗？还是直接进入本书第三部分，掌握那些本应通过学校教育获得的应对策略？记住，对你有用的东西对我同样有用。

索菲医生

第
三
部
分

你该如何走出困境？

真正的改变，持久的改变，是不可能一蹴而就的。

——鲁思·巴德·金斯伯格

认识自己，了解自己特殊的思考、感觉和行为方式，对人们的生活有着深远的影响。然而，如果仅有意识却没有行动，也不可能获得真正改变人生的体验。

如果你只阅读心理学或励志类图书却不采取任何行动，就像只从侧面了解一个国家却从未真正游历过一样。也就是说，你永远不知道你所了解的东西是否属实，或者它们是否值得被引入你的生活。

我曾经为此感到内疚。不久前，我才意识到阅读这类图书可能也是一种逃避行为，我们也许是在利用它们将我们的经验理性化，却不愿意采取任何克服实际痛苦或改变事态发展所需的行动。有时候，买一本励志类图书或在线收听播客就足以让我们感觉好些。也就是说，我们并没有解决实际问题。当负面情绪再次出现时，我们就会再次上网、再买一本书或再听一则播客。如果你不这样做了，那真是太好了，因为只有这样你才能真正改变自己。

这一部分的章节编排顺序有利于大家了解或学习相关方法。它首先展示了人们受到情绪波动威胁时如何让自己镇定下来。其中的一些方法会让你瞬间清醒，比如把脸浸入冰水，而有些方法则需要较长时间的练习才能奏效。你可以逐章读完这一部分的内容，从而习得所有方法。你也可以浅尝辄止，仅浏览你目前感兴趣的章节。如果你正在努力克服对某些地方的恐惧心理，比如那些让你联想到惊恐发作或其他可怕情绪的地方，不要忘记附录中能够指导你循序渐进的行动指南，包括如何运用自己的想象力启动这一过程等。

反复练习的原因

我的患者在第一次光临我的诊所后都会满意而归，但他们第二次来的时候几乎都会跟我说"这些东西没用"。起初，你的大脑会抵制你使用新策略。为什么呢？因为千百年来，它一直把战斗-逃跑-冻结-取悦反应作为最重要的应对策略和生存技能。它在看到你的新策略时可能会说："等一下！有只老虎蹲在门口，你竟然想通过调整呼吸来应对这种生死攸关的局面？你开什么玩笑！传统方式已经延续了几千年，而你仅想靠做两次呼吸练习来摆脱险境？你以为我会允许你这么做吗?！"它可能会在下一刻变本加厉地控制你，增加你的恐惧感或消极思想："这不会起作用的，永远都不会！"但这都是正常反应，你丝毫不用担心。

我还记得我最初尝试通过呼吸练习控制惊恐发作的情景。我之所以对其印象深刻，是因为当时我的练习没做几次就会被迫中断，因为惊恐的感觉越来越严重。那是我第一次把注意力放在自己的胸口（惊恐发作的地方，一个我想不惜一切代价逃避的地方），越关注越惊恐。天哪！我的胸口发紧、心跳加速，感觉简直太糟糕了。

心理医生曾经跟我讲过："只要你愿意，惊恐总会过去。"所以我决定把惊恐（或其他负面情绪）想象成大海的波浪。做呼吸练习时，我的惊恐感越来越强烈，我就把它们想象成越来越高的海浪。我知道随着呼吸练习的继续，惊恐就会像海浪一样到达巅峰，之后逐渐消退。这招首次奏效时，我简直不敢相信发生了什么。我的心理医生说得对！一开始呼吸练习似乎会让事态恶化，但只要我坚持下去，就会发现它的奇效。从那时起，我就喜欢上了呼吸练习，离开它我简直活不下去。

每次尝试新策略时，你都要清楚这种感觉起初可能会加剧，但它总会过去。记住，你需要练习、练习、再练习，你总有一天会到达成功的彼岸。

选择在心平气和的时候练习新策略，尤其是与平复情绪、触发放松反应和正念相关的策略。反复练习这些策略会让它们在你需要的时候变得更加有效，不要等到需要它们的时候再练。也不要只在你情绪激动或焦虑不安的时候才去练习。你可能会这样想："我现在感觉很好啊！我不想做那些让我想想都会难过的事情。"这个想法很正常，但养兵千日用兵一时。正是这种稀松平常的想法，拖住了人们练习新策略的脚步。从长远来看，这些策略会帮助他们应对和消除负面感受。

倘若你只在痛苦的时候才去练习，就会更加困难，因为你可能处于自动驾驶状态，战斗-逃跑-冻结反应系统将主宰一切。在这种状况下，你几乎不可能使用新策略。如果你时常惊恐发作、压力很大或感觉自己没有心平气和的时候，这都没关系，你可以马上开始练习。一旦这些技能成为你的惯用策略，用起来就会得心应手。

把握每一次机会

每当我们开始学习新技能并尝试养成新习惯时，动机和承诺都是必不可少的因素。宽容也是。

我希望你在养成任何新习惯之前先学会原谅自己，因为有时候——尤其是在压力很大的时候——你会犯错，重拾原先的应对策略。不过，这都没关系！比如，你正在尝试获得正念练习和呼吸练习等新技能。前一刻，你可能还在通过调整呼吸消除某种负面情绪；但下一刻，你就从你周围的人身上感受到压力，或者忍不住要翻看社交媒体。

倘若你也有这样的行为，不要自责。只要留意你没有使用新技能，重新开始练习就行了！以下时刻最容易养成新习惯：

- 精力充沛的时候。尽量做到睡眠充足，营养均衡。尝试养成新习惯时，确保同时段没有过多的任务分散你的注意力和精力。
- 有人监督的时候。找个同伴和你一起养成新习惯，在懈怠的时候互相督促，彼此帮助。
- 准备扫清障碍的时候。看看你的日程安排，有没有什么事情可能会干扰你的日常练习。比如，你打算每天做正念练习，但家人总来拜访，你根本没有属于自己的时间。要提前做好规划，想好如何扫清这些障碍。
- 记录每一次小成功的时候。人脑可能不太在意微小的成功，因为它常常专注于预测并记忆消极的事情。遇到事情进展顺利的时候（比如你做了呼吸练习或洗了冷水澡，减缓了你的惊恐情绪），花 10 秒钟想一想这件事，思考一下成功的原因，享受一下成功的感觉。
- 奖励自己的时候。如果一项新练习本身没有乐趣或价值，我们就不会对它有所期待，导致它收效甚微。每次做完正念、呼吸或其他让你感觉良好的练习后，立即给自己一些看得见的奖励，这种奖励不一定丰厚。我的奖励方式通常是给朋友打电话、在房间里大声放音乐，或者去公园看毛茸茸的小狗。我绝对不是那种能在早餐后坚持做 50 个仰卧起坐的人，但如果有适当的激励（金钱、贿赂、小狗），我可能也能做到。奖励对你来讲有用即可，不用考虑别人的看法。比如，你可能会担心自己的奖励适得其反，比如在跑步后喝加奶油的拿铁或吃炸薯条配汉堡。但如果你跑步的原因是重视运动和跑步的价值，那么喝一杯让你感到快乐的奶油拿铁就是一种明智的选择。最重要的是，如果奖励在你尝试新练习之后立即兑现，大脑就会逐渐在这两件事情之间建立起联系。这样一来，适度的奖励就很有可能会激励你继续做练习。

- 积跬步以至千里，积小流以成江海。

要想让某种练习成为你的习惯并坚持下去，你必须对其进行分解，容易完成的任务才能让人坚持下去。比如，用牙线清洁一颗牙齿，做两个俯卧撑，慢走三分钟，每天喝两杯水，写一段话，或者花 5~10 分钟练习弹奏一小节音乐。[1]

——B. J. 福格博士

为什么只清洁一颗牙齿？因为在这里长期的坚持才是重点，我们通常在开始做练习时设立的任务目标过大，这种情况我已经见怪不怪了。人们往往从承诺开始一项新练习：第一天，写 45 分钟的日记；第二天和第三天，坚持完成同样的事；第四天，实在抽不出来 45 分钟，索性跳过去；第五天，写 45 分钟日记突然变成了一项无比艰难的任务；最后，任务以失败告终。

做一件事情，每次 5~10 分钟、每周 5 次，要比每次 45 分钟、每周 1~3 次更容易坚持下去。无论选择做什么练习，把你的预期目标分解成可控的小步骤。关注练习的频率，不要在意持续的时间。养成重复第一步的习惯之后，逐步增加任务量。练习的量要控制好，不能因此打乱日常生活的节奏，然后逐步积累。现在就开始行动吧！

第 11 章

情绪平复练习

这类练习有以下效用：

- 带给你踏实和安全的感觉。如果你觉得自己处于情绪崩溃的边缘，它们就是你的首选。
- 缓解各种形式的情绪崩溃状况，包括惊恐发作、愤怒、分离焦虑、创伤后应激障碍，以及有效抑制与滥用药物和自残相关的冲动。

　　一旦被某种情绪或想法控制，我们就会感觉自己好似身处于一列失控的火车上，沿着轨道飞驰，越来越快，无法减速。当这种情况发生时，我们仿佛与现在彻底割裂，周围的一切都失去了意义，脑海中仅剩下此时此刻的情感体验。在这种状态下，再多的"困境摆脱技巧"都无济于事，因为大脑已经转换到生存模式，战斗-逃跑-冻结-取悦反应系统被激活。

在那些痛苦难耐的时刻，无论吞噬我们的是什么情绪（如焦虑、愤怒、嫉妒、绝望），我们都需要借助某样东西把我们带回现在，让我们乘坐的那辆失控的火车停下来。

这一章展示了你要完成这项任务所需的技能，它可以有效地平复你的情绪。本章提到的每一种策略都有助于人们把目光放长远，并摆脱负面情绪的困扰。呼吸练习和正念练习往往要求人们把注意力集中在呼吸和身体感受上，实现内心的专注，但这些策略恰恰相反。

有时候，内心专注只会让人徒增烦恼，经历过创伤的人尤其如此。倘若他们把注意力集中在自己的呼吸和身体上，就有可能触发他们的创伤性记忆，由此引发的惊恐和焦虑只会更多。因此，本章提及的策略往往会利用可见、可及的外物来避免情绪的二次触发，将人们安全地带回当下。

我们之所以把情绪平复练习和其他可以帮你摆脱困境的技巧放到前面来讲，原因有两个。

第一，我们都要明白一点：即使是在最黑暗的时刻，我们也可以转危为安。

第二，如果没有脚踏实地的感觉，我们就永远不会获得足够的安全感去尝试第三部分介绍的其他应对策略，而从长远看，它们也会对我们有所帮助。

下面这些策略可以帮助我们刹住失控的火车。

54321 策略

我最喜欢的应对策略叫作 54321 策略，你只需借助生活中的常用物品即可完成。和其他应对策略一样，只有提前加以练习，它才会在关键时刻发挥最佳效果。换言之，你要在自己真正用到它之前就掌握它的技巧。

操作步骤

用眼睛缓慢扫视四周，说出你看到的 5 种东西。要么大声说出来，要么在心里默念。慢慢看，他们可以是你视野中的任何东西，选择什么都没有对错之分。比如，你看到的有可能是一辆公共汽车，有可能是一张桌子，有可能是……

说出你能摸到的 4 种东西。选择不同的物品，用你的手指去触摸和感知它们。说出你正在触摸的物品，并描述触摸它们的感觉。比如，"我能摸到桌子的木质结构，感觉很光滑。我能摸到上衣的布料，感觉柔软又蓬松。我能摸到……"

说出你能听到的 3 种声音。由于所处的位置不同，你可能需要非常努力地去听，你甚至可以听一听自己的呼吸或心跳。留意你听到的声音，并描述它们。比如，"我能听到一只鸟在树上唱歌，我能听到一架飞机从天空飞过，我能听到……"

说出你能闻到的 2 种气味。闻一闻你身边的东西，你也可以闻一闻你的手指或上衣。如果有需要，你还可以随身携带一些气味浓烈的东西。说出你能闻到的气味，比如，"我可以闻到煮大蒜的气味，我可以闻到花园里玫瑰的香气……"

说出你能尝到的 1 种味道。如果没有饮料或其他可以品尝味道的东西，你可以留意自己的嘴里是否有味道（如牙膏味）。或者，你也可以说说你最喜欢吃的东西。比如，"我能尝出我喜欢喝的茶有浓烈的奶香味，我喜欢吃奶奶做的烤土豆"。

如果有需要，你可以重做一遍。如果有必要，你可以多做几遍。这个策略可以帮你回到当下。如果上述某个步骤不好操作，你可以直接跳过这一步，实施下一步即可。

为什么它有效？

当你深陷于某种情绪而不能自拔时，大脑会专注于应对它预测到的潜在威胁，并让你幸存下来。如果你把注意力转向周围环境中的安全因素，你就可以向大脑发送信号，告诉它你安然无恙。更重要的是，如果你动用自己的 5 种感官去做这件事，就可以促使自己回到当下，摆脱情绪困扰。

54321 策略的个性化调整

如果你知道自己需要提前平复好情绪工作，比如，某一周的工作压力很大，演示汇报让你备感焦虑，你下定决心要处理那件你一直在回避的事情（伦敦地铁是我的死穴，而你可能也有自己的宿敌），那么随时准备好那些对你有所帮助的应对策略是明智的。

我建议你把 54321 策略写在纸上，拍个照存储在手机相册里。这样一来，一旦战斗–逃跑–冻结–取悦反应系统被激活，你就不会手足无措、大脑一片空白了。

你也可以随身携带有助于平复情绪的物品，将 54321 策略个性化。有人会把光滑的石头或柔软的物品揣在口袋里，通过抚摸它们舒缓压力或焦虑。有人会在手腕上套个发圈，遇到突然的情绪崩溃或压抑不住有可能让他们失去理智的冲动时，他们可以通过拉扯发圈得到心理安抚。

有人会随身携带薰衣草精油，有人会随身携带香水或者其他能安抚心灵的香薰。如果你也是这样做的，就要经常更换不同的气味。比如，你可以这周选薰衣草味，下周选柠檬味，下下周选佛手柑味。一直用同一种香味可能会让你逐渐把压力和某种特定的气味联系在一起，对你没有任何好处。为了避免出现这种状况，你可以多备几款香水。你可以独自完成这个练习，也可以和你信任的人一起做。

如果你想到某个熟人有时也需要控制他的情绪，那就和他一起做这个练习吧。孩子们也很喜欢 54321 策略，它不只是成年人平复情绪的专属策略。

脸浸冷水策略

这种方法可以让你快速平复情绪，可能比 54321 策略起效还快。你得把脸甚至身体浸入冷水中。如果你感觉惊恐即将发作，或者愤怒正在内心汹涌澎湃，或者有喝一杯、打一拳或使用其他快速舒缓情绪方式的冲动，这种方法就会对你有所帮助。

操作步骤

在水槽或水盆里接满凉水，加入冰块。水温不要太凉，10 摄氏度以上为宜。屏住呼吸，弯下腰把脸浸入冷水。根据自身状况，保持这个姿势 20~60 秒。然后直起身，呼吸。必要时，你可以重复一遍。

如果你做不到，或者害怕把脸浸在冷水中会引发更大的痛苦，你也可以将身体前倾，屏住呼吸，把冰袋或刚从冰箱里取出来的东西敷在眼部。你也可以把冰块放在掌心，观察它的融化过程。如果你没有制冰条件，洗个冷水澡也行。

我知道这种方法听起来有点儿匪夷所思，但它确实有效！

为什么它有效？

你有没有注意到，当会游泳的人跳进游泳池、湖泊或大海时，他的负面情绪会迅速得到舒缓？我入水的动作很笨拙，所以我并不是真的在跳水，但即便我的腹部先接触水面，也会瞬间改变我的感觉。这是因为温度的突然变化以及与水面的接触，激活了哺乳动物的潜水反射。哺乳动物的潜水反射具有令人难以置信的作用，而且广泛存在于所有靠呼吸空气存活的脊椎动物中，比如海豹、水獭、海豚、鸭子等，当然还有人类！

它最终演化成人类的一种生存策略。一旦触发潜水反应，我们的呼吸和心跳就会变慢，氧气会被优先输送到大脑和心脏。也就是说，如果没有呼吸，那你在水下可以比在水上活得更久。

当我们屏住呼吸、鼻孔和脸部接触水面时，就会触发潜水反应。我们之所以在最不想做事的时候让自己接受寒冷的冲击，主要原因在于，心率会下降 10%~25%，[1] 这是一个巨大的转变，可以让人深度放松，促使血液从四肢流回心脏。如果你还记得第 7 章的内容，就会知道它和战斗-逃跑时出现的威胁反应正好相反。那种肌肉的紧张感，以及伴随着颤抖和疼痛的崩溃感，会瞬间得到缓解。潜水反应被触发后，一切情绪都会迅速平静下来。有些人喜欢每天洗冷水澡，可能就是出于这个原因。

在安全的地点练习冥想

做这种引导式冥想时，你要选择或想象一个让自己感觉安全、踏实、平静的地方。每当感到害怕或情绪不稳，你都可以到那里（在你的脑海中）寻求庇护。有些类型的冥想要求人们专注于呼吸、身体或内心感受，很多人虽然努力练习了，结果却总是不尽如人意。在这种情况下，他们可以尝试一下引导式冥想。就像本书提到的其他策略一样，你练习得越多，就能越快地在脑海中找到这样的地方，在你需要的时候帮你平复情绪。

我建议你在行动之前，先仔细阅读引导词并根据自己的实际需要加以调整。读一读，看看引导词顺不顺口；看一看，如果有什么地方让你感到害怕或不适合你，就果断删除（划掉）。然后，选择一个安全之所。你的住所或卧室并不是最佳选择，原因有两个。第一，安全地点要尽可能地纯净、平和。有时候，住所或卧室并不一定能让人保持平和的心境，那里可能有争吵、担忧或焦虑，实际上并不是安全的地方。第二，即使住所或卧室对你来说具有神奇的魔力，不会让你产生任何消极的联想，我也不希望你把住所或卧室跟你练习引导式冥想时可能产生的压力联系起来。

它可以是除住所或卧室以外的任何地方。如果你能想到一处让你感觉很安全的户外场所（事实证明，大自然能够轻而易举地抚慰我们的心灵），那就最好了，比如海滩上、森林里、湖边、花园里或公园的草地上。你也可以选择室内或你去过的某个具有特殊意义的地方。顺便说一句，它未必是你去过的地方，也可以是你想象出来的地方。

每次做引导式冥想，你都可以添加更多的细节。你可以在那里盖房子、种花、植树，或者增加房间的数量，任何让你感觉良好的东西都可以。你也可以随时邀请让你感到安全和平静的人或宠物进入你的想象空间。当你觉得这个地方需要更换时，比如，它开始让你感到焦虑，那你可以想象一个新去处。一旦确定了目标场所，就划掉引导词中不适合你的内容。

如果条件允许，你可以用手机或笔记本电脑将你大声朗读的引导词录制下来，在每天练习时播放，去引导自己。或者，你也可以找一个让你感觉舒服的人将引导词读给你听。我常常给我的患者录制这样的音频，通过这种方式把高质量的舒缓效果带入他们的内心世界。如果你的状况真的很糟糕，就每天多听听引导词，多想想那个安全之所。

你准备好开始了吗？

操作步骤

找个舒服的地方坐下或躺下，确保你坐的地方有东西可以倚靠。闭上眼睛或让眼睛保持半睁状态，每当感到惊恐或不知所措时就睁开眼睛，看一看眼前的地面或让你感觉舒服的地方。深呼吸，提醒自己你很安全，你完全可以控制这个练习，而且随时可以停下来。

如果你感觉安全，就做 3 次缓慢的深呼吸，慢慢吸气、完全呼气。想象一个让你感到宁静和安全的地方。首先映入你脑海的是什么？即使是一个你从未去过的地方，或者是你想象出来的地方，也没关系。无论选择什么地方，你都要记住：没有你的许可，没有人可以进入这个安全的地方，它永远为你而存在，为你带来宁静和安全感。

你也许会选择户外场所，比如花园、公园、海滩、田野或山林。不管是什么地方，都请留意那里的场景。随着你去那里的次数越来越多，你也能给它添加更多的细节。你能看到什么？你能看见什么颜色和形状？如果你的场景里有树叶、花朵、植株、树木或沙子，观察一下它们看起来如何？附近有人吗？你是和朋友或心爱的宠物一起去的，还是独自一人？如果有人和你一起，留心感受他们带给你的温暖。如果你是独自前往，留意你的安全感的强弱程度。

留意那里是一年中的什么季节？夏天、秋天还是其他季节？你能听到什么？周围有什么声音？附近有鸟儿在叫吗？你能听到微风吹过或小河流淌的声音吗？什么声音逐渐远去？什么声音越来越近？还是一切都悄然无声？你能闻到什么气味？如果附近有花，你能闻到花香吗？空气的气味闻起来怎么样？新鲜吗？有花香味儿吗？有咸味儿吗？你能感觉到有温暖或凉爽的微风拂过你的皮肤吗？你脚下的地面感觉如何？你是站在土地上、沙地上、草地上，还是其他地面上？你穿着鞋还是赤着脚？如果附近有水，你脚下的感觉如何？调动所有感官，留意这个地方为什么让你感到宁静和踏实。

如果你愿意，想象一下你待在自己专属的安全之所，坐或躺在地上。留意地面的温暖程度，以及它让你感到温暖的原因。再想象一下你和地面已经融为一体，你感觉到更安全、更放松。留意当你把压力传导到地下时，它离开你的身体的方式。

你还能听到周围的声音吗？你还能闻到什么气味吗？躺在地上的时候，你能看见天空吗？天空是什么颜色的？太阳出来了吗？你的皮肤能感觉到它的温暖吗？你上方有树吗？天空中有其他东西吗？留意出现在你视野中的任何东西。

如果你愿意，可以给这个地方起个名字。有了名字，你就可以时刻提醒自己留意这个地方，并在有需要的时候回到这里。在那里，你想待多久都可以，尽情享受它带给你的安宁。当你想离开的时候，只要睁开眼睛，把注意力集中到房间或目光所及的地方即可。你要记住，你随时都可以回到那里，它是你专属的安全之所。

为什么它有效？

我们可以利用想象的力量，冥想自己的安全之所，把那些能让自己获得安全感的生活物品具象化。我们也可以在想象的同时，利用五感抚慰自己的心灵，让自己有身临其境之感。大脑也终于可以感慨道："这下子安全了！"

你知道吗？每当我们重温那些温馨时刻，怀旧之情就会涌上心头。有时候，仅仅想一想过去的美好时光就能带来积极的情绪。而且，在做引导式冥想的过程中，我们的安全感也会成倍增加。据报道，这种练习有助于减少痛苦、提高掌控力，这对任何一个经历过创伤的人来说都是非常重要的感受。在这个练习的帮助下，他们知道自己可以在某个地方得到心灵的庇护，即使外面的世界很动荡，他们在那里也能感受到宁静和安全。[2]

呼
吸
练
习
和
肌
肉
放
松
练
习

这类练习有以下效用：

- 可以放松身心，关闭战斗–逃跑–冻结–取悦反应系统。
- 对管理压力、焦虑、愤怒、惊恐发作、睡眠不佳及其他导致内心痛苦的经历尤其有效。

需要指出的是，如果你觉得把注意力集中在身体或呼吸上会让你缺乏安全感，就先不要做下面这些练习，而先从情绪平复练习开始。一旦战斗–逃跑–冻结–取悦反应系统被激活，我们的身体就会从放松、平静、开放的状态转换为准备战斗、逃跑、冻结或取悦别人的状态。

我们的呼吸也会随之发生变化，通过急促的呼吸收集足够多的氧气，随时准备战斗或逃跑。随着内心紧张情绪的逐步累积，我们的心跳开始加速，不断向肌肉输送氧气，胸口发紧、全身发抖。

为了中止威胁反应，我们要么立即触发放松反应，要么立即采取行动，进入剧烈运动的状态，借此向大脑发送信号，告诉它我们已经采取了战斗或逃跑行动并得以幸存，威胁反应可以关闭了。

本章涉及的练习不仅针对极度焦虑或痛苦的人。在现代生活的重压之下，虽然很多人认为自己既不焦虑也不痛苦，他们却无时无刻不在承受压力。

你采用的是胸式呼吸法吗？

让我们来测一测吧！把注意力放在你的身体上。深吸一口气，再深呼一口气。让肺部充分扩张，吸足空气，然后尽力排空。再来一遍，吸气，呼气。在这个过程中，你的其他身体部位动了吗？肩部是不是上下耸动了？如果是这样，就再来一遍，吸气，呼气，尽量保持肩部不动。

现在，把你的右手置于胸部，左手置于上腹，呼吸的时候注意你的手部感觉。充分吸气，充分呼气。哪只手的动作幅度较大？是上面那只手（右手）还是下面那只手（左手）？大多数生活忙碌或工作紧张的人都会采用胸式呼吸法（上面那只手动得多），这表明他们的肌肉处于紧张状态，平时就面临着压力。如果你也属于这种情况，不用担心，这种现象很常见。

现在花点儿时间放松你的肌肉。将肩部向前旋转，升至耳朵位置，然后向后旋转，呼气时归位。再做一遍，肩部向前、向上、向后旋转。接下来，缓慢转动颈部，从左到右，然后归位。再次旋转肩部，然后检查下颌，放松下巴，舒展紧贴上腭的舌头（甚至可以把舌头伸出来左右摆动几下）。我们的肩部、颈部和脸部都承受着很大的压力，条件允许的话，你可以把这些小练习运用到日常生活中。

很多人养成了浅快呼吸的习惯，同时承受着很大的生活压力，这意味着我们必须学习深呼吸法，向大脑发送信号，让它知道我们很安全。对时常感到焦虑或压力的人来讲，了解触发放松反应的必要性十分重要。下面有两种非常简单的方法。

注意，如果你长期以来都在回避内心的焦虑，当你第一次尝试做这种练习时，你可能会感觉焦虑加剧，因为你不习惯专注于自己的身体。你会感觉自己的心率成倍上升或胸部越来越发紧。这很正常，也不构成任何危险。这种练习就像刷牙一样安全，你还可以借此减缓心率、放松肌肉。你只需花些时间勤加练习即可。

呼吸练习

我们都知道不同的呼吸法会带来不同的感受。想想你在不堪重负、身心疲惫或懊恼沮丧时发出的那声叹息——深吸气，长出气——它会让你感觉好些。打哈欠也是身体的本能反应，可以借此获取更多的氧气，让你振奋起来。

你可以通过以下练习改善呼吸状况，放松心情。首先，练习横膈膜呼吸法（也叫腹式呼吸法），横膈膜就是肺部正下方的区域。接下来，练习用鼻子吸气、用嘴呼气（可以使吸入的氧气量保持稳定）的方法。最后，把两者结合在一起，保证正确的呼吸频率。

做呼吸练习的时候播放音频对我来说效果最好。如果你也有同感，可以熟悉以下几个练习步骤，用手机或电脑把它录成音频。同样，如果你觉得谁的声音对你有抚慰作用，你也可以请他帮你录制。

第一步：呼吸位置要正确

- 保持舒适状态，坐着或躺着都行。
- 将一只手放在胸口。
- 将另一只手放在胸部靠下的位置——手的一侧在肋骨上，另一侧在腹部。

- 闭上嘴巴，用鼻子慢慢呼吸。
- 将注意力转移至双手。注意哪只手在你吸气时起伏较大，是上面那只还是下面那只？
- 下一次吸气时，让气流直接到达下面那只手所在的位置。尽量深呼吸，让那只手感觉到明显的起伏。即使你一开始做不到，也不要担心——你可以想象气流到达了那个位置。
- 不断重复。

第二步：呼吸方式要正确

- 把吸入的气流持续送到那个位置。
- 用鼻子吸气。
- 噘起嘴唇。想象你要吹口哨，或者轻轻地吹蜡烛。
- 不断重复，用鼻子吸气，用嘴巴呼气。
- 注意哪个部位呼吸的气流最明显。是鼻尖还是喉咙后方？留意气流的走向。

第三步：把两者结合在一起，
延长呼气时间——4-1-6-1 呼吸法

- 确保吸入的气流到达下面那只手所在的位置。
- 用鼻子吸气，默数到 4。
- 屏住呼吸，默数到 1。
- 用嘴呼气，默数到 6。
- 屏住呼吸，默数到 1。
- 如果有需要，重复几次都没有关系。建议每次练习至少重复 10 次。

这个呼吸练习每天至少做两次，每次最好持续 5~10 分钟。记住，一定要养成做呼吸练习的习惯。当惊恐严重发作时，我几乎离不开呼吸练习，它已经成为我的本能。即便在战斗-逃跑反应系统绑架了我的大脑时，我也能做呼吸练习。它变成了我的下意识行为，不需要意识的控制就能完成。

如果将注意力转移到呼吸上会让你感觉不舒服，那我强烈建议你邀请你信任的人一起做呼吸练习。父母也可以把这类练习方法教给自己的孩子，但要根据他们的呼吸特点灵活调整吸气和呼气的时长。

4-1-6-1 呼吸法还有其他的替代方案。人们喜欢的呼吸练习方式不尽相同，我在这里给大家分享其他几种方式：

- 4-7-8 呼吸法：吸气时默数到 4，屏气时默数到 7，呼气时默数到 8。
- 盒式呼吸法：吸气时默数到 4，屏气时默数到 4，呼气时默数到 4，屏气时默数到 4。

盒式呼吸法的呼气持续时间并不长，但它仍然可以减缓呼吸节奏，防止过度呼吸。

为什么它有效？

上述呼吸练习之所以有效，是因为它们的呼吸方式与"战斗-逃跑"状态下的呼吸方式刚好相反。这种呼吸方式既不缓慢也不短浅，而是又深又长。与吸氧不同，呼吸练习会限制氧气的吸入量，最大限度地增加二氧化碳的呼出量。

读到这里，你可能会想：惊恐发作的时候，我觉得氧气不够啊！既然如此，为什么还要限制氧气的吸入量呢？原因在于，惊恐发作时极度紧张的胸部肌肉让我们产生了自己正在努力呼吸的错觉，但实际状况并非如此。所以，我们要缓慢、稳定地深吸气，缓慢、稳定地长呼气。

　　腹式呼吸法之所以有效，还有一个原因，那就是它会刺激迷走神经（贯穿整个身体的一条神经，主管战斗–逃跑–冻结反应），触发休息–消化反应（上床睡觉时的状态，失眠的时候可以试试这个练习）。

渐进式肌肉放松练习

　　这个练习的目标是减缓"战斗–逃跑–冻结–取悦"反应在你体内产生的紧张感。当身体处于紧张状态时，它会开始以下这个恶性循环：

大脑使身体处于紧张状态，
你对预感到的威胁做出反应

↓

大脑将身体的紧张状态理解成
一种危险，导致肌肉更加紧张

　　渐进式肌肉放松练习可以终结这个恶性循环，它先让从头到脚的各个肌肉群处于紧张状态，然后逐渐放松。每放松一处肌肉，身体的紧张感就会减少一分，相关信息也会同步发送到大脑，告诉大脑放松的时刻到了。

　　这就是我为什么喜欢在睡觉前做这个练习。它不仅会让你感觉更放松，还会让你更深刻地认识到身体的紧绷感。这一点很重要，因为很多人往往会忽略身体紧张的最初迹象，他们只有在紧张得头痛、脖子痛的时候，才会注意到自己异常焦虑或压力爆棚。

　　对自己的身体感受有了更深刻的认识之后，你就可以在紧张情绪爆发之前有所察觉，及时做缓解压力和负面情绪的练习。注意，不要让身体任何部位的肌肉紧张到疼痛的程度，也不要让受伤的身体部位处于肌肉紧张的状态。如果你受伤了，一定要看过医生之后才开始练习。

操作步骤

找一处容易集中心神的地方，采取坐姿或卧姿，手臂自然下垂。要么闭上眼睛，要么将视线落在鼻尖位置。闭上嘴巴，慢慢地用鼻子呼吸。尽量让呼吸过程缓慢而深长，到达横膈膜位置。把注意力放在呼吸的气流上。留意气流穿过鼻腔、经过喉咙、进入肺部时的感觉，吸气时气流微凉，呼气时气流稍暖。把注意力转移到你的双脚上。吸气时，紧扣脚趾，收缩双脚的所有肌肉。保持肌肉的紧张状态，屏住呼吸，一边留意双脚的感觉，一边默数到 5。呼气时，放松双脚肌肉。想象这种紧张感已经离开双脚，消失在地板或床垫下。留意双脚的放松感。重复一遍，吸气时收缩双脚肌肉，默数到 5 之后放松，想象紧张感逐渐消失。

把注意力转回到呼吸上。做 3 次腹式呼吸，留意吸气和呼气的感觉。把注意力转移到小腿上，重复上述过程。吸气时保持肌肉的紧张状态，屏住呼吸，呼气时放松肌肉，想象紧张感离开双腿，消失在地板或床垫下，重复一遍。

把注意力转回到呼吸上。继续这个过程，每次把注意力向上移动一个部位。按照以下顺序来：

- 双脚。
- 小腿。
- 大腿（从膝盖到臀部，包括臀部肌肉）。
- 腿脚一起。
- 胸腹部。
- 肩胛骨和后背（挺胸，尽量让肩胛骨靠拢）。

- 肩膀（肩膀上耸，尽量靠近耳朵）。
- 手（握拳）。
- 手腕和小臂。
- 上臂（紧贴身体两侧）。
- 手臂一起（将双臂并拢，向前伸出）。
- 脸（皱成一团）。
- 全身（没错）。

　　全身的肌肉放松完成后，练习就结束了。这时你有没有觉得身体放松了？最后做 5 次缓慢的腹式呼吸，同时将注意力转回房间。

　　在所有练习中，关闭威胁反应的方法对你影响最大，而且越练越容易做到。坚持每天练习，看看你会发生什么变化。

正念练习

在刺激和反应之间，蕴藏着反应的力量。
反应的力量孕育了我们的成长和自由。

——维克托·弗兰克尔（Victor Frankl）

这类练习有以下效用：

• 让你关注并改掉某<u>些</u>下意识的行为。

• 有助于提升个人接受能力，即使面对极端痛苦的情感或生活经历，你也能做到心境平和。

• 有助于改善或缓解思维反刍（反复担忧某事）、各种情绪压力和烦恼、睡眠问题、高血压、慢性疼痛或其他健康问题。

正念是冥想的一种形式，关于冥想的记载最早出现在公元前 1500 年左右印度教的圣书中。公元前 6 世纪至公元前 5 世纪，冥想在中国的道教和印度的佛教中得到了长足的发展。这一章介绍的正念练习有点儿类似于内观禅。

按照约翰·卡巴金（他在 20 世纪 60 年代将正念引入西方医学）的观点，"正念"可以解释为"全身心专注于当下，凡事不做评判"。你是否有过这样的经历？和某人聊天时，你以为自己预先知道他会对你说什么（对你进行一番侮辱），于是不分青红皂白地抢白对方，结果却发现他并没有打算侮辱你。你是否也有过这样的经历？你去参加某项活动，本以为它会很糟糕，等你到达现场后却发现一切都好，根本没有必要担心。

通过正念练习，我们可以在自动预测（想法和感觉）和本能反应之间赢得一些缓冲时间，在特定时刻选择自己想要的反应方式。正念有助于我们了解世界本来的样子，而不是我们假设的样子。它还能让我们明白，所有的经历，甚至是最痛苦的经历，都会转瞬即逝。

打个比方

火车进站时，你会产生什么样的想法、判断、感觉或冲动。通常情况下，我们会稀里糊涂地登上进站的第一列火车，转瞬就在几英里之外的地方了，我们甚至不知道自己怎么到了那里。

通过正念练习，我们可以留心观察进入站台的所有火车（以及我们的想法、感觉或冲动），但依然选择留在站台上（当下）。我们看到了火车，但不与它们接触，任由它们来来往往。或者，我们还是会登上火车（囿于自己的想法、感觉或冲动），但通过留心观察，我们意识到自己在火车上，然后决定立即下车。

3 种正念练习

这里给大家推荐 3 种正念练习，你可以马上开始，并将其运用到自己的日常生活中。就像在安全地点的引导式冥想练习一样，先仔细阅读下文，看看哪些对你有用，然后用手机或电脑将其录成音频。这样一来，你就可以边听边练了。一开始，你最好选择专业冥想练习和日常正念练习相结合的形式，每次练习 45 分钟，每周 6 次。如果你想快速见效，这就是你的最佳选择。

但如果你现在面临的压力不大，而且工作时间较长，没有条件做长时间的练习（对很多人来说确实如此），每天即使练习 10 分钟也是可以的。一旦它成为你日常生活的组成部分，你就会从中受益。重要的是，你要知道正念练习很难坚持下去。

它与大多数人在日常生活中秉承的理念完全相反：我们通常会给自己设定"下一步"的目标。因此，你在正念练习的起步阶段可能会觉得它违背了你的本性。比如，当你想大步前行、追逐名利或回避痛苦时，正念练习却要求你原地不动、保持好奇、接受现实。

走神并不意味着你不擅长练习正念。我们意识到自己在走神，并选择将注意力拉回到当下，这才是正念。以健身为例，我们强健肌肉的方法主要是做负重练习，手臂弯曲的次数越多，手臂肌肉就会越强健。在正念练习中，你意识到自己走神并主动把注意力转回到当下的次数越多，你活在当下的能力就会越强。两者的原理基本一致。

不要奢望你的大脑会一片空白，那简直是痴心妄想。不要因为分心而对自己妄加评判，如有必要，休息一下，把注意力转移到呼吸上。

专注于呼吸和声音
（5~15 分钟或时长自定）

找一处舒适的地方，坐下或躺下。如果觉得安全，就闭上或眯上眼睛。感觉舒服之后，通过鼻腔做三次深呼吸。然后，把注意力转向离你最远的声音，你能听到什么？

接下来，把注意力转向离你最近的声音，你能听到什么？之后，把注意力转移到呼吸上，聆听自己吸气和呼气的声音。

然后，把注意力放在呼吸的感觉上。跟随进入身体的气流，从鼻尖开始，进入喉咙，再到达胸腹部。然后，跟随它原路返回。同时，留意空气在吸气时微凉、呼气时稍暖的细微差别。想一想，气流在哪个部位的感觉最明显？是鼻尖、喉咙深处，还是别的地方？

持续关注呼吸的气流，跟着它进进出出，或者待在你感觉最明显的地方。即使中间你不小心走神了，也不要担心，跟你的神游对象打声招呼，就像你在街上对偶遇的路人做的那样，然后把注意力转回到呼吸上。吸气，呼气。

再次留意你的思绪在哪里，它和呼吸同步吗？如果没有，再次向神游对象点头致意并将注意力转回到呼吸上。简单标注一下你目前的思绪：如果它是一种想法，就标注"想法"；如果它是判断，就标注"判断"；如果它是感觉，就标注"感觉"。

把你的注意力集中在气流感觉最清晰的部位。一切就绪后，再把注意力转向最后几次吸气和呼气的过程。一路跟随气流从鼻腔到腹部，再原路返回。接下来，把你的注意力转移到吸气和呼气的声音上。再把你的注意力转向离你最近的声音，你能听到什么？再把你的注意力转向远处的声音，你能听到什么？最后，因为你知道自己随时都能返回这个地方，动一动手指和脚趾，提醒自己仍然在这里。

天空－天气冥想
（10分钟或时长自定）

这个冥想练习的名字来自路斯·哈里斯在他的著作《幸福的陷阱》中提出的一个比喻，相当有意思。找一处舒适的地方坐下或躺下。如果觉得安全，就闭上或眯上眼睛。感觉舒服之后，通过鼻腔做三次深呼吸。无论是在椅子上还是床上，身体一定要有倚靠的地方。

在我跟你说话的时候，继续留意你的呼吸。跟随吸入的气流从鼻尖一路向下进入肺部，然后从肺部向上经由鼻腔呼出。听我讲这个练习的时候，你要始终专注于呼吸。如果你意识到自己走神了，不要担心，也不要对自己做任何评判，把注意力转回到呼吸上即可。走神多少次都没关系。

我们的想法变化无常，影响我们的感觉和行为。有时候想法对感觉的影响过于强烈，导致我们跟随它们误入错综复杂的"兔子洞"。如果我们能有意识地观察自己的想法，以及与它们相伴相生的情感和欲望，认可它们的存在，然后任由它们自生自灭，而我们则转回到自己的呼吸上，活在当下，那么经过反复练习，我们就能逐渐地把自己的想法看成是临时事件，知道它们既不真实也不能和我们画等号，并与自己的想法和感觉保持距离。

现在你可以把自己的想法和感受想象成天气。每天的天气都在变化，想想你目睹或经历过的所有天气类型。众所周知，云、雨、风来了又走，所有的天气状况都如此。无论多么密集的乌云、多么疯狂的暴雨、多么耀眼的闪电、多么惊人的雷鸣，最终都会过去。哪怕是超级风暴甚至海啸，也不例外。

我们的情绪也和天气一样。有时，情绪汹涌澎湃、势不可当，就像空中翻滚的乌云或轰鸣的雷声。有时，情绪的爆发就像天降暴雨。有时，我们为情所困，我们的情绪就像天气一样变化无常。有时，我们感觉完全无法控制自己的情绪，就像龙卷风。

现在，请把你自己、你的思想和你的身体想象成天空。各种天气都只能出现在天空的范围内。不管天气多么极端，天空总会给它提供充分的爆发空间，但天空永远不会受到天气的伤害。

在最狂野的风暴、最强烈的日晒、最强劲的暴风雪过后，天空总会恢复如初，一片蔚蓝。事实上，在极端天气肆虐的时候，湛蓝的天空只是暂时被遮蔽了而已。

如果你把自己比作天空、把你的想法和感觉比作天气，会怎么样？如果你把自己的每一种感觉都看作一种天气，你就会知道它会一次又一次地发生变化或消失，你也知道自己不会受到伤害，因为你能包容一切。

记住，天空不是天气的组成部分，但它能够容纳天气的变化。无论天气如何，天空总会给它空间。无论天气多么恶劣，雷雨多么猛烈，太阳多么炽热，天空都会毫发无损。当然，随着时间的推移，天气会一次又一次地发生变化。与此同时，天空也能保持一贯的纯净和澄澈。

花点儿时间思考一下这个比喻，如果可以，给你的想法和感觉赋予意识。想象一下，你就是天空，你的想法是天气。不要评判你的想法或感觉，也不要给它们贴上好或坏的标签，仅留意它们的存在状况，无论看到什么都没关系，它们总会离你而去，只要静静地看着它们来来去去即可。

如果你感觉很难把自己从某个想法中抽离出来，你可以对自己说"我有一个想法……"，然后把想法的具体内容补充进来。这个方法有助于拉开你和你的想法之间的距离，让你一边专注于呼吸，一边把你的想法当作天气，看着它们慢慢消失。

现在，把注意力转回到呼吸上，慢慢地做 3 次深呼吸。最后，你要知道你随时可以回到这个地方，动动手指和脚趾，将注意力转回到房间或你所在的地方。

身体扫描
（10 分钟或时长自定）

身体扫描类似于渐进式肌肉放松练习，但它不涉及收紧或放松肌肉。你只需将注意力依次转移到各个身体部位，看看那里有什么感觉。把注意力转向身体，不仅可以让我们的意识走出大脑、进入身体，还能让我们明白自己的感觉。更重要的是，一旦我们把注意力转向比较紧张的身体部位，它们就能得到放松。对那些一直靠回避身体感觉来防止状况变糟的人们来说，这种做法听起来有违常理，但这的确是真的。

找一处舒适的地方，坐下或躺下。如果觉得安全，就闭上或眯上眼睛。感觉舒服之后，慢慢通过鼻腔做 3 次深呼吸。无论是在椅子上还是床上，身体一定要有倚靠的地方。把注意力转移到你的脚上，留意脚底、脚趾、脚尖和脚踝的感觉，并保持呼吸节奏。

如果你注意到有什么地方很紧张，尽可能地把注意力转向那个区域。想象自己将吸入的气流送到那个区域，紧张感随着呼出的气流离开了你的身体。

重复上述过程，让注意力顺着你的身体向上移动。从双脚开始，向上移动到小腿，然后是大腿（大腿和臀部）、胸部以下部位（腹部）、胸部及以上部位（胸部和肩膀），之后从胳膊到手部、颈部、面部（下巴、嘴巴、前额），接下来留意全身的感觉。

注意力扫描过全身之后，体会一下，你的身体是不是比之前更放松了？最后慢慢地做 5 次腹式呼吸，把注意力拉回到房间。

日常正念练习

正念练习只有融入日常生活，才会取得最佳效果。你任何时候都可以做正念练习。你在洗碗的时候可能发现自己很讨厌做这件家务，或者脑子里一直在想别的事，比如约会对象为什么还没回你短信。在这种情况下，你就可以做一做正念练习。留意一下，泡在水里的双手（皮肤接触水流）是什么感觉？双手接触水里的泡泡是什么感觉？你正在洗的餐具拿在手里是什么感觉？每当你发现自己思绪飘离，就立即将注意力转回到洗碗这件事上！

STOP 练习

这是一个小练习，只需要花上几分钟的时间。通过这个练习，你可以把正念引入你的日常生活。在你突然感到压力很大、很生气或情绪处于崩溃边缘的时候，它也可以帮助你。比如，你收到了一封工作邮件，它让你大失所望或怒火中烧，在带着情绪做出回复（之后你可能会后悔）之前，你可以通过STOP练习平复一下情绪，以更理智的方式做出反应。在你准备向朋友或伴侣发火时，也可以做做这个练习，创造足够的缓冲时间，避免自己口不择言！

我每天都需要做几次"STOP"练习。我在手机上设置了提醒闹铃，一天响5次，提醒内容很简单——STOP。这4个字母代表的意思分别是：

- S（stop）——停下你手头正在做的事情。
- T（take）——缓慢地做三次深呼吸（记得用腹式呼吸法）。
- O（observe）——简单地扫描你的身体，从脚趾开始，一直上升到头部，看看各个身体部位有什么感觉。然后，将注意力转向你的周围，留意一下周围有什么。
- P（proceed）——决定下一刻做什么。主动选择做事的方法，而不是凭借本能做出反应。这样一来，你还会用抱怨的口吻回复那封工作邮件吗？你还会对你的朋友大吼大叫吗？

正念练习强调观察、接受和放手，但它并不意味着总是接受现状或容忍伤害。有时候，该发的抱怨邮件还是要发，想冲朋友发火也不要忍。事实上，正念练习的重点是从冷静客观、深思熟虑的角度做出决定，让你更有可能说出你该说的话，而不是受负面情绪左右胡言乱语。

为什么它有效？

正念练习不仅会帮助我们活在当下，让我们掌控自己的生活，还能改变我们的大脑结构。神经科学家叶旺德·皮尔斯（Yewande Pearse）

博士告诉我们，正念练习可以改变大脑的部分结构：

- 前额叶皮质[1]——负责管理复杂任务和当下事务的脑区。也就是说，正念练习可以扩大我们的注意力范围，帮助我们过滤掉不想关注的想法或干扰，提高学习新信息的能力，做出复杂的决定，还能更好地掌控压力反应机制。
- 脑桥[2]——负责调节神经递质的脑区。神经递质可以调节我们的情绪和睡眠（以及其他事情），所以做正念练习可以改善情绪和睡眠质量。
- 颞顶叶交界处[3]——与视角、同理心和同情心相关的脑区。这几个方面也是我们需要改善的地方，正念练习可以帮你做到。

正念练习也与杏仁的缩小有关，杏仁是人们的恐惧发源地之一，也是激活战斗-逃跑反应的决定性因素之一。如果杏仁的体积变小，它的活跃性就会降低，这绝对是一件好事。[4]正念练习还可以延缓大脑细胞的老化。

难怪正念练习如此流行。它不仅是解决心理问题的有效工具，还给我们提供了看待世界和彼此的全新框架，以及改变生活和大脑结构的可行方法。

写日记

> 这类练习有以下效用：
>
> • 可以帮助你释放情绪。
>
> • 可以帮助你更好地了解自己。
>
> • 可以随时随地使用，尤其是在你经历了重大创伤事件之后，比如失业、与伴侣分手、所爱之人去世、遭受自然灾害等。

对大多数人来讲，缓解负面情绪的良药就是释放情绪。写日记是一种安全的情绪释放方式，既不必担心别人的看法，也不用纠结倾听者是否值得信赖，还无须你花费一分钱！

但人们常常抵制这种做法，因为写日记让他们感觉自己又回到了学生时代，或者他们不太相信写日记的功效。事实上，写日记的效果十分强大，但其背后的作用机制很难解释。

詹姆斯·彭尼贝克（James Pennebaker）博士指出，每天写 15 分钟关于某段痛苦经历的日记有助于提升人们的幸福感，提高睡眠质量，降低血压，缓解疼痛，提高免疫力和总体健康指数，以及减少看医生的次数。[1] 其他研究也表明：每天写 20 分钟日记、连续 3 天，可以提高伤口的愈合速度（为什么?!），缓解中度哮喘的症状[2]（为什么?!），并改善类风湿关节炎患者的活动能力[3]（哇!）。这听起来似乎不太可能，但我查阅了很多研究文献，发现确实是这样。

写日记真的可以改善人们的身体健康状况，这太神奇了! 你准备好试一试了吗?

操作步骤

无论什么时候，只要你感觉自己情绪激动，需要发泄一番，就可以试一试表达性写作。比如，当你感觉思绪纷扰却又不知道原因的时候，当你受到某些毁灭性事件打击的时候。你可以写一写自己想要厘清的过往经历，你也可以只把它当作一种有益身心健康的生活习惯。

- 选择合适的写作主题。你可以只写一个话题，也可以写几个不同的话题。选择几件对你来说很私密、很重要的事情（如分手、职场矛盾、宠物死亡等），但如果有些事情让你难以承受，就尽量避开它们。如果你实在想不出来写什么，可以参考下面的提示。你也可以提笔就写，写到哪里算哪里!
- 每天坚持写 15~20 分钟，连续 4 天。相较于在较长的一段时间内零零散散写 4 次，这种做法效果更好。
- 写日记的过程中不要停顿。不要担心拼写或语法错误，也不用琢磨如何写出漂亮的语句，甚至不用理会你写出的语句是否有意义。即使你没话可写了，也不要担心，你可以重复前面写过的话。另外，如果你突然想转换话题，也不要理会这种思绪，接着原来的话题写，直到写作时间结束。没有人会看到你写了些什么，所以你想写什么就写什么。

- 探索自己的感受。写日记的时候，探索你内心的情绪和想法。想一想，你为什么会有这种感觉？它是否会让你想起自己生命中的另一个时刻或另一段感情？它与你的过去有什么联系？你觉得现在的自己怎么样？你将来想成为什么样的人？

- 如果你觉得不知所措，就立即停止写作。走到一边，调整呼吸，平复情绪，拥抱别人，锻炼，或者重新选择一个让你感觉更安全的话题。

- 在写了15~20分钟之后，干一点儿让自己感觉舒服的事情。你可能会注意到，写日记有可能让你更加情绪化，尤其是在第一天或第二天。这个现象很正常，也在意料之中，因为你的这种举动正是大脑处理或理解你的经历的表现。每次写作结束后，花点儿时间做些让自己感觉舒服的事情。

> 注意，不要连续数周重复写同样的话题，因为这样做只会让你的痛苦加剧，不会消减。

日记参考模板

如果你经常写日记，却苦于找不到新的话题，那你可以使用一些你喜欢或让你感觉良好的参考模板。

- 我最近感受到了＿＿＿＿＿＿＿＿＿＿＿＿的情绪。
- 每当遭遇很大的生活压力，我都会注意到自己的想法变得有些＿＿＿＿＿。我的感觉变得＿＿＿＿＿，我的应对方式通常是＿＿＿＿＿。我能把它称为一种规律吗？它何时何地出现在我的生活中？

- 最近一次感到烦恼、沮丧、情绪低落时，我想到了什么？在我的人生中是否有过类似的时刻？想象一下那时候的自己是什么感觉？
- 我上一次不假思索地回应别人是什么时候？我最近一次自我防卫发生在什么时候？发生了什么事？我到底想避免什么样的伤害？
- 我要原谅自己＿＿＿＿＿＿。
- 如果我明天醒来后发现一切正常，会有什么不同？如果真是这样，我首先应该做什么？接下来我该做什么？有没有办法让我现在就做那些事？
- 有什么事让我一直采取逃避态度，或者假装它不存在或没有发生过？我为什么要这么做？如果那种经历或事物真实存在，我会有什么感觉？这种感觉会转瞬即逝吗？什么样的情绪平复练习才能做到这一点？
- 想象一下，如果我对自己的现状很满意，我的生活会怎么样？现在我需要做些什么才能让自己成为那样的人？我需要和谁联系？谁能帮助我？
- 什么样的信念可能会影响我对自己的看法？有没有办法让我换个角度思考这件事？
- 当我想象未来的自己时，我看到了什么？"未来的我"怎样生活？他在想什么？他在乎什么？他的生活里都有哪些人？他有什么技能和爱好？如果想象未来这件事情对我来说很难，我需要做些什么才能让自己坦然面对"未来的我"？我需要做些什么才能帮助自己展望未来及未来的机遇？

记发泄日记

我喜欢写发泄日记。如果你和某人发生了争执，或者因为过去的事情而感到沮丧、受伤、愤怒，你可能也会喜欢写发泄日记。

我的日记开头会这样写：今天发生了……它让我感到……我会像这样，连续写15~20分钟。写完后再读一遍，然后把它撕得粉碎。

如果你要写发泄日记，就别指望自己会写得有多好。你也许会发现自己的愤怒随着文字倾泻而出，之后就会一身轻松。重读那些文字时，你可能会感觉到你与自己的思想之间产生了一段距离，你可能还会察觉到自己正在开怀大笑或体验另一种情绪。对我们来讲，撕毁日记就意味着自我解脱，同时确保其他人不会读到这篇日记。这种感觉真棒！

这种练习对易怒群体很有帮助，对那些自认为"脾气很好"或被训练成"好脾气"的人来说更是如此，毕竟他们从小就养成了"不发火"的习惯。我花了很长时间才让自己坦然面对"发火"的行为，因为发泄怒火这件事本身就很可怕。现在我可以坦然承认自己有阴暗的一面，但在一个安全而封闭的环境中，我不怕直面自己的阴暗面，比如在日记中。

直面自己的愤怒有助于缓解人们的负面情绪（愤怒不及时发泄有可能导致抑郁），防止人们在争吵后积攒负面情绪（被动攻击只是愤怒在较长时期内的缓慢释放，就像车胎慢撒气一样）。让愤怒情绪在日记本上爆发的同时，我们的内心也能更快地恢复平静，并了解真正的自我——一个经历过各种情绪的人。

为什么它有效？

当压力无法纾解时，我们的皮质醇水平和肌张力都会飙升，其他与压力相关的激素亦如此。通过写日记，我们可以释放自己的压力，缓解紧张情绪，降低压力激素的水平。

写日记的过程中，我们也可以更透彻地了解自己的经历。你是否曾经感到不堪重负却又不知道原因在哪里？或者，你的思绪就像一团乱麻，既没有清晰的开头和结尾，也没有明确的框架结构？当我们用文字来表达这些时，我们可以逐渐厘清这团乱麻。我们可以更清楚地看到事件的本质，跳出大脑的惯性消极思维模式——草率地下结论。

研究表明，如果我们能够完整地记录给我们带来巨大压力的事件，并将其纳入自己的生活经历，在以后的生活中我们可能就不会再次为之苦恼。例如，如果首次发作的精神病患者能够理解自己的异常行为，并把它当成自己生活的一部分，他们复发的可能性就会降低。但如果他们"尘封往事"，把回避当作应对方式，就会面临更高的复发风险。[4]人们认为，这两个因素——身体压力反应的减少和正确的情绪处理方式——的结合会产生事半功倍的效果。

一开始写日记会让人感觉不舒服或心烦意乱，但只要坚持下去，我们就会慢慢养成一种习惯，即对自己保持好奇、安全、开放的态度。

自我关怀

第15章

这类练习有以下效用：

• 消除羞愧感和对抗内在批评。

• 有助于你学会原谅自己，消除你的内疚感或摆脱困扰你的窘境。

• 有助于你树立关注当下的信念，尤其有助于应对思维反刍（反复担忧）、各种情绪压力及烦恼、睡眠问题、高血压、慢性疼痛或其他健康问题。

注意，如果你从未得到别人的关怀，刚开始做这类练习时你可能会特别焦虑。没关系，慢慢来。

消除羞愧感和对抗内在批评的撒手锏就是自我关怀。它能够让你意识到自己的痛苦并与之共存，竭力地善待自己。我们经常不计回报地关怀别人，却很少怜惜自己。有朋友或家人来访，他们会向我们倾诉他们的痛苦，讲述他们所犯的错误。在这种情况下，我们会做些什么？我们可能会张开双臂拥抱他们，可能会给他们倒杯茶，可能会坐下来听他们诉说，并鼓励他们，可能还会满怀善意地给他们提些建议。

但对待自己时，我们往往更像恶霸而不是朋友。如果自己犯了错，即使是一些无法预见或控制的错误，我们也会弱化甚至忽略自己的悲伤，过分强调自己的责任并惩罚自己。我们为什么会这样做呢？原因在于：

- 我们认为自我关怀是软弱、放纵或自私的表现，它会助长我们的惰性。
- 小时候我们没有得到过关怀，长大后也觉得自己不配得到关怀。
- 情绪激动时，我们常常遭到他人的忽视、拒绝或漠视，所以我们也会用忽视、拒绝或漠视的态度对待自己。
- 尽管我们知道内在批评会增加我们的焦虑和压力，也知道它会阻止我们从错误中汲取教训、妨碍我们的人际关系，但我们始终相信内在批评才是改变一切的动力。
- 善待自己意味着承认自己的不完美，这对很多人来说很可怕。

研究表明，自我关怀练习有助于[1]：

- 减少焦虑和抑郁、思维反刍和思想抑制（暂且不去想）。
- 提高情商[2]（一种认识和管理自己及他人情绪的能力），让我们感觉与他人关系和谐，对自己信心十足，因为我们知道自己能够应付生活中的任何问题。[3]
- 增加充分利用生活资源的动力。[4]

当关怀对象变成自己时，我们往往不会掉入自我宠溺的蜜糖罐。与之相反，我们会尽力争取自己想要或需要的一切，让自己从错误中汲取教训。我们会在需要的时候帮助自己，以身体或心灵需要的方式照顾自己，同时提高自己与别人交往的能力。这些听起来都很诱人啊！

自我关怀

自我关怀是由克里斯廷·内夫（Kristin Neff）提出的理念，它有三个组成部分：

- 自我友善。承认生活中客观存在的困难和痛苦，不要回避这些体验，而是允许它们进入你的生活，并在那个时刻为直面困难和痛苦的你提供所需的一切，让你获得抚慰感和安全感。
- 人类体验的普遍性。我们需要承认人类容易犯错的事实，我们都是不完美的动物，会时不时犯错、挣扎或跑偏（但不是像内在批评所说的那样，我们本身就容易失败或犯错）。
- 正念。正如你们已经了解的那样，正念包括观察自己的想法、情感和欲望，放慢脚步，活在当下，重视现在。

自我关怀是我们与自己相处的一种方式，是获得安全感的基础，也是犯错后还能坚持反复尝试的动力来源。我曾经竭力尝试在犯错之后原谅自己。每次犯了错误，我都会重复一句话："尽管发生过的事情绝对不会让我感到骄傲，但我知道自己已经尽力了。我当时只知道这一种解决办法，谁知道它会出错呢？我要试着原谅自己。"

如果"自我关怀"的说法让你觉得不太舒服，那你可以选择一种你愿意接受的说法，只要对你有用，叫什么都行。对那些习惯了内在批评或不相信生活中存在关爱的人来说，自我关怀练习可能会引发焦虑。如果你在练习过程中感觉很痛苦，可以一步一步慢慢来。如果你发现自我关怀练习会让你陷入惊恐，那就平复心绪，每天反复默念这句话（你可以把它写在便利贴上，贴在浴室的镜子上，或者把它拍下来，设成手机屏保）："我正在培养自我关怀的能力，我理应得到关爱。"

现在你已经了解了自我关怀有益身心的原因，知道了它的效果，以及通过它克服个人障碍的方法。下面列举了一些自我关怀练习。这两种练习可以帮助大家养成自我关怀的习惯。

自我关怀式放松练习

这个练习只需要花费几分钟的时间。每当内在批评或其他不愉快的感觉出现时，你都可以做这个练习。就像我在本书中介绍的其他练习一样，你练习的次数越多，效果就会越好。倘若你想提升这项能力，就每天多练几次。你也可以在自己心平气和的时候练习，只需回想一下最近的某个痛苦（中等程度）经历，然后以同样的方式进行即可。

练习过程中，你需要对自己说三句话。第一句话提醒自己这是一个痛苦的时刻；第二句话把你和世界上的其他人联系起来，让你意识到自己并不孤单。第三句话是在那一刻对自己表达关怀。你有没有注意到，这些话直接映射出了自我关怀的三要素？

在这个练习过程中经常使用的一些说法可能会让人感觉不舒服。你可以根据自己的需要进行调整，我在括号中还备注了一些其他建议。

操作步骤

闭上眼睛，或者把视线放低，看着眼前的地板。如果练习时心绪平和，就回忆某个曾经让你痛苦但又不是不可承受的场景。如果这样做会让你感到心烦意乱，就用54321策略安抚一下自己。在这个时刻练习，一定要留意以下事项。

注意你内心的感觉，并用心感受一会儿。首先，对自己说："这是一个痛苦的时刻。"（你可以根据自己的感觉把"痛苦"换成其他词语，比如"压力很大""很伤人""很不舒服"。）其次，对自己说："痛苦是生活的一部分。"（或者，"其他人也有这种感觉""我并不孤单""大家都会在某个时刻遇到困难"。）最后，对自己说："希望我能关怀自己。"（或者，"希望我能给自己所需的关怀""希望我能学会接受真实的自己""希望我能像我母亲/最好的朋友/宠物狗一样对自己表达关爱"。）

你也可以添加你觉得对自己有用的语句。比如，"希望我能坚强"或"希望我能冷静"。你是自我关怀练习的主宰者，所以一切以你为主。

自我拥抱或自我抚触会让大脑产生与他人抚慰相同的神经化学反应。具体来讲，自我抚触会让人体分泌更多的催产素（一种可以让人心情愉悦的激素），并减少压力激素皮质醇的分泌。因此，如果你觉得有用，试着把双手环在胸前，给自己一个温柔的拥抱，或者在做自我关怀式放松练习时抚触自己的手。

仁爱冥想练习

做 10 分钟的仁爱冥想练习，[5] 就能展现出它在减少内在批评和减缓压力方面的积极效果，所以这个练习绝对值得一试。一些传统的仁爱冥想练习会在一开始要求我们想象一个人，这个人会无条件地关爱我们，并要求我们仔细感受来自他的温暖。还有一些练习要求我们一开始时默念关爱自己的话语。这对新手来说可能很难做到，所以我在这里推荐的仁爱冥想练习略有不同。

这个练习首先要求你想象自己关心的人或事。其次，你要想象自己向他表达关心和传递温暖的场景，最后想象你以相同的方式对自己表达关心、传递温暖。

与所有耗时较长的练习一样，你都需要先阅读一下操作步骤，看看有没有需要更改的地方。然后大声朗读，用手机录制音频，每天放给自己听。语速尽量慢一点儿，这样听起来才会有舒缓的感觉，而不是像赛跑一样充满紧迫感。录音之前，考虑一下在仁爱冥想练习中你会想起谁。选择一个能给你带来踏实感和安宁感的人，一个不会让你产生复杂或痛苦感受的人。你的冥想对象甚至可以是宠物。

操作步骤

找一个舒适的地方，坐下或躺下。如果感觉安全，轻轻闭上眼睛或把视线放低。

先把注意力转移到室外的声音上，再来听一听室内的声音。闭上嘴巴，用鼻子呼吸，注意自己的呼吸声。接下来，把注意力转向呼吸带给你的感觉，注意气流如何进入及离开你的身体。缓慢地深呼吸。如果你发现自己走神了，不要担心，只要把注意力转回到呼吸上即可。

想象一个和你很亲近的人，一个会让你微笑的人，一个会让你感到温暖的人。"他"也不一定要是"人类"，想象你和"他"在一起的情景，比如你坐在"他"旁边或和"他"一起散步。想到"他"时你有什么感觉，仔细体验这种感觉在你身体上或心中的表现方式。

你注意到了什么？也许你体验到了温暖、温柔、开放和亲情？继续保持深呼吸状态，一边想象你关心的"他"，一边把注意力放在自己的感觉上。想象一下，随着你的每一次呼吸，你都在向"他"传递你的温暖。如果你愿意，你可以想象一束金色的光，它承载着你所有的温暖，从你的内心延伸至你所爱的"他"。

想象这束光笼罩着你所爱的"他"，与"他"分享你内心深处的感受，给"他"带去安宁和幸福。你还可以想象自己的一只手搭在"他"的胳膊或肩膀上，通过这种方式把你的感觉和"他"紧密相连。在这个过程中，反复默念以下几句话：

- 祝你平安。
- 愿你善待自己。
- 愿你享受安宁。
- 祝你健康。
- 祝你喜乐安逸。

接下来，把你自己添加到那个场景中。然后，对你自己和你的冥想对象说：

- 祝你我平安。
- 愿你我善待自己。
- 愿你我享受安宁。
- 祝你我健康。
- 祝你我喜乐安逸。

留意这是一种什么感觉。在体会自己的内心感受和身体感觉的时候，时时想着你自己和你的冥想对象。你的感觉有变化吗？你还能感受到温暖、包容和温柔吗？除此之外，还有什么感觉？有没有出现紧张情绪？即使出现了，也不用担心。尽管我们理应得到这些，但很多人在向自己表达关爱方面仍存在障碍。很多人都要慢慢形成这样的认知：我们值得被善待、被关爱，而且这是两种很安全的感受。

如果你觉得这样做没有危险，就把你给予冥想对象的关爱和温暖也给予自己。想象那束延伸出去的光反射回来，笼罩你的全身。此时，对你自己说：

- 祝我平安。
- 愿我善待自己。

- 愿我享受安宁。
- 祝我健康。
- 祝我喜乐安逸。

留意自己内心的感受和身体的感觉。你的感觉有变化吗？你还能感受到温暖、包容和温柔吗？除此之外，还有其他感觉吗？把注意力转向自己的呼吸，留意呼吸的感觉。注意听室内和室外的声音。动一动你的手指或脚趾，慢慢睁开眼睛。

留意你此刻的感觉。你的身体或内心的感觉有变化吗？你能感受到温暖、包容和温柔吗？除此之外，还有其他感觉吗？

为什么它有效？

在第 1 章，我们了解到婴儿需要照料者的抚慰，只有这样，他们才能在安全温馨的氛围中成长，并获得足够的安全感。做自我关怀练习时，我们自己有点儿像当年抚慰我们幼小心灵的父母。随着时间的推移，这种练习会逐步改善我们的自我抚慰能力或自我恢复能力。

如第 13 章所述，正规的仁爱冥想练习可以改变大脑前额叶皮质的功能。[6]此外，这类冥想练习还可以改变某些脑区的活动：一是与"突出处理"相关的脑区（如果大脑发现情绪的激动程度不高，对它的关注度就会降低），二是自我参照脑区（这意味着我们可能会减少对痛苦的关注度，也就不太可能纠结自己到底哪里出错了）。

如果你喜欢本章的这些练习，并想深入了解，我建议你读一读保罗·吉尔伯特（Paul Gilbert）的《仁爱之心》（*The Compassionate Mind*）。自我关怀这个说法虽然听起来可能有点儿傻，但它很有可能影响你的大脑的工作方式——这件事可跟傻不沾边儿！

第 16 章

走自己的路

这一章会告诉你：

• 如何识别生命中真正有价值的东西。

• 如何优先考虑对你来说比较重要的事。

这对大家都有帮助，我希望每个人都能如愿以偿！在生活中，很多人都会不断鞭策和敦促自己走向成功，拥有体面的工作、宽敞的房子、诱人的薪水、完美的体型、美满的家庭、几个可爱的孩子，以及在其他方面达到社会认可的成功标准。有远大的目标并没有错，但就像我们在第 9 章讨论的那样，我们很多人往往会：

• 把自我价值和自己取得的成就混为一谈。

• 被那些不断向我们推销产品的商家灌输了某种"理想"。

• 努力变成别人期望我们成为的人，而不是我们自己真正想要成为的人。

姑息疗法护理师布朗妮·韦尔（Bronnie Ware）在她的著作《临终前的五件憾事》（*The Top Five Regrets of the Dying*）中指出，临终前人们最后悔的 5 件事分别是：

（1）"要是我曾经鼓起勇气过上真正属于自己的生活，而不是别人期望我过的生活，就好了。"

（2）"要是我曾经在工作上没有投入那么多精力，就好了。"

（3）"要是我曾经勇敢地表达自己的感受，就好了。"

（4）"要是我曾经和朋友们保持联络，就好了。"

（5）"要是我曾经让自己过得更快乐些，就好了。"

布朗妮的结论与该领域的其他研究结果高度一致。它们都表明，人们最终往往会意识到自己的生活质量比取得的成就更重要；他们也会意识到自己真正看重的究竟是什么，却遗憾自己没有时间去完成。但幸运的是，我们还有机会避免这种憾事成为现实。我们现在就可以搞清楚对我们来说真正重要的事是什么，从今天开始让它们逐渐融入我们的生活。

目标与价值观

- 目标是可以列在清单上并逐一划掉的事项，比如升职、找到伴侣、买乡间别墅、去法国度假或增加银行存款等。
- 价值观是我们的品质，它们无法从清单上划去，比如忠诚、有同理心、学识渊博、可靠、善于社交、自由开放等。

如果你去过法国，你就可以把法国从目标清单上划掉，但你同情过某人并不意味着你可以用"有同理心"这样的词形容自己。一旦你表达同情的行为终止，你的"有同理心"的特质也就不复存在了。

你有了交往对象，但这个目标的实现并不能说明你拥有了高质量的恋爱关系。你的确在谈恋爱，但你可能并不快乐。如果有人问你在人际交往中最看重对方什么品质，你可能会列举可靠、诚实、有同理心、乐于分享等。你不可能把这些都划掉，因为你在与人（朋友、家人、爱人、配偶等）相处的过程中，时时刻刻都会关注这些因素。

谈到死亡这个话题时，与目标有关的是我们一生都在为之努力，但到了我们死亡的那一刻，它们就和我们没有任何关系了。目标会被遗忘，我们的价值观却不会。很少有人会在念悼词时这样说："他拥有一辆豪车，浴室里还有按摩浴缸。"与之相反，人们在葬礼上赞美的往往是逝者生前的价值观："他充满爱心，在我需要的时候总会主动帮我。他是那么善解人意。"

目标也有可能会被提及，但提及的原因仅仅是它们展现的价值观。我不是说我们不应该朝着目标努力，而是说我们可以放弃那些只有通过外部成功才能被认定有价值的品质。想清楚我们在自己和别人身上，以及生活各个领域看重哪些品质，我们就可以按照自己认为很重要的方式前进、成长，而不管目标能不能实现。

如果考虑了价值观的问题之后，你还是想要实现同样的目标，那就需要探寻一下其中的原因了。比如，倘若你想获得财富和成功，原因是什么呢？是因为它能帮你实现财务自由吗？是因为它能让你摆脱工作吗？它能让你多陪伴家人吗？如果是这样，那就太棒了！这表明你的价值观涵盖了追求自由、关爱家人、珍惜时间等品质。在你每天朝着自己的目标努力的同时，你也可以兼顾自我价值的实现。在这里，过程和目标（或成绩）同样重要。

认识你的价值观

价值观是大家每天都能意识到并通过行动反映出来的东西，但很少有人会认真地思考自己的价值观到底是什么。坦率地讲，我们在探寻个人价值观的过程中，常常会提出一些有关人类的终极问题。比如：

- 我是谁？
- 我想成为什么样的人？
- 我的信仰是什么？
- 我想努力把自己塑造成什么样的人？
- 我想把精力放在哪里？
- 我看重别人身上的什么品质？
- 我希望以什么样的方式被别人记住？

如果我们在临终前回顾一生，评价自己说"我的一生很有价值"，那不是很棒吗？你可以通过以下三个步骤来确定你的价值观，并在此基础上规划自己的未来。

第 1 步：按照各个生活领域的重要性排序

排序时不要考虑它们是否适合你目前的生活。想一想你最看重哪些生活领域，把最有价值的领域排在第 1 位，然后依次往后排（我在每个选项的前面留了空格，你可以标注序号）。你可以把序号标在两个选项中间的位置，也可以划掉不适合自己的选项（比如，倘若你没有孩子，你就可以划掉"养育子女"这一项）。

_____身心健康

_____教育提升和个人发展

_____事业

_____娱乐和休闲

_____社会参与

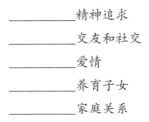

_____精神追求

_____交友和社交

_____爱情

_____养育子女

_____家庭关系

如果你把娱乐和休闲排在最后，问问自己为什么。这是你从小所受教育影响的结果吗？你觉得休闲和娱乐在某种程度上是个坏主意吗？我之所以这么说，是因为人们通常不会优先考虑这个极其重要的生活领域，也没有意识到它有助于大脑发育，以及提升身份认同感和个人幸福感。

第 2 步：确立你的价值观

完成本章末尾的问答列表，从你最看重的生活领域开始，问问自己：你想在各个领域体现出什么样的价值观？如果你能成为自己理想的样子，你会如何展示自我？我给出了一些提示，帮助你确定自己在每个领域的价值观，还留了空间让你记录自己的想法。

如果你还是很纠结，可以回头看一看你在本书第一部分和第二部分列出的人生整体规划和阶段性目标，挑选出你觉得最重要的那些目标。问问自己：为什么要这样选择？我喜欢这些目标体现出的什么价值观？

也许你的一个目标是完成 10 千米（或更远距离）的越野赛，你想成功抵达终点或创造出自己的最好成绩。你给这个活动增加了明显的个人色彩，也许你想通过奋力拼搏、参与竞赛、挑战自己和让自己的身体保持健康，来表达对个人承诺的重视。

你的价值观也有可能与此迥然不同。也许你在跑步时会感觉到自己进入了心流状态，你重视身心合一的感觉——除了你自己、你所处的时刻和你面前的马路，其他事物都不存在。也许你看重跑步，并不是因为它能让你加入某个跑步团体，而是因为这是你的个人选择，能让你在忙碌的生活之余得到片刻的喘息。

如果你只专注于目标的实现，因为参加比赛而进行的长达数月的训练可能就会变得相当乏味，甚至让你感到十分痛苦。但倘若你把训练看成确立上述价值观（涉及多个方面，包括身体健康、个人成长、社会参与等）的机会，你的感觉就会大不相同。

在撰写本书的过程中，我有几次因为过于专注写作这个目标而差点儿半途而废。写作任务之艰巨让我苦不堪言，但我清楚写作的价值可以体现在如下方面：

- 向心理诊所以外的非专业群体普及心理学知识。
- 让人们明白他们是普通人，而不是怪人或精神残疾。
- 坚持不懈地努力。
- 持续学习。
- 自我关怀。

也就是说，我在完成写作任务的同时考虑的是如何实现这些价值，而不是如何达成目标。每当大脑试图把我拖进对未来的恐惧中，我都有自己的关注点。我会在每天的日程中安排一定的休息时间，就像安排会议一样。我知道，在焦虑或忙碌的时候，写作通常是我最先想放弃的事情。在大量的自我关怀的加持之下，本书的写作任务终于完成了。

花点儿时间完成下面这个列表，不要遗漏。记住，确立价值观就像锻炼身体和善待自己一样，每天都要付诸行动。不要忘了，价值观在人的一生中随时都会发生变化。这个列表不是"一次性"练习，而是生活的指南针，有时你的确需要改变人生方向。

身心健康。你想怎样照顾自己并关注自己的健康？你看重哪方面的良好感觉？什么举动会让你感觉自己身心健康？什么举动会让你感觉良好？你看重这些举动的哪些方面？

_____

_____

_____

　　教育提升和个人发展。在这个生活领域，你看重什么？你将来想学点儿什么？你想继续学习吗？你想学习某个特定的主题吗？为什么要学它？你看重这些东西的哪个方面？

_____

_____

_____

　　事业。在工作中，你希望自己具备什么样的特质？你希望在工作中发现自己的什么特质？你希望你的工作关系是什么样？你喜欢什么样的工作环境？在职场，你最看重什么？

_____

_____

_____

　　娱乐和休闲。你在这方面还想做些什么？在生活中，哪些东西让你觉得好玩？你感觉轻松吗？你在这方面最看重什么？

_____

_____

_____

　　社会参与。你想生活在什么样的社会里？你想通过什么样的方式与社会建立联系？

_____

_____

_____

精神追求。在精神和信仰方面，你看重什么？你想要什么样的信仰？你信仰什么？你通过什么方式满足自己的精神追求？

_____

_____

_____

交友和社交。和朋友在一起的时候，你希望他们有什么样的感觉？什么特质会让他们产生这种感觉？你看重怎样的人际关系？

_____

_____

_____

爱情。恋爱时，你想表现出什么特质？和别人交往时，你希望他们有什么样的感觉？你想要建立怎样的恋爱关系？

_____

_____

_____

养育子女。你有哪些特质想让你的儿女看到？和你在一起时，你希望他们有什么样的感觉？你希望他们通过哪种方式记住你？

_____

_____

_____

_____

　　家庭关系。你想扮演家庭中的哪个角色？你希望拥有什么样的家
庭关系？

_____

_____

_____

_____

第 3 步：看看列表内容是否与你目前的生活状态相符

　　一旦完成这项任务，许多人就会意识到他们目前的生活与他们的
价值观不符。你的生活动力源自你的价值观吗？这个问答练习是否让
你发现了自己想立即着手的领域？它是否让你意识到自己不应该在办
公室拼命工作，而应该待在家里关爱亲人？它是否让你意识到自己锻
炼身体（跑步、跳舞等）的目的是养成运动习惯，而不是为了模仿某
个网红的生活方式？倘若你因为个人生活与价值观不符而感到羞愧或
焦虑，就做一做缓解负面情绪的练习。让个人生活与价值观保持一致
的首要任务是什么？把它作为个人承诺写在这里。

_____

_____

_____

_____

_____

　　思考一下，如何才能把你的价值观融入每一天的生活。你可以拿
出一支笔，圈出你看重的那些价值观。

追随自己的价值观

一旦搞清楚自己的价值观，你就会更加了解自己。即使生活遭逢变故（比如退休、生病等），你的日常目标失效了，你也可以根据自己的价值观把握前进的方向。你可以努力把这些价值观引入日常生活，塑造全新的自我。你至少可以确保一点：当你在临终之际回首往事，你会为自己的一生感到骄傲。我认为这是我们的共同愿望。

第17章

寻找并加入社团

我们都没有意识到，潜伏在内心深处的恐惧是，
倘若不被理解，就如同白活一场。
——迈克尔·施莱纳（Michael Schreiner）

本章有助于你做好以下三件事：
- 创建社团。
- 为自己最重要的目标努力奋斗。
- 参加志愿者活动。

你知道吗？当我们观看感人的电影[1]或和别人一起唱歌[2]时，我们的心跳和呼吸也会和他们同步。当我们陪伴爱人时，仅仅是看着他的眼睛或坐在他身旁也会产生相同的反应。那一刻，我们不仅感觉到踏实，还能缓解内心的压力。[3]一项研究表明，爱的触摸有助于减轻身体的疼痛感。人类天生就是社会性动物，需要融入社会，获得归属感。

我在前文中讨论过人际关系的重要性，孤独和隔绝有可能造成的可怕后果，以及社交过程中只有大家共同努力才能克服的那些问题

（比如偏见等）。

如果我们想真正治愈自己和别人，就需要思考一下与别人的社交方式。理想状况下，我们要与那些愿意听我们说话、关注我们的言行、给予我们力量、肯定我们的价值的人建立联系，我们需要关注人际关系的质量而不是数量。得到一个知音的理解，远远胜过身处喧嚣的人群却备感孤单。

读到这里，你可能会发出这样的感慨："可是我连这样一群人都找不到，更不要说一个知音了！"不要担心，调整一下思路，你或许就能找到解决问题的办法。事实上，每当你的大脑感到惊恐，告诉你不能做某事、不能解决某个问题或不能拥有某件物品时，你就要调整一下思路。

加入社团

我们拥有的朋友数量通常会在二十几岁时达到顶峰。之后，随着年龄的增长，朋友的数量会逐渐减少，但我们和为数不多的朋友之间的友谊却会更加深厚。

通常来说，只有在生活遭逢变故之后，我们才会考虑朋友的数量或质量问题。也就是说，很多人平时不怎么考虑扩大交友范围的问题，直到他们从忙碌的生活中抽身而出，才意识到自己几乎没有可以交心的朋友。但是，成年人结交新朋友真的很难，我们应该从哪里入手呢？大多数友谊往往始于共同的人生经历和价值观。因此，寻找新朋友的时候，你可以留意以下几个圈子：

- 与你的情感或生活经历相关的群体，比如心理健康小组、幸存者小组或当地的兴趣小组等。
- 与你的身份相关的群体，比如新手父母群、当地的慈善组织和你关注的社会活动团体等。

• 与你三观一致的群体。

面对面交流，肩并肩前行

有时候，我们梦寐以求的社交需要人们进行交流和分享（面对面）或共同（肩并肩地）参与活动。

在新冠感染疫情防控期间，人们经常跟我讲，通过视频连线与人交谈会产生一定的心理压力。按照他们的说法，他们不喜欢这种交流方式的原因有很多，其中之一就是除了疫情以外，他们实在没有什么可以拿来讨论的共同话题。因为彼此之间无话可说，他们非常怀念和别人肩并肩参与活动的经历，比如看体育比赛或逛街。

需要肩并肩参与的活动不容易给人际交往双方造成压力，尤其是男性。他们常常觉得自己缺乏面对面交流的技巧，相较于坐着聊天，他们觉得一起观看体育比赛更放松。如果你正好属于这种情况，想一想你最喜欢或最想参与的活动：烹饪、运动、做手工、摄影、演讲等。

你喜欢唱歌吗？唱歌可以练习呼吸技巧，增加腹式呼吸的深度，专业人士甚至把它运用在产后抑郁的治疗上，[4] 它还可以提高癌症患者[5] 和慢性呼吸疾病患者[6] 的生活质量。唱得好不好听并不重要，你的音色好坏也不是重点。你觉得自己唱歌就像鸭子叫？别担心，从心理学角度看，实际效果并没有太大差别！

如果你不喜欢唱歌，也可以参加徒步社团、语言培训班或手工缝纫班等。你们可能在共同参加某项体育活动的过程中做到了心意相通，只要肩并肩坐在那里就好，不需要聊天，也不需要谈论私人话题。

有共同目标的肩并肩交往与面对面交流一样，也能让你产生使命感和亲密感。而且，你可能不知道，当你把注意力集中在手头的事情上时，你会放松下来，自然地与在场的其他人聊天，因为你们至少拥有一个共同的兴趣爱好。

如果你遇到自己喜欢的人，就大胆征询他的意见：是否愿意约个时间一起喝杯咖啡？记住，孤独是人生常态。也就是说，对方很可能也在寻找新朋友！

小妙招

- 邀请别人到你家里做客会增加你的压力，所以在交往初期，可以把会面地点安排在让人放松但不需要你做东或主导的地方。
- 多向对方提问。听别人说话也是一种难得的馈赠，通过给别人送上这份礼物，你了解他们的速度可能会比你想象得快。
- 善待自己。经营一份深厚的友谊需要投入大量的时间。如何让自己不受束缚可能也是一件让人非常伤脑筋的事。所以，在这个过程中，要对你自己好一些！

在线社团

正如新冠感染疫情向我们展示的那样，很多时候大家未必有机会待在实体空间里面对面地交往。相较于实体社团，在线社团给人们提供的交友范围更广，当然有时候也可以选择线下会面。而且，在线社团也为那些边缘化的社会群体提供了安全的社交场所和机会。让他们有机会与同病相怜之人沟通，有探索自己身份的空间，重新规划未来，得到韧性和自尊培养方面的帮助，并参与相关活动。

在线社团的特别之处在于，它们提供了可以让人们按照自己希望的方式展示自我的空间。还记得我在前文中说过媒体会歪曲事实吗？随着越来越多的人按照自己希望的方式展示自我，社交媒体也在解决这个问题，并向所有人宣告：无论你是谁，你都值得受到关注，拥有自己的一席之地。因此，如果你找不到合适的实体社团，那就找一个价值观、兴趣和生活经历都与你吻合的在线社团吧。

社会活动

> 社交媒体是一股改天换地的力量，它将挑战根深蒂固的等级制度，重新分配权力，促进信息民主化，支持全民总动员，并推动全球运动的开展。
>
> ——凯布和哈里斯，2020 年

如果我们能够创造一个没有偏见和创伤的世界，人们对心理治疗的需求就会大大减少。有哪些社会公正性问题对你产生过影响，比如种族歧视、性别歧视、残疾歧视、同性恋歧视、肥胖歧视、变性歧视、年龄歧视或者其他偏见？从传统角度看，社会变革通常发生在身居高位者、手握重权者或财富掌控者争夺他们看重的资源时。进入互联网时代，社交媒体改变了这种状况，来自全球各地的人们可以聚在一起，讨论他们面临的社会公正性问题，并积极发声。

多项为自由和正义而战的社会活动都始于网络，它们旨在改变世界、带来社会正义。比如，"黑人的命也是命"（美国民权活动人士艾丽西亚·加尔扎通过脸书创建的一个话题标签）和"我也是"（反对性暴力的运动，2016 年由塔拉纳·伯克在网上发起），它们已成为争取自由和正义的标志性社会运动。

英国社会活动家吉娜·马丁（Gina Martin）利用社交媒体发起了一场社会运动，将偷拍裙底照定义为非法行为。斯嘉丽·柯蒂斯（Scarlett Curtis）、格蕾丝·坎贝尔（Grace Campbell）、霍妮·罗斯（Honey Ross）和爱丽丝·斯金纳（Alice Skinner）共同创立了"粉红抗议"（The Pink

Protest）网络社团，成功改写了英国的两项法律，提高了人们对经期贫困和切割女性阴蒂的认识。

志愿服务

社区志愿服务在疫情期间大幅增加。比如在英国，有 1/5 的人口曾经志愿为那些无法外出的人购买或运送杂货，打电话帮他们排解孤独等。因为社会成员自愿贡献时间帮助他人，社会凝聚力得到加强。

志愿服务不仅可以帮助目标对象，还能赋予志愿者一种使命感，是他们结识新朋友、获得新技能、提升自我评价的好方法。而且，志愿服务最大的好处是，不受志愿者能力大小的限制。在决定你想要参与的志愿服务团体之前，想一想你已经获得的技能，以及你可以贡献哪些技能。

如果你精通计算机编程，并且每周或每个月能抽出一些时间，那你可以志愿参加"编程女孩"（Girls Who Code）培训，向她们传授编程技能，缩小科技行业中存在的性别差异。如果你擅长外语，可以找找需要翻译的志愿服务机构，比如红十字会。如果你有园艺方面的技能，你可以到社区菜园做志愿者，为当地居民提供新鲜蔬菜。如果你有过痛苦的人生经历，与心理健康问题抗争过，你也可以考虑把自己学到的心理健康知识传授给需要帮助的人，比如去心理健康慈善机构当扶助者、导师或讲师，成为那些身陷黑暗者的灯塔。

参与志愿活动的途径有很多，比如：

• 给残疾儿童读书。
• 给流浪汉做饭或将食物分发给有需要的人，减少饥饿人口。
• 给疗养院的老人写信，缓解他们的孤独感。
• 为救助热线（如走失儿童热线）提供志愿服务。

无论身在何处，你都可以在当地或网上寻找提供志愿服务的机会。无论你选择做什么，都会有很多人张开双臂欢迎你的加入。我以前的一位上司曾经说过："如果你想获得尊重，就去做些让人尊重的事情吧！"

第18章

专业治疗方案

本章介绍了以下内容：

- 专业治疗中的常见误区。
- 不同类型的治疗方式及其功效。
- 求助治疗师之前的自我诊断。
- 首次约见治疗师时需要搞清楚的问题。

　　这部分内容将会帮助两类人群厘清思路：一是抗拒专业治疗但又想搞清楚专业治疗到底是什么的人；二是正在考虑接受专业治疗但不知道从哪里入手的人。

终极途径——专业治疗

　　本书提及的治疗和建议之间存在明显的区别。在治疗过程中，你会感觉自己的思想似乎受到了别人的牵制。你会觉得有人在关注你，竭力想办法帮助你、支持你。事实上，我就是患者心目中最卖力的"啦啦队队长"。

此外，专业治疗方案需要根据客户的需要量身定制，保密性极强。读完本书后，如果你有了更多的问题并希望继续探索，那你可以向专业人士寻求答案。

在整本书中，我着重强调了一些需要考虑进行专业治疗的时刻。比如，惊恐发作持续出现的时候，让人恐惧或严重影响生活的侵扰性想法如影随形的时候，自虐性内在批评总也挥之不去的时候，与世俗偏见或痛苦做斗争的时候，等等。然而，专业治疗的对象不仅限于那些忍受极端痛苦的人，它也适用于任何想从更深层次剖析自我、自尊、生活模式和人际关系的人。

我知道并不是每个人都有条件接受专业治疗，这也是我创作本书的原因。这一章不仅介绍了各种专业疗法，选择或放弃治疗师的注意事项，还介绍了与各种疗法相关的书籍，没有条件进治疗室的人可以通过阅读获取自己所需的知识或方法。

专业治疗的常见误区

说到接受专业治疗，人们可能会觉得你肯定有严重的精神问题。但事实并非如此。

误区一："心理医生就像朋友或家人一样"

治疗师既不是你的朋友，也不是你的家人。他们接受过专业训练，"知道应该怎么做"。他们会无条件地关注你，充当你的容器、知己和向导，但他们也是遵循道德规范和法律准则的专业人士。他们提供的意见客观中肯，除了维护你的最大利益之外没有其他目的。

误区二："专业治疗就是聊聊天"

专业治疗的方式多种多样。治疗师会根据患者的具体状况选择不同的治疗方式，有时候治疗可能以谈话为主，但也有可能包括技能训练、家庭作业、与治疗师见面时或见面后需要完成的活动。有时候治疗以物理方式为主，比如后文中将会讲到的躯体疗法。

误区三："所有疗法都与童年经历相关"

我希望我已经给大家讲清楚了，有时候我们的痛苦源于自己的过去，但有时候则源于自己的现在。有时候我们只有解决了过去的问题才能轻装前进，有时候我们只需要有人教授一些立竿见影的实用策略。因此，对于不同生活领域的问题，需要采取不同的治疗方式。比如，倘若你正在经受惊恐发作或侵入性想法的困扰，可行的治疗方案就是让你的情绪平复下来，获得安全感和稳定感，指引你管理并克服这两种体验，之后再去考虑其他事情。

如果你在恋爱中反复身陷相同的模式（比如你总是被同一类人吸引，他们会唤起你儿时的记忆），可行的治疗方案就是让你回到这种感觉的初始阶段，了解它出现的原因，然后对症下药。

误区四："人人都有心理问题，都需要专业治疗"

虽然了解自我会让人们受益匪浅，但并不是每个人都需要专业治疗。有些身陷痛苦泥沼的人只需要适当的帮助、少量的心理学知识和一些有效的应对策略，就能摆脱痛苦。

误区五："专业治疗具有修复功能"

很遗憾，事实并非如此，那不是治疗师要做的事情。比如，在我的诊室中，我会不断提醒患者"你才是解决你的问题的专家"。我告诉他们，我了解心理学、神经学的最新动态和趋势，我会和他们并肩同行，或者共处黑暗，共同探索走向光明的道路。

事实上，在治疗初期，你会逐渐正视那些你一直在回避或从未意识到的问题，所以你的糟糕状况可能会持续一段时间。但随着时间的推移，你会克服这些问题，继续前进。有句话说得很精辟：

> 正如所有治疗师都会说的那样，治愈过程必然伴随着不适症状，但拒绝治疗永远都不会治愈。随着时间的推移，拒绝治疗只会加重症状。
>
> ——里斯玛·梅纳克姆（Resmaa Menakem），
> 著有《奶奶的双手》（*My Grandmother's Hands*）

专业治疗的定义

专业治疗可以提供一个平台，让我们不带任何偏见地了解自己，并借助所需的专业工具找到前行的道路。专业治疗能让我们深入了解自己很少触及的层面，这种情况我已经见过很多次了。对一些人来说，专业治疗是我们首次接触的安全型依恋关系，也是我们首次找到可以依赖的地方。专业治疗意味着有人一直陪伴在我们左右并倾听我们讲话。也许最重要的是，当你失去希望时，治疗师会为你留住希望，直到你做好准备去拥抱希望。他们会帮你开启新的人生篇章，构建价值驱动的多彩生活，并与你一起寻找可以实现你的理想的技能。

随着时间的推移，我们会逐渐将治疗师抚慰我们的声音和话语内化。也就是说，当我们的内在批评突然冒头时，我们内心的啦啦队队长就会自动出现，及时抚慰我们。

专业治疗有可能面对面进行，也有可能通过视频、电话或短信进行。它可以针对一个人，可以针对夫妻或家庭，也可以针对群体。治疗可以通过对话进行，也可以通过散步、闲聊或运动进行。治疗的频率可以是一周一个小时，也可以是一周几个小时。你可以选择当地的免费医疗服务机构，也可以选择私立的收费机构。下面有一些建议，你在选择治疗师前可以作为参考。

选择治疗师的注意事项

在选择专业治疗之前，你需要考虑一些实际问题。具体包括：

- 你希望通过什么途径获得帮助？你是否想学习一些技巧来管理或克服负面情绪，比如焦虑？你是否想了解自己的依恋关系类型并希望有所改变？你是在寻求创伤疗愈方法吗？
- 你的目标是什么？是短期目标还是长期目标？
- 你是否觉得和你身份相同或相似的人最能理解你的经历？如果答案是肯定的，是哪些相同或相似的方面？比如，你希望他们和你的性别或种族相同吗？你希望他们和你的生活经历相似吗？
- 在哪里看心理医生让你感觉最舒服？是通过视频还是面对面？是独自一人还是和别人一起？
- 如果你之前接受过专业治疗，什么方式对你有效，什么方式对你无效？在接下来的治疗中，你想增加什么方式，减少什么方式？

在选择治疗方式和治疗师的时候，这些问题可以帮你缩小选择的范围。除了考虑上述问题以外，你还需要权衡下面的治疗类型，这样才能选出最适合你的治疗方式。

专业治疗的类型

你需要的治疗类型取决于你的具体状况。当年我惊恐发作时，还不知道有这么多种治疗方法。接待我的第一位治疗师一上来就突兀地对我说："给我讲讲你的童年。"我已经告诉他我的问题是惊恐发作，但他坚持要和我谈论我的父母。我十分困惑，于是我的惊恐发作不但没有好转的迹象，反倒恶化了。我需要的是对抗惊恐发作的方法，而不是回忆童年。之后，我再也没有去见那个治疗师。后来我找了一个认知行为治疗师，每天听呼吸练习和正念练习的音频，惊恐发作由此得到了缓解。

下面给大家介绍一些常见的治疗类型，你可以从中找到一种能解决你的问题的方法。

认知行为疗法（CBT）

这是一种技能驱动法，它可以让我们：

- 理解焦虑、抑郁或其他情绪出现的原因。
- 识别并挑战那些让我们陷入困境的信念、无用的思维方式或行为（比如逃避行为）。
- 学会有效运用呼吸练习的方法和其他应对策略。

认知行为疗法对治疗焦虑和强迫症非常有效，也可以用于抑郁症、思维反刍和创伤后应激障碍患者的治疗。如果你需要实用的方法或策略，这种疗法也许很适合你。本书的很多想法都来自认知行为疗法，比如评价自己是否高估了威胁等。

推荐书目：蕾娜·布兰奇（Rhena Branch）和罗伯·威尔森（Rob Willson）的《认知行为疗法》（*CBT for Dummies Workbook*）；丹尼斯·格林伯格（Dennis Greenberger）和克里斯提娜·帕蒂斯凯（Christine A. Padesky）的《理智胜过情感》（*Mind Over Mood*）。

接受与承诺疗法（ACT）

这种疗法和认知行为疗法相似，它也会关注我们的思想和行为，并在治疗过程中教授实用的应对策略。但它不会质疑我们的想法、信念或行为，而是教授我们：

- 掌握正念技巧，帮助自己接受或克服那些让我们陷入困境的想法、感觉、冲动或行为。
- 确定自己的价值观和过上价值驱动型生活的方法。这样一来，我们就可以自主选择前进的方式，过上适合自己的生活。

这种疗法对焦虑症、强迫症、抑郁症、药物滥用、慢性疼痛和其他健康问题都有效。本书的许多想法也来自接受与承诺疗法，比如，用一首歌的旋律唱出你的想法（第 8 章），正念练习中关于天空和天气的比喻（第 13 章），以及关于价值观的内容（第 16 章）。

推荐书目：路斯·哈里斯的《幸福的陷阱》，该书的内容棒极了，强烈推荐。

辩证行为疗法（DBT）

如果你需要快速稳定地平复或调节情绪，这种疗法就是最佳选择之一，它适用于有边缘型人格障碍、饮食障碍、多动症、药物滥用和自残行为的患者。越来越多的研究表明，它对多动症或孤独症患者的焦虑管理和情绪调节都有效。这种疗法可以：

- 教会你调节情绪的方法，比如正念练习、痛苦承受及情绪调节训练等。
- 将个人治疗和小组治疗结合起来，也就是说，你属于某个团体并能得到该团体的积极帮助，你清楚自己不是孤军奋战。

你可以在本书分享的一些技巧中找到辩证行为疗法的影子，比如把脸浸入冷水的情绪平复练习（第 11 章）。

推荐书目：哲学博士马修·麦克凯（Matthew McKay）、心理学博士杰弗里·伍德（Jeffrey C. Wood）和医学博士杰弗里·布兰特里（Jeffrey Brantley）的《辩证行为疗法》。

正念减压疗法（MBSR）

这个紧凑的 8 周治疗计划（每周 2.5 小时的周内例会加上 6 小时的周末静修）将：

- 教你如何用正念练习来识别情感或生理方面的痛苦，并承认它的存在、放弃与它斗争，改变自己的习惯性压力反应机制。
- 以团队的形式开展。
- 以小组讨论的形式，分享身体扫描或行走冥想练习中产生的体验。
- 无须像其他针对个人的疗法那样为患者量身定制治疗方案。

正念减压疗法适用于治疗抑郁症、焦虑、慢性疼痛，以及已知会造成痛苦的多种身体疾病，[1] 比如高血压、皮肤病（如银屑病）、艾滋病、癌症和糖尿病等。我在本书中分享了一些与正念减压疗法有关的技巧，比如正念练习。

推荐书目：乔·卡巴金（Jon Kabat-Zinn）的《多舛的生命：正念疗愈帮你抚平压力、疼痛和创伤》（*Full Catastrophe Living: Using the Wisdom of Your Body and Mind to Face Stress, Pain, and Illness*）。

内部家庭系统疗法（IFS）

内部家庭系统疗法认为，我们的人格可以分为多个子人格，每个子人格都会在某种程度上对我们起到保护作用。比如，我们的内在批评可能是一个完美主义者，也可能是一个工头，它们代表了我们在应对外部世界时形成的不同"子人格"。如果我们有过极度痛苦的生活经历，比如受过严重的心理创伤或虐待等，我们可能就会为了自身安全而放逐某些子人格。这种疗法有助于：

- 识别并整合"自我"的各个组成部分，让我们重新获得安全、完整和自立的感觉。

它适用于抑郁或焦虑患者、惊恐发作者和身体健康状况不良的人。我在本书第 9 章提到了"7 种内在批评"，它就来自内部家庭系统疗法的理论范畴。

推荐书目：哲学博士杰伊·厄利（Jay Earley）和社会工作者邦妮·韦斯（Bonnie Weiss）的《呼唤内心的啦啦队队长，拒绝内在批评》（*Activating Your Inner Champion Instead of Your Inner Critic*）。

精神/心理动力学疗法

你经常能在影视作品中看到这种治疗方式，患者会躺在沙发上和治疗师交谈。它不是以技能训练为主的疗法，而是：

- 研究潜意识，与弗洛伊德的观点较为接近。
- 专注于一些可能在过去就已经出现的模式（比如始于婴儿期的关系），以及对人们有影响、压抑已久或正在与之斗争的下意识的痛苦和冲动。
- 期望人们在治疗过程中重新体验这些模式，回到当年的情景，学习如何面对和前进。

这种疗法适用于大多数心理问题（惊恐发作或侵入性思维患者除外，他们更需要技能训练），尤其是那些长期经历情感困扰的群体。比如，你留意到你在谈恋爱时会一遍又一遍地重复相同的模式。这种疗法通常需要长期坚持。

推荐书目：罗伯特·戴博德（Robert de Board）的《蛤蟆先生去看心理医生》（*Counselling for Toads: A Psychological Adventure*）。

系统疗法

这种疗法认为人们本身不存在缺陷，也不需要诊断。它认为一切问题都源于人体外部的人际关系，而不是人体内部。它关注当下（你目前受困于什么），并让你学会：

- 确认自己所处的多重环境是不是导致你痛苦的罪魁祸首。（痛苦是源于你的家庭，源于你和他人之间的秘密，源于偏见或结构性不平等，还是源于某个对你影响极大的人虚构了你的经历，以至于你现在仍对此深信不疑？）
- 确定前进的方法，明白自己有足够的力量做到这一点。
- 如何忽略你非常在意的不愉快经历，并在今后的生活中关注一些具有激励作用的新体验。

系统疗法的对象可以是个人、夫妻、家庭或群体，它适用于解决酒精依赖、焦虑、抑郁、创伤后应激障碍、人际关系障碍等问题。

推荐书目：大卫·登伯勒（David Denborough）的《重述生活中的故事：汲取灵感、转变体验的日常叙事疗法》（*Retelling the Stories of our Lives: Everyday Narrative Therapy to Draw Inspiration and Transform Experience*）。

眼动脱敏再处理疗法

这种疗法不仅可以教会你应对痛苦的技巧，还能有效地处理造成极度痛苦或创伤的记忆。与其他疗法截然不同的是，它会让你：

• 学会应对情绪困扰的技巧。
• 回想某个痛苦的时刻，让你的思想自由驰骋。与此同时，治疗师会对你实施双边刺激治疗。

这种疗法适用于那些有严重创伤或其他痛苦生活经历的人，比如创伤后应激障碍、惊恐发作、焦虑、恐惧和抑郁等。如果你想处理与羞耻感相关的记忆，这个方法也许非常有效，因为你无须对治疗师讲述相关经历。

推荐书目：弗朗辛·夏皮罗（Francine Shapiro）博士的《让往事随风而逝：找回平静、自信和安全感的心灵创伤疗愈术》（*Getting Past Your Past: Take Control of Your Life with Self-Help Techniques from EMDR Therapy*）。

躯体疗法

这种疗法可以让患者通过获得身体上的安全感来达到身心合一。它的治疗方式不是谈话，而是专注于安抚神经系统，帮助患者缓解压力、焦虑和创伤等。比如，通过运动、按摩和呼吸练习等。

推荐书目：彼得·A. 莱文（Peter A. Levine）博士的《治愈创伤：恢复身体智慧的先驱计划》（*Healing Trauma: A Pioneering Program for Restoring the Wisdom of Your Body*），巴塞尔·范德考克（Bessel Van Der Kolk）的《身体从未忘记》（*The Body Keeps the Score: Mind, Brain and Body in the Transformation of Trauma*）。

就像我在本书中讲的一样，很多治疗师都会根据患者的具体状况综合使用多种治疗方式。倘若决定寻求专业治疗，你可以咨询当地的专业医疗机构，看它们是否会给你指派治疗师。如果你想选择付费治疗，可以咨询朋友，也可以上网搜索一下当地的治疗师。"今日心理学"网站上有一个全球治疗师名录，你可以从中搜索离你最近的心理诊所。

一定要选择具有资质、经过认证的专业治疗师。在英国，"心理学家"这个标签可以随意使用，但"临床心理学家"和"咨询心理学家"必须具有临床心理学或咨询心理学博士学位，并且是保健和护理专业人员理事会的注册会员。心理治疗师和咨询师通常需要获得多种资格证书，才能拿到行医资质，并通过英国咨询和心理治疗协会（BACP）的认证。各个国家对认证治疗师的资质要求各不相同，但无论你身在何处，寻找治疗师的时候一定要先问一问他们的职业资质，以及是否经过专业机构认证。如果你找到了中意的私人治疗师，先申请一次免费咨询服务，看看是否适合自己。

首次就诊

事实证明，良好的治疗关系预示着积极的治疗结果。记住，和治疗师初次会面时，一定要留意你们相处的感觉。在会面过程中，建议你注意以下几点：

- 去之前列一个问题清单，比如，你的治疗方式是什么？你如何理解像我这样的经历？在治疗中和治疗后我要做些什么？你认为我的治疗需要持续多长时间？如果未来我们意见不一致，怎么办？你以前有没有碰到过和我类似的病例？
- 把你的目标和经历告诉给治疗师，但你也没有必要把让你觉得不舒服的事一上来就告诉他，你可以慢慢来，先说些让你感到安全的事。
- 如果你之前接受过专业治疗，给新的治疗师讲一讲你对以往治疗的看法，并告诉他们你想增加或减少哪些环节。

· 在治疗过程中和治疗结束后问问自己：在治疗师的办公室你是否感到安全舒适？

如果你全程感觉良好，所有问题也都得到了解答，那他就是你的正确选择。

中断治疗

有时候，你不得不和自己的治疗师说再见。这要么是因为你实现了治疗目标，治疗过程自然会结束；要么是因为你觉得治疗方式不适合你，想提前结束治疗。后一种情况可能会带来恐惧感，但如果有需要，我们就得这样做。我曾经也中断过治疗，因为我觉得自己无法融入治疗过程。很多人都有和我类似的经历，所以没关系。

你想结束治疗的原因可能是：

· 你已经达到了自己的治疗目标。
· 治疗没有达到你的预期目标，或者你提出的某些治疗建议未被采纳。
· 你在治疗过程中感到不安全，或者遭到贬低、批判或羞辱。
· 治疗师过多地谈论他和他的生活，而不是你和你的生活。

如果你想改善自己与治疗师的关系，可以尝试和他谈一谈。我知道这件事说起来容易做起来难，如果你要和治疗师沟通，可以试一试提问下面这些问题：

· 下次治疗时，我们能不能一起回顾一下治疗目标？
· 能谈谈你对治疗进展的看法吗？

- 你能讲述一下听到我的个人经历时的感受吗？
- 有时候，我在讲述个人经历时会有不安全感，我们能不能一起想办法解决这个问题？

我希望这些问题能让治疗师接收到这样的信号：他们需要和你共同努力，做出你期望的改变。倘若他们不把你的意见当回事，你就要果断中止治疗。如果你想结束治疗，可以直接跟他讲，比如，"我想我已经准备好放弃了，我们能谈一谈结束治疗的事吗？"

最后一封信

哇！写到结尾了！

你们手中的这本书已经超出了我传授给患者的基本知识，现在，我要给大家分享最后一条信息，这也是我的患者才能享受的待遇。人们在面对这个不可预测的世界时，总能表现出惊人的恢复力和创造力。但很多治疗师都会忽略这一点，把关注点放在已经出错的地方、可能出错的地方或人上。

我觉得人本身并没有什么问题。如果我们的生活发生变故，痛苦就会出现。但人类很聪明，他们总能找到适应的办法。你也很聪明，你已经凭借无数的办法走到了生命的这一刻，你做了那么多不可思议的事情，只不过你没有注意到。

我希望本书能让你相信这一点。我希望本书值得你反复阅读，每次阅读都能让你获得全新的体验。

我希望你现在比以往任何时候都更清晰地认识到，每个人都有存在的意义，无论前路多么黑暗，你都不会因此崩溃，因为办法总比困难多。这就是人类。

索菲医生

如果你习惯性地逃避超市、火车或其他与恐惧情绪有关的地方、想法或感觉，你就需要制订一个逐步克服恐惧心理的计划。

在下面的空白处画一个梯子（或一段楼梯），梯子的横档数量不限（或不超过 10 个台阶）。

把你一直试图逃避的人或事物写下来：

_____

_____

　　仔细琢磨一下，为了达成目标，你能承受的恐惧极限是什么？假设你像我一样害怕乘坐地铁，你觉得你能克服在线浏览地铁图片的恐惧心理吗？如果可以，把它写在梯子最下面的横档上（或最下面的台阶上）。

　　下一步呢？比如，你可以走到地铁入口的楼梯处，通过呼吸练习、情绪平复练习让自己在那里坐上 5 分钟。如果你觉得这种做法太可怕了，你可以邀请朋友陪你一起去，或者你可以想象一下自己去那里的情景。把这一步写在梯子的下数第二个横档上。

想象也能像实际活动一样激活脑区 [1]

　　如果你害怕造访让你感到焦虑的地方，那就想象去那里的情景。在家里找一个舒适的地方，做呼吸练习的同时想象你将要做一件让你恐惧的事情。

　　一边做呼吸练习，一边想象自己走进地铁站，进入车厢（或任何让你焦虑的地方）。在想象的过程中，你可以看到你自己，听到声音，闻到气味。你还能看到你在做呼吸练习，留意情绪起伏，告诉自己你很安全。保持呼吸节奏，继续观察那个想象中的你的反应。想象一切进展顺利，最后你自信地离开。

　　这种想象会在大脑中存留从事此类活动的印象，而且它会认为活动的实施者就是你本人。多想象几次，当你觉得自己想象做那件事的场景时不再焦虑，就可以完全克服恐惧心理了。

　　在想象过程中，即使你看到自己很惶恐或正在做其他让你感觉不好的事情，也不要停下来。回放那一刻的场景，想象自己这

> 一次平静地做完了那件事。在你的脑海中，你可以回放或编辑任何时刻，要充分利用这个机会。

下一步呢？比如，你可以借助呼吸练习和情绪平复练习让自己在地铁售票处待上 5 分钟。无论你的选择是什么，把它写在梯子的下数第三个横档上。

下一步呢？比如，和你的朋友一起做呼吸练习、情绪平复练习，在月台上停留 5 分钟。（第一次练习时，如果你觉得时间过长，可以改成 1 分钟或 2 分钟。）

下一步呢？比如，在呼吸练习、情绪平复练习的帮助下，和朋友一起在地铁车厢里待上 5 分钟。

下一步呢？比如，和朋友分别待在不同的车厢里，你在呼吸练习、情绪平复练习的帮助下独自乘坐一站。

下一步呢？比如，在没有朋友陪伴的情况下再来一次，仅凭呼吸练习、情绪平复练习的帮助。

你明白其中的原理了吗？你可以自行安排步骤的先后顺序，并把它们写在梯子的各个横档上。然后，制定实施各个步骤的时间表。无论做什么，你都要确保一点：清楚如何利用呼吸练习、情绪平复练习使自己受益。如果有朋友可以帮助你，也要告知他们呼吸练习、情绪平复练习的重要性。

接下来，开始行动吧！每次迈出一步，等你确信自己可以正常呼吸的时候，再迈出下一步。可以预见的是，无论你第一次迈出的是哪一步，你的焦虑指数都会飙升。如果大脑认定你所做的事有危险，焦虑指数就会增加。我知道这听起来很可怕，但也很正常。正常呼吸，平复情绪，保持镇静，你将注意到情绪的波动会逐渐消失。

如果你因为步子迈得太快而感到心烦意乱，那就退回上一步，其至上两步，然后从那里重新开始。不要着急，这可不是拼速度的比赛。每向前迈出一步，就给自己一个奖励。毕竟对你而言，这也算一个进步了。对那些没有经历过惊恐发作的人来说，这只是一小步；但对我们这些亲历者来说，这可是一个大飞跃。祝你好运！

别忘了，如果有需要，会有专业人士帮你渡过难关的。我也寻求过专业治疗。

第一部分

1. Saudino, Kimberly J., 'Behavioral Genetics and Child Temperament', *Journal of Developmental and Behavioral Pediatrics (JDBP)*, 26(3), 214(2005).

第 1 章

1. 讽刺的是，虽然这种做法可能会帮助孩童时期的我们，却会给长大后的我们带来诸多麻烦。

2. Perlman, M., & Ross, H., 'The Benefits of Parent Intervention in Children's Disputes: An Examination of Concurrent Changes in Children's Fighting Styles', *Child Development*, 68(4), doi:10.2307/1132119, 690–700 (1997).

3. Peng, S., Suitor, J. J., & Gilligan, M., 'The Long Arm of Maternal Differential Treatment: Effects of Recalled and Current Favoritism on Adult Children's Psychological Well- Being', *The Journals of Gerontology: Series B*, 73(6), 1123–1132 (2018).

4. Suitor, J. J., Gilligan, M., Rurka, M., Peng, S., Meyer, J., & Pillemer, K., 'Accuracy of Adult Children's Perceptions of Mothers' Caregiver Preferences', *The Gerontologist*, 59(3), 528–537 (2019).

5. TED (2016). Jill Suitor, 'So You Think You're Mom's Favorite?' https://www.youtube.com/watch?v=8x_gFJuMONg. Accessed 1 Sep. 2020.

第 2 章

1. Office of the High Commissioner for Human Rights, *Free & Equal Campaign Fact Sheet: Intersex*, 2015, https://unfe.org/system/unfe- 65-Intersex_Factsheet_ENGLISH.pdf. Accessed 20 July 2020.

2. McClelland, Sara I., *Intimate Justice: Sexual Satisfaction in Young Adults*, City University of New York, 2009.

3. Priess, Heather A. et al., 'Adolescent Gender- role Identity and Mental Health: Gender Intensification Revisited', *Child Development*, 80(5), 1531–44 (2009),. doi:10.1111/j.1467–8624.2009.01349.x

4. Kane, Emily W., ' "No Way My Boys Are Going to Be like That!" Parents' Responses to Children's Gender Nonconformity', *Gender and Society* 20, 20(2), 149–76 (2006)

5. Long, Robert, Nerys Roberts, and Philip Loft, 'Bullying in UK Schools' (2020).

6. Stonewall., 'School report' (2017), https://www.stonewall.org.uk/system/files/the_school_report_2017.pdf. Accessed 23 Aug. 2020.

第 3 章

1. 该研究调查了 27 个欧洲国家 31 年来约 100 万人的数据，且与已知的影响人类幸福指数的其他因素进行了对比，如就业状况和商业周期（注：该研究发现，导致生活满意度下降的因素并非我们通常认为的那些因素）。因此，该研究能够为我们提供有力的支撑。

2. Michel, Chloe, Michelle Sovinsky, Eugenio Proto, and Andrew J. Oswald, 'Advertising as a Major Source of Human Dissatisfaction: Cross- National Evidence on One Million Europeans', *The Economics of Happiness*, 217–239, Springer, Cham, 2019.

3. Puhl, Rebecca M., Tatiana Andreyeva, and Kelly D. Brownell, 'Perceptions of Weight Discrimination: Prevalence and Comparison to Race and Gender Discrimination in America', *International Journal of Obesity*, 32(6), 992–1000 (2008).

4. Festinger, Leon, 'A Theory of Social Comparison Processes', *Human Relations* 7, 2, 117–40 (1954).

5. Ravary, Amanda, Mark W. Baldwin, and Jennifer A. Bartz, 'Shaping the Body Politic: Mass Media Fat-Shaming Affects Implicit Anti- Fat Attitudes', *Personality and Social Psychology Bulletin* 45, 11, 1580–9(2019).

6. Yuen, Nancy Wang, *Reel Inequality: Hollywood Actors and Racism*, Rutgers University Press, 2017.

7. Chen, Marian and Stephen Lawrie, 'Newspaper Depictions of Mental and Physical Health', *BJPsych Bulletin*, 41(6), 308–13 (2017).

8. Wehring, Heidi J. and William T. Carpenter, 'Violence and Schizophrenia, *Schizophrenia Bulletin*, 37(5), 877–8 (2011).

9. Samaritans, UK, 'Suicide Statistics Report – Latest Statistics for the UK and Republic of Ireland', 2018.

10. Cramer, Shirley, '#Statusofmind: Social Media and Young People's Mental Health and Wellbeing', in *APHA's 2018 Annual Meeting & Expo (Nov. 10–14)*, American Public Health Association, 2018.

11. Brown, Zoe and Marika Tiggemann, 'Attractive Celebrity and Peer Images on Instagram: Effect on Women's Mood and Body Image', *Body Image*, 19, 37–43 (2016).

Lup, Katerina, Leora Trub, and Lisa Rosenthal, 'Instagram# instasad?: Exploring Associations Among Instagram Use, Depressive Symptoms, Negative Social Comparison, and Strangers Followed', *Cyberpsychology, Behavior, and Social Networking*, 18(5), 247–52 (2015).

Sherlock, Mary, and Danielle L. Wagstaff, 'Exploring the Relationship Between Frequency of Instagram Use, Exposure to Idealized Images,and Psychological Well- being in Women', *Psychology of Popular Media Culture*, 8(4), 482–90 (2019).

12. Milothridis, Panagiotis, 'The Elective Nature of Cosmetic Medicine', in *Cosmetic Patient Selection and Psychosocial Background*, 1–9, Springer, Cham, 2020.

13. Santarossa, Sara, Paige Coyne, and Sarah J. Woodruff, 'Exploring #nofilter Images When a Filter Has Been Used: Filtering the Truth on Instagram Through a Mixed Methods Approach Using Netlytic and Photo Analysis', *International Journal of Virtual Communities and Social Networking (IJVCSN)*, 9(1), 54–63 (2017).

14. 'Sean Parker unloads on Facebook: "God only knows what it's doing to our children's brains"', Axios (9 Nov. 2017), https://www.axios.com/sean- parker- unloads- on- facebook- god- only- knows- what- its- doingto-our- childrens- brains- 1513306792- f855e7b4- 4e99- 4d60- 8d51-2775559c2671.html. Accessed 4 Sep. 2020.

第 4 章

1. 'Hate crime, England and Wales, 2018 to 2019', GOV.UK', https://www.gov.uk/government/ statistics/hate- crime- england- and- wales-2018- to- 2019. Accessed 26 Aug. 2020.

2. 'The Impact of the Christchurch Terror Attack', Tell MAMAInterim Report 2019, https://www. tellmamauk.org/wp- content/uploads/2020/03/The- Impact- of- the- ChristChurch- Attack- Tell-MAMA- Interim- Report- 2019- PP.pdf. Accessed 1 Sep. 2020.

3. Di Stasio, V. and A. Heath, 'Are Employers in Britain Discriminating Against Ethnic Minorities' *Summary of Findings from the GEMM Project* (2018).

4. Brown, Duncan, Catherine Rickard, and Andrea Broughton, 'Tackling Gender, Disability and Ethnicity Pay Gaps: a Progress Review', *Equality and Human Rights Commission (EHRC)*, 2017. Accessed 22 June 2017.

5. 你或许会发现，对这些多重身份的表述都很"体面"，因为作为家庭顾问和心理咨询师的约翰·伯纳姆曾经提出一个称为"社交体面"的框架，来帮助心理医生了解他们的客户可能具有的多重身份。

6. 你可能会说，所有人的性取向都是无法立即辨识的。或许你是对的，因为你无法仅凭观察就确定一个人的性取向。然而，通过某些人身上一些外在的符号标识（比如他们的发型和服装），我们依然能够判断他们所属的群体身份。

7. Pierce, Chester, 'Offensive Mechanisms', *The Black Seventies*, pp.265–82,Porter Sargent Publishers, 1970.

8. Sue, D. W., *Microaggressions in Everyday Life: Race, Gender, and Sexual Orientation*, John Wiley & Sons, 2010.

9. David, E. J. R., *Internalized Oppression: The Psychology of Marginalized Groups*, Springer Publishing, 2014.

10. Anand, A., *Sophia: Princess, Suffragette, Revolutionary*, Bloomsbury Publishing USA, 2015.

第 5 章

1. Kross, Ethan, Marc G. Berman, Walter Mischel, Edward E. Smith, and Tor D. Wager, 'Social Rejection Shares Somatosensory Representations with Physical Pain', *Proceedings of the National Academy of Sciences of the United States of America*, 108(15), 6270–5 (2011).

2. Hsu, David T., Sanford, Benjamin J., Meyers, Kortni K., Love, Tiffany M., Hazlett, Kathleen E., Heng, W., Ni, L. et al., 'Response of the μ-opioid System to Social Rejection and Acceptance', *Molecular Psychiatry*,18(11), 1211–17 (2013).

3. Moser, J. S., Dougherty, A., Mattson, W. I., Katz, B., Moran, T. P., Guevarra, D., Shablack, H., Ayduk, O., Jonides, J., Berman, M. G.,& Kross, E., 'Third- person Self- talk Facilitates Emotion Regulation Without Engaging Cognitive Control: Converging Evidence from ERP and fMRI', *Scientific Reports*, 7(1), 4519 (2017)., https://doi.org/10.1038/s41598- 017- 04047- 3.

4. Holt- Lunstad, Julianne, Smith, Timothy B., and Bradley Layton, J.,'Social Relationships and Mortality Risk: a Meta- analytic Review',*PLoS Medicine*, 7, e1000316 (2017).

5. Cacioppo, John T., Fowler, James H., and Christakis, Nicholas A.,'Alone in the Crowd: The Structure and Spread of Loneliness in a Large Social Network', *Journal of Personality and Social Psychology*, 97(6), 977(2009).

6. Li, Lambert Zixin, and Wang. S., 'Prevalence and Predictors of general Psychiatric Disorders and Loneliness During COVID- 19 in the United Kingdom', *Psychiatry Research*, 291, 113267 (2020).

7. Tang, Yi- Yuan, Tang, Y-Y., Tang, Y., Tang, R., and Lewis Peacock, J.A., 'Brief Mental Training Reorganizes Large- Scale Brain Networks',*Frontiers in Systems Neuroscience*, 11(6) (2017).

第 6 章

1. 这基于情绪建构理论。详情请参见：Barrett, Lisa Feldman, *How Emotions Are Made: The Secret Life of the Brain*, Houghton Miff lin Harcourt, 2017.

2. Siegel, Daniel J., and Tina Payne Bryson, *The Whole- Brain Child: 12 Revolutionary Strategies to Nurture Your Child's Developing Mind*, Bantam,2012.

第 7 章

1. 对拖延症患者的补充说明：如果这样的工作方式让你一次又一次地圆满完成任务，你就会告诉自己，即使拖到最后的感觉非常糟糕，也不会影响你完成工作。这就解释了你为何没有动力去改变拖延症，也能解释你的焦虑感为何在最后的瞬间才能达到绝佳状态，因为你总会告诉自己，既然最终我都能按时完成工作，为何要改变一生的习惯？

2. 'Super strength: daughter rescues dad pinned under car', https://abcnews.go.com/US/superhero-woman- lifts- car- off- dad/story?id=16907591, 1 August 2012. Accessed 10 Sep. 2020.

3. 'How it's possible for an ordinary person to lift a car', https://www.bbc.com/future/article/20160501- how- its- possible- for- an- ordinary- personto-lift- a- car, 2 May 2016. Accessed 10 Sep. 2020.

第 8 章

1. Buddelmeyer, Hielke, and Nattavudh Powdthavee, 'Can Having Internal Locus of Control Insure Against Negative Shocks? Psychological Evidence from Panel Data', *Journal of Economic Behavior & Organization*, 122, 88–109 (2016).

第 10 章

1. Holtzhausen, N., Fitzgerald, K., Thakur, I. et al., 'Swipe- based Dating Applications Use and its Association with Mental Health Outcomes: a Cross- sectional Study', *BMC Psychology*, 8, 22 (2020). https://doi.org/10.1186/s40359- 020- 0373- 1.

2. Levine, Amir, and Rachel Heller, *Attached: The New Science of Adult Attachment and How It Can Help you Find – and Keep – Love*, Penguin, 2012.

3. Levine, Amir, and Rachel Heller, *Attached: The New Science of Adult Attachment and How It Can Help you Find – and Keep – Love*, Penguin, 2012.

第三部分

1. Fogg, Brian J., *Tiny Habits: The Small Changes That Change Everything*, Houghton Miff lin

Harcourt, 2019.

第 11 章

1. Speck, D. F., and D. S. Bruce, 'Effects of Varying Thermal and Apneic Conditions on the Human Diving Ref lex', *Undersea Biomedical Research*, 5(1), 9–14 (1978).

2. Zehetmair, Catharina, Claudia Kaufmann, Inga Tegeler, David Kindermann, Florian Junne, Stephan Zipfel, Sabine C. Herpertz, Wolfgang Herzog, and Christoph Nikendei, Psychotherapeutic Group Intervention for Traumatized Male Refugees Using Imaginative Stabilization Techniques – A Pilot Study in a German Reception Center', *Frontiers in Psychiatry*, 9, 533 (2018).

第 13 章

1. Kang, Do- Hyung, Hang Joon Jo, Wi Hoon Jung, Sun Hyung Kim, Ye-Ha Jung, Chi- Hoon Choi, Ul Soon Lee, Seung Chan An, Joon Hwan Jang, and Jun Soo Kwon, 'The Effect of Meditation on Brain Structure: Cortical Thickness Mapping and Diffusion Tensor Imaging', *Social Cognitive and Affective Neuroscience*, 8(1), 27–33 (2013).

2. Shao, Robin, Kati Keuper, Xiujuan Geng, and Tatia MC Lee, 'Pons to Posterior Cingulate Functional Projections Predict Affective Processing Changes in the Elderly Following Eight Weeks of Meditation Training', *EBioMedicine*, 10, 236–48 (2016).

3. Hoezel, Britta K., James Carmody, Mark Vangel, Christina Congleton, Sita M. Yerramsetti, Tim Gard, and Sara W. Lazar, 'Mindfulness Practice Leads to Increases in Regional Brain Gray Matter Density',*Psychiatry Research: Neuroimaging*, 191(1), 36–43 (2011).

4. Hoezel, Britta K., James Carmody, Mark Vangel, Christina Congleton, Sita M. Yerramsetti, Tim Gard, and Sara W. Lazar, 'Mindfulness Practice Leads to Increases in Regional Brain Gray Matter Density',*Psychiatry Research: Neuroimaging*, 191(1), 36–43 (2011).

第 14 章

1. Pennebaker, James W., and Joshua M. Smyth, *Opening Up By Writing it Down: How Expressive Writing Improves Health and Eases Emotional Pain*,Guilford Publications, 2016.

2. Smith, Helen E., Christina J. Jones, Matthew Hankins, Andy Field,Alice Theadom, Richard Bowskill, Rob Horne, and Anthony J. Frew,'The Effects of Expressive Writing on Lung Function, Quality of Life,Medication Use, and Symptoms in Adults with Asthma: a Randomized Controlled Trial', *Psychosomatic Medicine*, 77(4), 429–37 (2015).

3. Smyth, Joshua M., Arthur A. Stone, Adam Hurewitz, and Alan Kaell,'Effects of Writing About Stressful Experiences on Symptom Reduction in Patients with Asthma or Rheumatoid Arthritis: A Randomized Trial', *Journal of the American Medical Association* (*JAMA*), 281(14), 1304–9(1999).

4. Tait, Lynda, and Max Birchwood, 'Adapting to the Challenge of Psychosis: Personal Resilience and the Use of Sealing- over (Avoidant) Coping Strategies', *The British Journal of Psychiatry*, 185(5), 410–15 (2004).

第 15 章

1. Neff, Kristin D., 'The Role of Self- Compassion in Development: A Healthier Way to Relate to Oneself ', *Human Development*, 52(4), 211–14(2009).

2. Neff, Kristin D., Kristin L. Kirkpatrick, and Stephanie S. Rude, 'Selfcompassion and Adaptive Psychological Functioning', *Journal of Research in Personality*, 41(1), 139–54 (2007).

3. Neff, Kristin D., Kullaya Pisitsungkagarn, and Ya- Ping Hsieh, 'Selfcompassion and Self- construal in the United States, Thailand, and Taiwan', *Journal of Cross- Cultural Psychology*, 39(3), 267–85(2008).

4. Neff, Kristin D., Kristin L. Kirkpatrick, and Stephanie S. Rude, 'Selfcompassion and Adaptive Psychological Functioning', *Journal of Research in Personality*, 41(1), 139–54 (2007).

5. Hutcherson, Cendri A., Emma M. Seppala, and James J. Gross,'Loving- Kindness Meditation Increases Social Connectedness', *Emotion* (publication of the American Psychological Association), 8(5), 720(2008).

6. Berry, Michael P., Jacqueline Lutz, Zev Schuman- Olivier, Christopher Germer, Susan Pollak, Robert R. Edwards, Paula Gardiner, Gaelle Desbordes, and Vitaly Napadow, 'Brief Self- Compassion Training Alters Neural Responses to Evoked Pain for Chronic Low Back Pain: A Pilot Study', *Pain Medicine*, 21(10), 2172–85 (2020).

第 17 章

1. Golland, Yulia, Yossi Arzouan, and Nava Levit- Binnun, 'The Mere Co- Presence: Synchronization of Autonomic Signals and Emotional Responses Across Co- Present Individuals Not Engaged in Direct Interaction', *PLoS One*, 10(5), e0125804 (2015).

2. Müller, Viktor, and Ulman Lindenberger, 'Cardiac and Respiratory Patterns Synchronize Between Persons during Choir Singing', *PLoSOne*, 6(9), e24893 (2011).

3. Goldstein, Pavel, Irit Weissman- Fogel, and Simone G. Shamay-Tsoory,'The Role of Touch in Regulating Inter- partner Physiological Coupling During Empathy for Pain', *Scientific Reports*, 7(1), 1–12 (2017).

4. Fancourt, D., and R. Perkins, 'Effect of Singing Interventions on Symptoms of Postnatal Depression: Three- arm Randomised Controlled Trial', *The British Journal of Psychiatry*, 212(2), 119–21 (2018).

5. Young, Laurel, 'The Potential Health Benefits of Community Based Singing Groups for Adults with Cancer', *Canadian Journal of Music Therapy*, 15(1), 11–27 (2009).

6. Fancourt, D., and R. Perkins, 'Effect of singing interventions on symptoms of postnatal depression: three-arm randomised controlled trial', *The British Journal of Psychiatry* 212, no. 2 (2018): 119–21.

第 18 章

1. Niazi, Asfandyar Khan, and Shaharyar Khan Niazi, 'Mindfulnessbased Stress Reduction: a Non-pharmacological Approach for Chronic Illnesses', *North American Journal of Medical Sciences*, 3(1), 20 (2011).

附录

1. Yue, Guang, and Kelly J. Cole, 'Strength Increases From the Motor Program: Comparison of Training with Maximal Voluntary and Imagined Muscle Contractions', *Journal of Neurophysiology*, 67 (5), 1114–23 (1992).